# ऋतु विद्या

## मासिक धर्म प्रथाओं के पीछे का प्राचीन विज्ञान

## सिनु जोसेफ

### अनुवाद: मेधा नांदेडकर

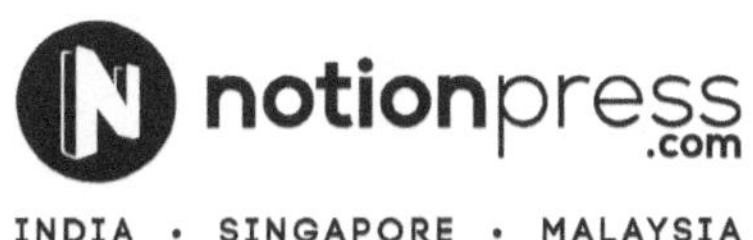

गुरुजी, जिन्होंने मुझे किस दिशा में कार्य करना है, यह दिग्दर्शित किया और समझ की मेरी क्षमता को केवल मेरे सिर पर हाथ रखकर बदल दी। उनकी मैं अनंतकाल तक कृतज्ञ रहूँगी।

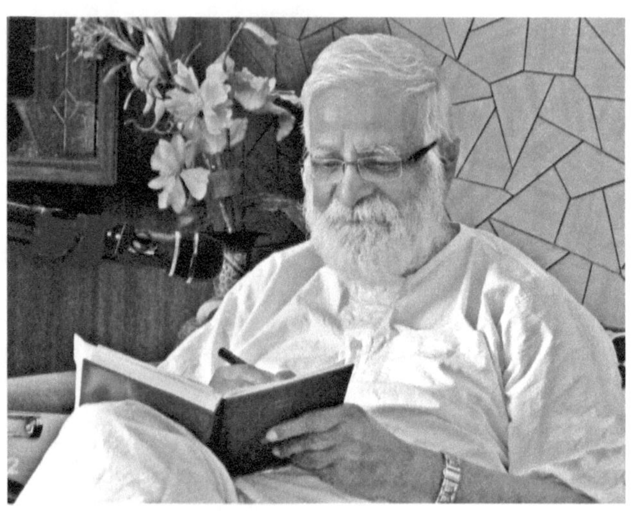

पूज्य श्री अमृतानंद नाथ सरस्वती

(डॉ. निष्टला प्रह्लाद शास्त्री)

संस्थापक, देवीपुरम

२६ सितंबर १९३४ - १० अक्टूबर २०१५

"जो शुद्ध है, उसे हम स्पर्श नहीं करते। और जिसे स्पर्श नहीं करते उसे वर्जित कहते हैं। वह (मासिक धर्म प्राप्त महिला) इतनी पवित्र हैं कि उसे देवी के रूप में पूजा जाता हैं। एक महिला के मंदिर में नहीं जाने का कारण यह हैं की वह उस समय साक्षात देवी हैं।"[1]

- पूज्य श्री अमृतानंद नाथ सरस्वती

---

1 मैं गुरुजी के साथ उनके घर (विशाखापत्तनम, आंध्र प्रदेश) पर हुई मेरी बातचीत के अंश, जिसका विवरण इस पुस्तक के अध्याय ८ में दिए गए हैं। फोटो क्रेडिट-विलियम थॉमस।

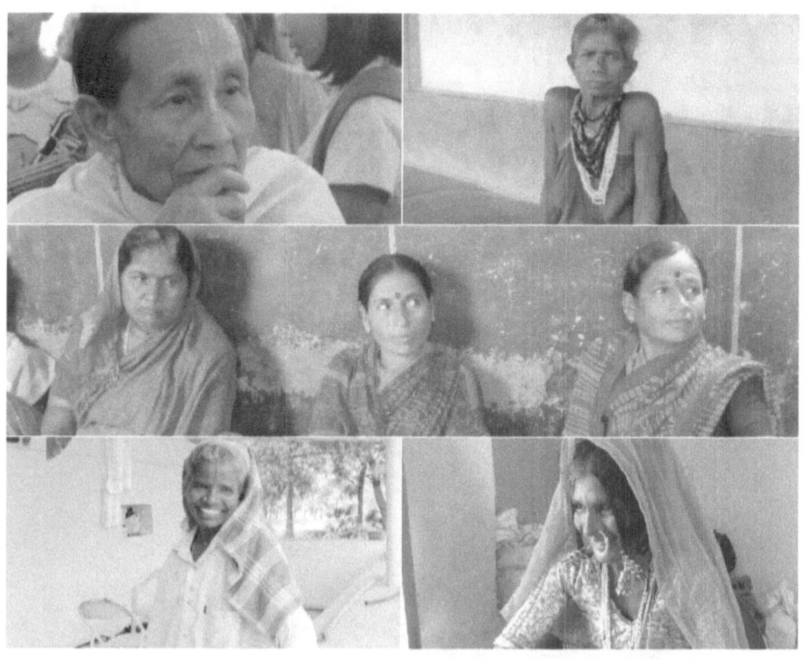

छवि श्रेय - लेखिका द्वारा ग्रामीण भारत में रहनेवाली महिलाओं के साथ चर्चा दौरान ली गईं तस्वीरें

## यह पुस्तक समर्पित है

ग्रामीण भारत की महान माताओं को,

जो हमारी संस्कृति और परंपराओं की रखवाली करती हैं;

उनकी श्रद्धा से हम स्वस्थ होते हैं;

उनके ज्ञान से हम सीखते है;

उनके अनुशासन माध्यम से हम अपनी जड़ों की ओर लौटते है;

हम अज्ञानी नए युग की महिलाएँ इनके बिना क्या करतीं!

# विशेष समर्पण

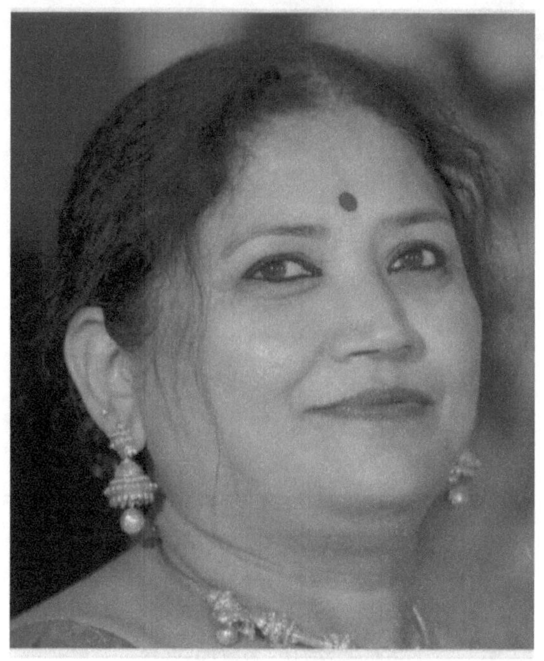

श्रीमती वैजयंती कृष्णमूर्ति

२५ जून १९६२ - ३ अक्टूबर २०१९

लगभग दस वर्षों तक आपको इस काम में एक सहकारी साथी और मार्गदर्शक के रूप में पाकर मैं बहुत धन्य हूँ। हमने इस यात्रा को एक साथ शुरू किया था और आप हर कदम मेरे साथ रही हो। हमारे द्वारा मिलकर किए हुए कार्य की यह पुस्तक परिणति है। यह जितनी मेरी है उतनी ही आपकी भी।

# अनुक्रम



## भाग पहला:
### वैज्ञानिक परंपरा में मासिक धर्म

# भाग दूसरा:
## धार्मिक परंपरा में मासिक धर्म

# शीर्षक के बारे में

ऋतु - यह मासिक धर्म का उल्लेख करने के लिए एक संस्कृत शब्द है। विद्या का अर्थ है ज्ञान। ऋतु विद्या, विभिन्न प्राचीन भारतीय ज्ञान प्रणालियों को एक साथ लाने का एक प्रयास है जो मासिक धर्म के विज्ञान के बारे में जानकारी प्रदान करती है, और आज भी प्रासंगिक है।

## छायाचित्र श्रेय

मुखपृष्ठ पर लिया गया चित्र कलाकार श्रीमती मनीषा राजू (चेन्नई, भारत) की मूल कृति है।

# प्रस्तावना

- डॉ.नीता धाभाई (Obs. & Gynae.)

मासिक धर्म एक महिला के शरीर की सबसे सामान्य, प्राकृतिक, शारीरिक प्रक्रिया है। इसके अलावा हार्मोन की एक जटिल परस्पर क्रिया है जो एक विशिष्ट रूप से व्यवस्थित हार्मोन की चढ़ाई और गिरावट का समन्वय करती है। सीधे शब्दों में कहें तो यह एक महिला के स्वास्थ्य का सूचक है और एक निरोग चक्र अच्छे स्वास्थ्य को दर्शाता है।

हम जीवन शैली विकारों और कैंसर के साथ दुनिया भर में अस्वास्थ्य में अभूतपूर्व वृद्धि देख रहे हैं। एक स्त्री रोग विशेषज्ञ के रूप में मैंने मासिक धर्म की समस्याओं में तेज उछाल भी देखा है, जैसे, भारी रक्तस्राव, पीरियइस के दौरान तीव्र दर्द, एंडोमेट्रियोसिस, फाइब्रॉएड और बांझपन, विशेष रूप से युवा आयु के वर्ग में। आधुनिक चिकित्सा में इन समस्याओं के लिए उपचार के विकल्प बहुत सीमित हैं और अधिकांश उपायों में जीवनशैली में बदलाव लाने की आवश्यकता है।

इस पुस्तक में लेखिका ने हमें प्राचीन ज्ञान की एक सुंदर अन्तःदृष्टि दी है, कि एक महिला को किस तरह की जीवन शैली का पालन करना चाहिए और क्यों। आप में से जिनके घर पर दादी, नानी, चाची हैं, वे मासिक धर्म (पीरियइस) के दौरान लड़कियों पर

लगाए गए प्रतिबंधों को याद करेंगे। दुर्भाग्य से इनके लिए कभी उचित स्पष्टीकरण नहीं दिया गया और इन पद्धतियों को भेदभाव और कलंक माना गया।

यह पुस्तक मासिक धर्म प्रक्रिया और परिणामस्वरूप प्रतिबंधों के तार्किक कारण और विज्ञान की व्याख्या करती है। यह पुस्तक मासिक धर्म एक सुंदर और आध्यात्मिक प्रक्रिया होने के पहलू को प्रकाशित करती है, जिस पर एक महिला को गर्व करने की आवश्यकता है। इस पुस्तक में प्रत्येक अध्याय के अंत में कई प्रसंग है जिसे पाठक अधिक स्पष्टता के लिए पढ़ सकते है।

क्योंकि मासिक धर्म प्रथाएं प्राचीन विज्ञान आयुर्वेद पर आधारित है, लेखिका आयुर्वेद की बुनियादी समझ को प्रस्तुत करती है, फिर प्रथाओं की व्याख्या करती है, जैसे पहले मासिक धर्म का उत्सव मनाना। लेखिका वैज्ञानिक स्पष्टीकरण के साथ प्रथाओं को डिकोड करती है, जो मुझे बहुत तार्किक लगता है और यह आज के आधुनिक विज्ञान के निष्कर्षों से मेल खाता है।

जैसे-जैसे स्पष्टीकरण सामने आएगा, आप मासिक धर्म प्रक्रिया के बारे में हमारे पूर्वजों की समझ की गहराई को अनुभव करोगे।। उदहारण के लिए - सूक्ष्म शरीर की अवधारणा, जिसमें ऊर्जा शरीर और चक्र स्थित है, जो ध्यान प्रक्रिया के लिए बुनियादी समझ हैं; क्वांटम भौतिकी के खूबसूरती से जुड़े नियम, जिनके द्वारा आधुनिक विज्ञान अर्थिंग (भूसम्पर्कन) की व्याख्या करता है, और जिसे अब व्यापक रूप से कई दुर्बल बीमारियों के समाधान के रूप में स्वीकार किया जाता है (यह जर्नल ऑफ एनवायरनमेंटल एंड पब्लिक हेल्थ (2012) में भी बताया गया है); और ऑक्सीडेटिव तनाव, जिसे हम डाक्टर बीमारियों के कई कारणों के लिए जिम्मेदार ठहराते हैं।

इस पुस्तक को शांत मन से पढ़ें और उन कठिनाइयों को समझने का प्रयत्न करें जिनका आपने सामना किया हो या जिनके बारे में आपने सुना हो। मासिक धर्म की प्रक्रिया और उनसे जुड़े सांस्कृतिक पद्धतियों को नीचा दिखाने के बजाय महिमामंडित करने के लिए अपना दृष्टिकोण बदलने की आवश्यकता है।

इस पुस्तक पर गहन शोध किया गया है। लेखिका ने 10 वर्षों की अवधि में देश के विभिन्न हिस्सों की यात्रा की है, दूरस्थ ग्रामीण क्षेत्रों में भी कई महिलाओं से बात की है, और उनका साक्षात्कार लिया है। मंदिर से जुड़े प्रतिबंधों को स्पष्ट करने के लिए मंदिरों की अपनी यात्राओं का वर्णन करते समय लेखिका हमें अनुभवात्मक प्रमाण देती है। मैं व्यक्तिगत रूप से इसकी सराहना करती हूं क्योंकि ऐसा करने में एक बहुत ही महत्वपूर्ण संदेश दिया जा रहा है, जो यह है कि इन पद्धतियों को स्वयं अनुभव करके जानने का प्रयास करें। याद करें कि आपके मासिक धर्म के दौरान आपको किन कठिनाइयों का सामना करना पड़ा और यदि वे आपके भोजन या जीवन शैली की आदतों से जुड़े थे। मुझे यकीन है कि कुछ जवाब बहुत स्पष्ट होंगे। मेरे अनुसार यहां प्रयास न केवल तथाकथित वर्जनाओं के लिए एक तार्किक स्पष्टीकरण प्रदान करना है, बल्कि मासिक धर्म की समस्याओं के लिए एक वैकल्पिक उपाय भी प्रदान करना है।

एक स्त्री रोग विशेषज्ञ और महिलाओं के स्वास्थ्य पर काम करने वाले एक शोध वैज्ञानिक के रूप में, मैंने इस पुस्तक में दिए गए उपायों को मासिक धर्म विकारों वाली महिलाओं के लिए जीवन शैली में बदलाव के रूप में निर्धारित किया है। और जिन महिलाओं ने इसका पालन किया था, उनको बहुत लाभकारी परिणाम मिले, जिसके कारण प्राचीन ज्ञान में मेरा विश्वास और सुदृढ़ हो गया। आज काम करने वाली महिलाओं को इन पद्धतियों का पालन करना कठिन

हो सकता है, लेकिन यह असंभव नहीं है, और यदि आप चाहें तो आपको रास्ते मिल जायेंगे।

यह पुस्तक सभी महिलाओं के लिए एक स्तोत्र है और निवारक स्वास्थ्य में एक अभ्यास है। हमें अपनी माता और दादी को मान्य करने की आवश्यकता है जिन्होंने शायद कारणों को समझे बिना कड़ी मेहनत से इन पद्धतियों का पालन किया। मैं उन महिलाओं की भी गहराई से सराहना करती हूं जो अभी भी इनका पालन कर रही हैं। इस किताब में आपके विश्वासों को सही साबित करने और समझने का मूल ज्ञान मिलेगा। अंत में, मैं इस पुस्तक का हिंदी और अन्य क्षेत्रीय भाषाओं में अनुवाद करने के लिए लेखिका के अथक प्रयासों को अभिवन्दन करना चाहती हूँ, जिसके कारण यह सुनिश्चित किया जा सके कि यह भारत की प्रत्येक महिला तक पहुंचे।

- डॉ.नीता धाभाई, (Obs. & Gynae.)
स्त्री रोग विशेषज्ञ एवं अनुसंधान वैज्ञानिक

# भूमिका

मासिक धर्म पर संशोधन करनेवाले संशोधक तथा कार्यकर्ता मुझे कई बार पूछते हैं कि मासिक धर्म दौरान भारतीय महिलाएँ कुछ विशिष्ट प्रथाओं का पालन क्यों करती हैं, जैसे कुछ प्रकार के भोजन का सेवन नहीं करना, खाना नहीं पकाना, दूसरों को स्पर्श नहीं करना या हिंदू मंदिरों में जाना टालना। वे मुझसे उन प्राचीन ग्रंथों की ओर संकेत करने के लिए कहते हैं जो इन प्रथाओं की व्याख्या करते हैं। काश ऐसी जानकारी वास्तव में उपलब्ध होती, क्योंकि यह मुझे इस पुस्तक को लिखने के कठिन कार्य से बचाती।

मासिक धर्म प्राप्त महिला को क्या करना चाहिए, क्या नहीं करना चाहिए इसके बारे में प्राचीन भारतीय ग्रंथों में बड़ी लंबी सूची है, पर क्वचित ही वह उस तरह से करने के कारण बताते हैं। वह जानकारी पवित्र है तथा आसानी से समझ में आनेवाली नहीं है। जिसके मन में विश्वास है, वे प्रश्न नहीं उठाते। जो विश्वास नहीं करते, उन्हें एक कठिन और लंबे आंतरिक और बाह्य प्रवास के माध्यम से उत्तर ढूंढ़ने पड़ते हैं।

मासिक धर्म विषय पर पिछले दशकभर से कार्य करते हुए, मैंने गत पाँच सालों में भारतवर्ष में प्रवास किया है। इस दौरान संबंधित विषयों पर मिली हुई वैविध्यपूर्ण जानकारी को एक दूसरे से जोड़ने के लिए भारतीय स्वदेशी विज्ञान का गहन शोध करना पड़ा। यद्यपि इस विषय से संबंधित प्राचीन ग्रंथ और दस्तावेज बार-बार पढ़ने के बाद

भी मुझे इसके बारे में सही समझ तब प्राप्त हुई जब मैं इस देश के (भारत) मनीषी महिला और पुरुषों से मिली और उनसे बातचीत की। और सबसे बढ़कर, जब मैंने खुद अनुभव किया कि मासिक धर्म से संबंधित सांस्कृतिक प्रथाएं किस प्रकार मासिक धर्म संबंधी विकारों को रोकने में मदद कर सकती हैं, भले ही इन्हें अकसर मासिक धर्म की वर्जनाओं के रूप में खारिज कर दिया जाता है।

भारत में मासिक धर्म से संबंधित जो कई सांस्कृतिक परंपराएं हैं, उन्हें वैज्ञानिक दृष्टि से खोजने का प्रयास ऐसे पुस्तक के माध्यम से अभी तक क्यों नहीं हुआ, इसके पीछे भी कारण है। पहला कारण यह है कि, इन पद्धतियों की नींव जो भारतीय पारंपरिक ज्ञानप्रणाली है उसे "पर्यायी प्रणाली (वैकल्पिक)" कहकर बाजू में रख दिया गया। और जिनका वे प्रतिनिधित्व करते हैं वह अतिसूक्ष्म विज्ञान है, जिसे आधुनिक वैज्ञानिक समुदाय ने पूरी तरह से स्वीकारा नहीं। दूसरा कारण यह है कि सरल-सी लगनेवाली सांस्कृतिक पद्धति को पूर्ण रूप से समझने के लिए भिन्न-भिन्न विषयों का अभ्यास करना पड़ता है, जैसे कि आयुर्वेद से लेकर आगम शास्त्र तक। लेकिन जो केवल पश्चिमी विज्ञान से संबंध रखते हैं उनके लिए यह समझना कठिन होगा। और तीसरी बात यह है कि जब तक इस ज्ञान को हम रजोधर्म के अनुभव के साथ नहीं जोड़ते, तब तक सांस्कृतिक प्रथाओं का गलत स्पष्टीकरण होने की संभावना अधिक है। जैसा कि हम देखते हैं कि इस विषय पर लिखने वाले पुरुष लेखकों के लेख या पुस्तक, भले ही उनके इरादे नेक क्यों न हों। हाँ, इस नियम के अपवाद भी हैं। मेरी इस शोधयात्रा के दौरान सबसे अच्छे शिक्षक पुरुष भी रहे हैं, जिन्होंने उनके जीवन में लिंग की रूढ़िबद्ध परिभाषाओं से परे उठकर सोचा और नारी के भावनाओं को गहराई से अनुभव किया।

इस पुस्तक के अध्यायों में मासिक धर्म से संबंधित कई सांस्कृतिक प्रथाएं, जिनका पालन आज भी भारतीय महिलाएँ करती हैं, उनके बारे में वाचकों को स्पष्टीकरण मिलेगा।

इस पुस्तक को दो भागों में विभाजित किया गया है। पहले भाग के प्रत्येक अध्याय में विभिन्न सांस्कृतिक पद्धतियों, जैसे कि ऋतु प्राप्ति की खुशी मनाने का समारोह, प्राचीन आयुर्वेद ग्रंथों में रजोधर्म दौर का वर्णन, मासिक धर्म दौरान एकांतवास में रहने की पद्धति तथा मासिक धर्म की अशुद्धता की धारणा का वर्णन मिलेगा। महिला खिलाड़ियों के लिए एक विशेष अध्याय इस पुस्तक में है, जिसमें आयुर्वेद की दृष्टिकोण से उन्हें अपने शरीर विज्ञान को समझने के बारे में बताया गया है। मासिक चक्र की प्रकृति से तालमेल रखते हुए, अपने पेशे के लिए आवश्यक शारीरिक तंदुरुस्ती कैसे रखना है, अच्छा प्रदर्शन कैसे करना है, इसके बारे में महिला खिलाड़ियों के लिए जानकारी दी गई है।

इसके साथ मासिक धर्म के बारे में ऐसे कुछ दिलचस्प बाते है जिसके बारे में आज तक क्वचित ही बोला या लिखा गया है - जैसे कि महिलाओं के मासिक चक्र पर होनेवाला खगोलीय प्रभाव और मासिक चक्र की भविष्यवाणी कैसे की जा सकती है - इसका भी समावेश पुस्तक में है। पुस्तक का पहला भाग इस विचार पर समाप्त होता है कि कैसे प्राचीन भारत में मासिक धर्म को नारी के लिए उपहार के तौर पर देखा गया था और कैसे नारी मासिक धर्म के अनूठे चक्रीय ढांचे को सुअवसर की संधि समझकर अपने कार्य तथा जीवन में उत्पादन क्षमता बढ़ा सकती है।

परंतु यह पुस्तक केवल मासिक धर्म से जुड़ी सांस्कृतिक प्रथाओं के पीछे छिपे हुए विज्ञान को ही नहीं दर्शाता, साथ में प्राचीन हिंदू ग्रंथों में उल्लेखित मासिक धर्म की समग्र समझ को विकसित करने

के बारे में भी है। मासिक धर्म के बारे में हमारे पूर्वजों को ऐसा क्या मालूम था जिसके कारण ऋतुस्नात महिलाओं का सम्मान भी करते थे और साथ में उनसे डरते भी थे। इस प्रश्न का उत्तर आपको पुस्तक के दूसरे भाग के अध्यायों में मिलेगा, जहाँ धर्म और आध्यात्मिकता के संदर्भ में मासिक धर्म की प्रथाओं का गहन अभ्यास किया गया है। कई लोगों ने, एक तरफ मासिक धर्म वाली (ऋतुस्नात) महिला का हिंदू मंदिरों में प्रवेश वर्जित करना, कुछ विशिष्ट मंत्रों का जाप करने से प्रतिबंधित करना, और दूसरी तरफ कामाख्या मंदिर जैसे देवालयों में देवी के ऋतुस्नात होने पर उत्सव मनाना, इस विरोधाभास पर प्रश्न उठाए हैं। कदाचित विसंगतिपूर्ण लगनेवाले इस दृश्य का समाधान करने का प्रयास, पुस्तक के दूसरे भाग में किया गया है।

नियमों को तोड़कर और मासिक धर्म के दौरान जो महिलाएँ मंदिरों में गईं उनका बयान और सत्य अनुभव इस कार्य का सबसे महत्त्वपूर्ण अंग है। इंद्र के द्वारा एक ब्राह्मण की हुई हत्या के पाप का उत्तरदायित्व महिलाओं के लेने कारण मासिक धर्म होता है, इस हिंदू पुराण कथा के बारे में भी इस पुस्तक के एक अध्याय में बताया गया है। पुस्तक का दूसरा भाग जिस अध्याय से समाप्त होता है उसमें ईसाई और इस्लाम धर्म की मासिक धर्म की प्रथाओं की एक झलक दिखाई गई है तथा सिख धर्म में ऐसी पद्धतियाँ क्यों प्रचलित नहीं है, इसका स्पष्टीकरण दिया है।

इस पुस्तक का लेखन करते समय मैंने विभिन्न भारतीय ज्ञान प्रथाओं के अभ्यास का आनंद उठाया जिसमें षड्दर्शन, आयुर्वेद, तंत्र, चक्र, योग, आगम शास्त्र, ज्योतिषशास्त्र तथा इसी श्रेणी के विभिन्न उप ग्रंथों का समावेश है। जहाँ-जहाँ संभव हुआ वहाँ-वहाँ आधुनिक विज्ञान और संशोधन के स्पष्टीकरण दिए गए हैं जिससे वाचकों को समझने में आसानी हो। इतने विभिन्न विषयों का अभ्यास करने का

कारण था मूलभूत तत्त्वज्ञ सिद्धांत को समझना - वे सिद्धांत जो इन ग्रंथों में समाविष्ट विचारों के पीछे हैं, वे जिस मूलतत्त्व को उजागर करते हैं तथा इन (मासिक धर्म) प्रथाओं का मानव प्रणाली, विशेष रूप से महिलाओं के स्वास्थ्य पर होनेवाले प्रभाव को समझना है।

इस अध्ययन के कारण मुझे स्पष्टता से समझ आया कि अगर रजोधर्म प्रथाओं को जानना है तो देशी विज्ञान को संचालित करनेवाले अनेकविध सिद्धांतों को जानना होगा क्योंकि उनका अन्तर्सम्बन्ध है। यहां तक कि इन प्रथाओं को अंधविश्वास या वर्जना के रूप में खारिज करने के लिए भी, विभिन्न विज्ञानों को सीखने में कम से कम कुछ साल बिताने की जरूरत है, जिसके ज्ञान से ऐसी प्रथाएं उभरी हैं। इतने अधिक "होमवर्क" की आवश्यकता होने के कारण इन प्रथाओं को अंधश्रद्धा या धार्मिक कृत्य कहकर खारिज क्यों किया जाता है, यह समझ में आता है। विशेषतः ऐसी बातें वही लोग करते हैं जो भारतीय विज्ञान, तत्त्वज्ञान और संस्कृति से अपरिचित हैं।

मासिक धर्म के दौरान, पालन की जानेवाली प्रथाएँ, महिलाओं के रजोधर्म स्वास्थ्य को कैसे प्रभावित करती है, इस बात का प्रत्यक्ष प्रमाण उन महिलाओं से एकत्रित करना जिन्होंने इसका यथार्थ शारीरिक अनुभव किया है - इसी ने पुस्तक को पूर्णता प्रदान की है; विज्ञान का अभ्यास तो गौण था। मासिक धर्म पद्धतियों का प्रभाव समझने के लिए हमें अपने शरीर के भीतर ठीक वैसे ही प्रयोगशाला जैसे हालात (Lab conditions) का निर्माण करना होगा जैसे आधुनिक वैज्ञानिक प्रयोगों में विशिष्ट अवधारणा को किसी भी बाह्य हस्तक्षेप के बिना सिद्ध किया जाता है। इसलिए, मौजूदा स्वास्थ्य समस्याओं के कारण मासिक धर्म चक्र में गड़बड़ी को दूर करने के लिए, मैंने अपने भौतिक शरीर को अच्छे स्वास्थ्य की स्थिति में लाने के लिए काम किया। शरीर और मन को योग, प्राणायाम और ध्यान द्वारा

स्थिर स्थिति में लाना भी आवश्यक था, जिसके कारण मासिक चक्र दौरान होनेवाले सूक्ष्म बदलावों को मैं अनुभव कर सकूं। मासिक धर्म के दौरान सांस्कृतिक प्रथाओं के प्रभाव को प्रत्यक्ष रूप से अनुभव करने में सक्षम होने के लिए यह आवश्यक था।

यह पुस्तक मेरे सहयोगी समूह के दस साल के कठोर आधारभूत कार्य का भी परिणाम है, जिसमें भारत के कर्नाटक, तामिल नाडु, आंध्र प्रदेश, केरल, झारखंड, बिहार, असम, नागालैंड, मणिपुर और मिजोरम इन राज्यों की हजारो किशोरवयीन लड़कियों और महिलाओं से किए गए संवाद का समावेश है, जिससे हमारे सामने आज भी पालन की जानेवाली मासिक धर्म से संबंधित सांस्कृतिक प्रथाओं का सही दृष्टिकोण प्राप्त हुआ। इसलिए जिन प्रथाओं का वर्णन इस पुस्तक में करने के लिए चयन किया गया है वे भारतीय नारी के वर्तमान संदर्भ और महत्त्व के आधार पर आई हैं।

मासिक धर्म चक्र पर हिंदू मंदिरों का प्रभाव समझने के लिए कुछ मंदिरों, जैसे - केरल के चेंगनूर का भगवती मंदिर, मुंडक्कायम का वल्लीयामकवू देवी का मंदिर, असम के गुवाहाटी में स्थित उमानंदा और कामाख्या मंदिर तथा तामिलनाडु और केरल के शबरीमला से जुड़े हुए पाँच शास्ता मंदिरों को भेंट देना, इस अभ्यास का ही हिस्सा था। महिलाओं को रजोकाल आयु में शबरीमला में प्रवेश से प्रतिबंध से संबंधित विवरण यह पहले इस कार्य का हिस्सा था पर उसे एक स्वतंत्र पुस्तक (स्त्रिया और सबरीमाला) के रूप में प्रकाशित किया गया है।

भारत में एक समय ऐसा भी था जब कर्मकांडों और धार्मिक परंपराओं के बारे में कुछ स्पष्टीकरण देने की आवश्यकता नहीं होती थी। हमारे पूर्वजों की अविचल श्रद्धा दृढ थी जिसके कारण उन्हें किसी वैज्ञानिक व्याख्या की आवश्यकता नहीं थी। इसके कारण उन्हें वही अनुभव प्राप्त हुए जो वैज्ञानिक समझ रखनेवालों को होते हैं। तो

यह कोई असामान्य बात नहीं थी कि जब मैं वैज्ञानिक समाधान खोजने के लिए सच्चे धार्मिक लोगों से चर्चा करती थी, तो एक प्रश्न स्वाभाविक रूप से मुझसे पूछा जाता था, "लेकिन, तुम्हें यह सब क्यों जानना है? बस सब भक्ति से करो।" ऐसे में प्रश्न उभरता है कि हमें इन सब बातों को वैज्ञानिक चश्मे से देखने की क्या आवश्यकता है?

मासिक धर्म संबंधी कार्य करनेवाले कार्यकर्ता जिन्हें स्थानीय पद्धति और संस्कृति के बारे में जानकारी नहीं है, उन्होंने देश के भीतर और देश के बाहर भी इस विषय के बारे में कुछ अच्छा नहीं किया है; अगर किया है तो नुकसान ही ज़्यादा किया है। कई बार उनके हस्तक्षेप के कारण सरकारों को पारंपरिक मासिक धर्म प्रथाओं में बदलाव को लागू करने के लिए नीतियां बनाने पर मजबूर होना पड़ा है। उदाहरण के तौर पर नेपाल के शासनकर्ताओं ने एक नया कानून प्रस्तावित किया जिसमें मासिक धर्म दौरान अवलंब की जानेवाले एकांत में रहने की प्रथा, जिसे चौपदी कहा जाता है, गैरकानूनी बना दिया गया। कानून इस प्रथा को समाप्त करने में असमर्थ रहा, लेकिन उस पद्धति का पालन करनेवालों को भूमिगत होना पड़ा, जिसके कारण मासिक धर्म प्राप्त महिला के सुरक्षा को और अधिक खतरे में डाल दिया गया। दूसरा उदाहरण है केरल के शबरीमला मंदिर का। भारत के सर्वोच्च न्यायालय द्वारा वर्ष २०१८ में शबरीमला मंदिर में मासिक धर्म की आयु प्राप्त लड़कियां/महिलाओं के प्रवेश की प्रतिबंध को कार्यकर्ताओं द्वारा समर्थित याचिका के कारण हटाने के लिए मजबूर किया गया था, जिसके कारण भक्तों ने विरोध किया।

समय-समय पर पाश्चात्यों ने रजोधर्म के विषय को प्रसिद्धि पाने के एक महान अवसर के रूप में देखा है, जहाँ वे उनकी सांस्कृतिक प्रथाओं से अलग प्रथाओं का अनादर कर सकें। इसका उदाहरण है लघु फिल्म "पिरीयड - एन्ड ऑफ सेंटेंन्स" जिसका वर्ष २०१९ में ऑस्कर जीतना झटका देने वाला है। इस फिल्म में भारत को एक

ऐसे देश के रूप में दर्शाया गया है की मासिक धर्म का कैसे अनादर करते हैं और कैसे वे मासिक धर्म की वर्जित बातों से अंधे हो गए हैं। जो लोग ऐसी फिल्में बनाते हैं, उन्हें संस्कृति के बारे में कुछ भी जानकारी न होते हुए भी वे उसकी निंदा करते हैं और स्थानीय ज्ञान प्रणालियों को समझने का प्रयास भी नहीं करते। ऐसे लोग यह मान लेते हैं कि उनके पास अपनी सीमित सोच को बाकी लोगों पर थोपने का अधिकार है। तो अब तक, आमतौर पर ऐसी ही आवाजों को अधिकतर सुना गया है जो सामाजिक अभियंताओं द्वारा वर्णित की गई हैं, जिन्हें बड़े संगठनों का समर्थन है और जो लोकप्रिय मंचों से कही गई है। इसे बदलने की जरूरत है।

मेरी इस अभ्यास यात्रा के दौरान, मैं कई ऐसी महिलाओं से मिली जिन्हें मासिक धर्म से जुड़ी सांस्कृतिक प्रथाओं में कभी भी कोई नकारात्मक संकेत नहीं दिखे, वे तो खुशी से इन पद्धतियों का पालन करते हुए नजर आईं। मुझे इन बुद्धिमान महिलाओं और उनके अनुभवों से सीखने का सौभाग्य मिला है। इस पुस्तक के कुछ अध्यायों में आपको उनकी कहानी का संस्करण मिलेगा।

यह पुस्तक किसके लिए है?

यह पुस्तक मुख्यत: भारत की उन महिलाओं के लिए है जिन्होंने रजोधर्म से जुड़ी प्रथाओं पर प्रश्नचिह्न उठाए, कभी-कभी सच्ची जिज्ञासा से तो कभी-कभी विद्रोही बनकर।

यह पुस्तक उनके लिए भी है जिन्हें मासिक धर्म की तरफ सकारात्मक दृष्टिकोण से देखने में कठिनाई होती है और मानते हैं कि मासिक धर्म के बारे में भारत में एक सांस्कृतिक कलंक है।

यह पुस्तक उन कार्यकर्ताओं के लिए भी है जो मासिक धर्म से जुड़ी प्रथाओं को त्यागने के लिए कहकर भारत की महिलाओं को

'सशक्त' बनाने के मिशन पर हैं। यह पुस्तक उन पुरुषों के लिए भी है जिनके अच्छे इरादे होने के बावजूद स्त्री शरीर तथा उसके रजोधर्म अनुभव को जाने बिना वे महिलाओं की ओर से बोलते हैं।

मासिक धर्म के बारे में शोध करनेवाले शोधकों के लिए भी यह पुस्तक है, जिन्हें रजोकाल दौरान स्वास्थ्य विषयक कई अज्ञात बातों की जानकारी मिलेगी, जो उनके इस विषय की तरफ देखने के दृष्टिकोण को बदलेगी।

यह पुस्तक उन निर्णयकर्ताओं के लिए भी है जिन्हें लोकप्रिय आवाजों के सामने दबाव अनुभव होता है और जो समय तथा स्रोतों के अभाव में इस विषय का विस्तृत अध्ययन नहीं कर सकते।

अधिकांश वाचक यह मान्य करेंगे कि महिलाओं की महिलाओं के लिए स्त्रियोचित (न कि स्त्रीवादी) दृष्टिकोण से लिखी पुस्तकें दुर्लभ हैं। वाचकों के मन में इस विषय को लेकर उठनेवाले बहुत सारे प्रश्नों के उत्तर, इस पुस्तक में मिलेंगे, ऐसी मुझे सच्ची आशा है। मुझे उम्मीद है कि यह पुस्तक महिलाओं को स्थानीय विज्ञानों के बारे में सीखने की अपनी यात्रा शुरू करने और यहां लिखी गई बातों को पार करने के लिए प्रोत्साहित करेगी। मेरी इच्छा है कि इस कार्य के माध्यम से मासिक धर्म पर एक नया और सार्थक वैज्ञानिक आख्यान सामने आए जो पश्चिमी दृष्टिकोण से सीमित न हो।

# कृतज्ञता

सर्वप्रथम मैं आंध्र प्रदेश के देवीपुरम् मंदिर के संस्थापक पूज्य श्री अमृतानंद नाथ सरस्वती गुरुजी के प्रति आभार प्रकट करती हूँ। वे ही सबसे पहले व्यक्ति थे जिन्होंने इस विषय पर मेरी सोच को बदल दिया और जवाब ढूंढ़ने के लिए सही दिशा में मार्गदर्शन किया।

मैं नम्रतापूर्वक श्री जयंत कलावार जी को धन्यवाद देती हूँ, जिन्होंने समय देकर तथा कष्ट लेकर इस किताब के अंग्रेजी संस्करण का पुनरीक्षण किया और मौलिक सूचनाएं दीं जिसके कारण यह किताब अच्छी बन सकी। श्री कलावार जी अद्वैत वेदांत, योग सूत्र, श्रीविद्या, सिस्टम्स थिंकिंग और एंटीफ्रीजेल स्ट्रेटेजीस विषयों के व्याख्याता हैं और जीवन प्रशिक्षक हैं। किसी विशिष्ट मंदिर को भेंट देने के बाद मेरे मासिक चक्र में १३ दिनों का बदलाव आया; ऐसा क्यों हुआ इस असाधारण बात का समाधान मुझे उनसे मिला। उनके प्राचीन भारतीय विज्ञान विषयक ज्ञान ने मुझे हमेशा आगे बढ़ाया है।

मैं डॉ. रम्या भट्ट के प्रति अत्यंत कृतज्ञ हूँ, जो आयुर्वेद चिकित्सक हैं। उन्होंने आयुर्वेद को प्रायोगिक तौर पर समझने में मेरी मदद की। डॉ. रम्या जी ही हैं जिन्होंने मुझे उनकी आयुर्वेद की पुस्तकें पढ़ने के लिए दीं और मुझे विचारप्रवृत्त किया। मैंने कई ऐसी तरुण महिलाएँ देखीं जो माहवारी की अनियमितताओं से बेहद पीड़ित थी, और जिनको स्त्री विशेषज्ञ डॉक्टरों ने शल्यचिकित्सा की सलाह दी थी। ऐसी महिला डॉ. रम्या जी के उपचार से पुनः स्वस्थ होते हुए मैंने

देखा है। उनके साथ हुई बातचीत से मुझे समझ आयी कि आयुर्वेद विद्या महिलाओं के लिए कितनी हितकारी है।

मैं डॉ. जयश्री नटराज की आभारी हूँ, जिन्होंने इस किताब में आयुर्वेद संबंधी प्रकरणों का निरीक्षण किया और मौलिक सूचनाएं दीं तथा उससे संबंधित आवश्यक जानकारी जोड़ने के लिए बताया। वह एक आयुर्वेद चिकित्सक और प्राध्यापक होने के कारण उनके द्वारा दिए गए सुझाव, किताब के लिए सहायक रहे। श्री महेश वैद्य और श्रीमती पद्माक्षी वैद्य की भी मैं आभारी हूँ जिन्होंने मेरे कार्य का समर्थन किया तथा मेरी पहचान डॉ. जयश्री नटराज से करवाई।

श्रीमती अन्नपूर्णा भट्ट को मैं कृतज्ञतापूर्वक धन्यवाद देती हूं जिनके प्राचीन भारतीय खगोलशास्त्र के परिज्ञान के कारण मैं रजोधर्म को एक पूर्णतः नए रूप में जान सकी। इस किताब में समाविष्ट "मासिक धर्मचक्र पर खगोलीय प्रभाव" प्रकरण का श्रीमती भट्ट ने बारीकी से निरीक्षण किया जिसके कारण ही वह पूर्ण हो सका।

मैं, नीरज कशालकर जी और मेधा नांदेडकर जी का इस पुस्तक के हिंदी में अनुवाद के लिए आभारी हूँ।

मैं भास्कर को भी आभार प्रकट करती हूँ, जिनके जानकारी के कारण मुझे भारतीय संस्कृति और परंपराओं की तरफ देखने का परिपूर्ण दृष्टिकोण मिला। जब उन्होंने इस किताब का निरीक्षण किया और मौलिक सूचनाएं दीं, तब कई बार मैंने मेरे लेखन पद्धति में बदलाव किया। भास्कर ने हमेशा मेरे द्वारा पूछे गए संस्कृति और परंपराओं से संबंधित प्रश्नों का सहनशीलता से उत्तर दिया तथा सभी प्रवासों में मेरा साथ निभाया और मेरी समझ बढ़ाई।

मैं कृतज्ञ हूँ उन तमाम ग्रामीण भारतीय नारियों की जो रजोधर्म संबंधित सांस्कृतिक पद्धतियों पर श्रद्धा से अडिग रही, जिसके कारण

कलियुग में भी ये पद्धतियां जीवंत रहीं। दस साल पहले मैं रजोधर्म प्रशिक्षिका के रूप में गाँवों में जाती थी यह सोचकर कि मैं इन्हें सिखाऊंगी, पर हुआ उलटा कि मैंने ही इनसे बहुत कुछ सीखा।

रजोधर्म पद्धतियों को अंधश्रद्धा समझने से इनकार करने वाले मेरे मति से हमेशा असमाधान रहनेवाली किशोरवयीन लड़कियों की मैं ऋणी हूँ। उनके आग्रही प्रश्नों के कारण मैंने यह प्रवास प्रारंभ किया।

मेरे ब्लॉग www.mythrispeaks.wordpress.com के हजारों पाठकों की मैं आभारी हूँ, जिनके अभिप्रायों द्वारा मुझे इस विषय का महत्त्व समझ में आया। उनके प्रश्न, अनुभव और उत्तर, इस विषय की मेरी समझ को अधिक समृद्ध बनाते गए।

प्रिय वैजयंती जी, जिन्हें पूरी तरह से मालूम नहीं था कि मैं क्या कार्य कर रही हूँ फिर भी हमेशा मेरा समर्थन किया और साथ दिया। विक्षुत, नीतू और श्रावंती जिन्होंने कभी कोई सवाल नहीं पूछते हुए साथ निभाया - आप सबका इस कार्य के प्रति जो अपरंपार स्नेह और समर्थन मिला, मैं इसके लिए मन: पूर्वक कृतज्ञता व्यक्त करती हूँ। अकसर हमें और हमारे कार्य को समझने वाला एकाध व्यक्ति मुश्किल से मिलता है, परंतु मैं अत्यंत भाग्यशाली हूँ मुझे ऐसे कई सहृदय साधु जन मिले।

मेरे जैसे क्षुद्र व्यक्ति पर देवी की कृपा होने के कारण ही इतने गहरे ज्ञान का बोध मैं प्राप्त कर सकी, इसलिए उसके सामने मैं नतमस्तक हूँ।

भाग पहला

# वैज्ञानिक परंपरा में मासिक धर्म

समग्रं दुःखमायत्तमविज्ञाने द्वयाश्रयम्।

सुखं समग्रं विज्ञाने विमले च प्रतिष्ठितम्।

- चरक संहिता (३०, ८४)


मानव जाति के सभी दुखों का मूल अज्ञानता में है और सभी विकास तथा सुख निर्मल ज्ञान में प्रतिष्ठित हैं

- चरक संहिता

# प्राचीन विज्ञान क्या है?

## प्रमाण

आधुनिक विज्ञान और वैज्ञानिक बातों से हमारा क्या रिश्ता-नाता है, एक शब्द में कहना है तो वह है 'प्रमाण'। आधुनिक विज्ञान को मिथ्याभिमान है कि वह सिर्फ उन्हीं बातों को मानता है जो सप्रमाण सिद्ध की जा सकती है। सबूतों का अभाव मतलब मानो सत्य की अस्वीकृति। जैसे-जैसे मानव जाति स्वयं को समझने से दूर-दूर होती जा रही है वैसे उसे अपने अनुभवों की पुष्टि करने के लिए बाह्य प्रमाणों पर निर्भर होना पड़ रहा है।

मासिक प्रशिक्षिका के नाते मैं जब कार्य करती थी, तब पहले पाँच साल जब भी मैं ग्रामीण महिलाओं से मासिक धर्म प्रथाओं के बारे में सुनती थी, तब बाह्य प्रमाण न होने के कारण मैं उन सब बातों को खारिज कर देती थी। आखिरकार, ऐसे शोध अभ्यास कहाँ है जो हमें दर्शाते हैं कि अगर ऋतुस्नात महिला एकांत में न रही, मंदिर में गई या उसने खाना बनाया या फिर तुलसी के पौधे को मासिक धर्म दौरान स्पर्श किया तो उसके नकारात्मक परिणाम होते हैं?

पर एक सवाल जिसने कभी मेरा पीछा नहीं छोड़ा और जिसे लंबे समय तक मैंने अपने जागरूक विचारों में प्रवाहित नहीं होने दिया, वह था - अगर ये सब प्रथाएँ केवल अंधश्रद्धाएं हैं तो फिर हजारों वर्षों तक भारत की लाखों महिलाओं ने इसका पालन क्यों किया?

यह छोटा-सा संशय आगे जाकर अधिक महत्त्वपूर्ण हो गया, जिसके कारण उन महिलाओं की बातें सुनना मैंने प्रारंभ किया। सच कहती हूँ, मैंने सही में उनकी बातें सुनना शुरू किया न कि मेरे विचार और मति उनके जवाबों पर थोपे।

## अनुभव

आखिरकार मैंने यह स्वीकार किया कि मासिक धर्म से जुड़ी सांस्कृतिक प्रथाओं के बारे में मेरी समझ और अनुभव में कमी है। और यह स्वीकारता तब हुई जब मैंने महिलाओं द्वारा बताई गई मासिक धर्म प्रथाओं को परंपरा कहकर नहीं छोड़ते हुए, उन्हें उनके प्रत्यक्ष अनुभव के रूप में देखा। इसलिए जब वे कहतीं, "माहवारी के दौरान हमें मंदिर में नहीं जाना चाहिए" तो उनमें से किसी एक ने तो ये देखा, सुना या फिर अनुभव किया होता कि माहवारी दौरान मंदिर में जाने के कारण मासिक धर्म में क्या क्या कठिनाइयां आती हैं। यह बात तो निश्चित है कि इनमें से कुछ विद्रोही महिलाओं ने नियम तोड़े होंगे और उसके परिणामों का अनुभव किया होगा। ग्रामीण समुदायों में जहाँ रिश्तों का ताना-बाना मजबूत होता है वहाँ ऐसे अनुभव हवा की तरह फैलते हैं और इन परंपराओं को भंग करने से होनेवाले परिणामों से चेतावनी देते हैं। जैसे-जैसे समय बीतता है कहानियां धुंधली हो जाती हैं लेकिन चेतावनी बनी रहती है।

हालाँकि, निष्पक्षता और खुलेपन से सुनने की मेरी नई पद्धति के कारण मासिक धर्म संबंधी प्रथाओं को जानने के नए रास्ते मेरे सामने आए, जिनसे मैं पहले अनजान थी, यह मेरा स्वयं द्वारा किया हुआ अनुभव था जिस कारण इन प्रथाओं की तरफ गंभीरता से देखने लगी। जिस शिक्षा प्रणाली को मैंने अपनाया था और जिसने मुझे केवल बाह्य प्रमाणों पर ही निर्भर रहने की जो दृष्टि दी थी वो मेरे अंदर कितने गहराई से समाई है, इसका अनुभव मुझे तब हुआ।

प्रमाण भीतर से, प्रत्यक्ष अनुभव से भी आ सकते हैं, यह कभी मुझे सिखाया ही नहीं गया।

इसका मतलब यह नहीं कि किसी को इन प्रथाओं में बाह्य संशोधन नहीं करने चाहिए, इसके विपरीत कहूँगी कि पूरी तरह से करना चाहिए, आगे बढ़ना चाहिए। पर संशोधन करने से पहले हमें यह तो मालूम होना चाहिए न कि हमें क्या खोजना है? मासिक धर्म की प्रथाओं पर प्रासंगिक अध्ययनों की अनुपस्थिति इसलिए है क्योंकि हम यह नहीं समझते हैं कि इन प्रथाओं का कोई उद्देश्य है। अगर हमें पता होता, तो हमें यह भी पता होता कि क्या खोजना है। और किसी बात को समझने की सही पद्धति है उसका स्वयं अनुभव लेना।

तथापि, किसी बात का स्वानुभव लेते समय अगर उसे सटीकता से व्यक्त करने के लिए आपके पास अगर शब्द/भाषा नहीं हो, तो भी समस्या है। उदाहरण के लिए, मेरे बचपन और युवावस्था में मुझे हमेशा शरीर में तीव्र उष्णता महसूस होती थी। गर्मी के दिनों में तो हालात और भी बुरे हो जाते थे; मेरी त्वचा फूल जाती थी और बदन में बुखार जैसा लगता था। अस्वस्थ होकर जब इस परेशानी का कारण पूछने एलोपैथिक डॉक्टर के पास जाती थी, तो वे मुझे यह कहकर भगा देते थे कि मुझे कोई बुखार नहीं है और गर्मी अनुभव होने का कोई कारण नहीं है। तीस साल की आयु में जब मेरा परिचय आयुर्वेद से हुआ तब कहीं जाकर मुझे समझ में आया कि मैं किस दौर से गुजर रही थी।

आधुनिक चिकित्सा केवल नापे जाने वाले टेंपरेचर के आधार पर ही उष्णता को समझती है। उससे भिन्नता रखनेवाले आयुर्वेद को इस आंतरिक उष्णता की अच्छी समझ है, जिसे पित्त कहा जाता है। पित्त यानी भीतरी उष्णता जो चयापचय और पाचनक्रिया में

बदलाव लाने में महत्त्वपूर्ण भूमिका निभाती है। जब मेरे आयुर्वेद चिकित्सक ने मेरी नाड़ी परीक्षा की तो उन्होंने मुझे बताया कि मेरी प्रकृति (शरीर रचना) काफी हद तक पित्त आधारित है। मेरी भीतरी उष्णता इतनी ज्यादा मात्रा में बढ़ गई थी जिसके कारण मुझे पूरे शरीर में जलन का अनुभव हो रहा था। चिड़चिड़ापन, जल्दी गुस्सा आना, संवेदनशील त्वचा और बेहद प्यास लगना, ये सब भीतरी उष्णता से जुड़े लक्षण हैं। यह बात तब मेरी समझ में आई। यह ध्यान में आने के बाद जब मैंने योग और प्राणायाम को अपनाकर जीवनशैली में सुधार किया तब कहीं जाकर मुझे काफी आराम मिला। मेरा अनुभव काल्पनिक नहीं है, उसका विशिष्ट नाम है और संज्ञा द्वारा उसे स्पष्ट किया जा सकता है; यह जब मैंने जाना, तो मैं लगभग चिंतामुक्त हो गई।

आधुनिक विज्ञान वैयक्तिक अनुभव को वैज्ञानिक प्रमाण नहीं मानता, उससे अलग स्वदेशी विज्ञान है जो सीधे अनुभूति और अनुभव द्वारा ज्ञान लेता है और उसे प्रत्यक्ष प्रमाण ऐसा संबोधित किया जाता है। इसे ज्ञान और तर्क का वैध प्रमाण माना जाता है।

## प्राचीन विज्ञान को जानना

हजारों वर्षों से चली आ रही मासिक धर्म प्रथाओं को स्पष्ट करने के लिए हमें प्राचीन देशी विज्ञान की परिभाषा मालूम होनी चाहिए और वहीं से कठिनाइयां शुरू हो जाती हैं। आयुर्वेद, चक्र या योग इन भारतीय ज्ञान प्रणालियों का भारत की प्राथमिक और माध्यमिक शिक्षा प्रणाली में समावेश नहीं किया है। और इससे भी बुरी बात यह है कि इन मूल विज्ञानों को एक वैकल्पिक प्रणाली के रूप में जाना जाता है, जिसे आधुनिक विज्ञान द्वारा स्वीकारने की आवश्यकता है। मूल विज्ञानों की तरफ मेरा झुकाव है इसलिए मैं यह नहीं कह रही हूँ। मैं यह इसलिए बता रही हूँ क्योंकि देसी वैद्यकीय विज्ञान जैसे कि

आयुर्वेद को आधुनिक विज्ञान के चश्मे से समझने और स्पष्टीकरण देने में व्यावहारिक कठिनाइयां हैं।

जैसे-जैसे हम विज्ञान के विविध दृष्टिकोण का अभ्यास करेंगे वैसे-वैसे हमें समझ में आएगा कि विज्ञान एक है। अंतर, समझ की गहराई में है। भारतीय ज्ञान पद्धतियां, मानव प्रणाली को सूक्ष्म शरीर के स्तर पर समझती हैं, तो आधुनिक विज्ञान उसे स्थूल शरीर के रूप में देखता है। परिणामतः आयुर्वेद जैसी पद्धति हमेशा आधुनिक विज्ञान को समझ और समायोजित कर सकती है, जबकि इसके ठीक विपरीत होना थोड़ा कठिन है, पर असंभव नहीं है। ऐसा क्यों यह समझने के लिए आइए, आयुर्वेद की भारतीय चिकित्सा प्रणाली को नजदीकी से देखते हैं, उसकी जड़ों तक जाते हैं और कैसे वह आधुनिक विज्ञान से भिन्न है, यह समझते हैं।

## आयुर्वेद की उत्पत्ति

एक बार एक यूरोपियन रजोधर्म शोधकर्ता ने मुझे बताया था कि आयुर्वेद यह बहुत धार्मिक है जिसके कारण उसे विज्ञान मानना मुश्किल है और इसलिए सांस्कृतिक मूल से जुड़ी रजोधर्म पद्धतियों को सही तरीका मानने में वह झिझक रही थी, जैसा कि मैंने सुझाव दिया था। मुझे लगता है कि कई ऐसे लोग हैं जो आयुर्वेद को हिंदुओं का ग्रंथ मानते हैं और सोचते हैं कि वह हिंदू धार्मिक विचारों से पूरी तरह से जकड़ा हुआ है। इस निर्णय पर पहुँचने वाले लोग स्वाभाविक है कि हिंदू तत्त्वज्ञान और आयुर्वेद जैसे विज्ञान से अनभिज्ञ हैं, जबकि सच तो यह है कि ये प्रणालियाँ विचार और प्रयोग में सार्वभौमिक हैं।

हिंदुत्व एक जीवनपद्धति है, जिसमें प्रकृति और जीवित प्रणालियों की गहरी समझ शामिल है, जिसे समझना गैर हिंदुओं के लिए कठिन है। उसके तत्त्वज्ञान और विज्ञान को महज धार्मिक श्रद्धा कहकर आरोपित करने से हम उसकी सजीव और जीवंत प्रणाली को समझने

की संधि को खो देते हैं। ऐसी बहुत कम ही प्राचीन प्रणालियां हैं जो हमें फिर से प्रकृति माँ की गोद में निकट लेकर जाती हैं और उन जीवित प्रणालियों में निहित बुद्धिमानी को दर्शाती हैं। आयुर्वेद प्रणाली उनमें से एक है।

भारत के विभिन्न धर्म के लोगों के साथ कार्य करते समय मैंने अनुभव किया कि हिंदुओं का जीवन तत्त्वज्ञान तथा जीवन पद्धति, अभी तक काफी मात्रा में भारत में जीवित है और विभिन्न धार्मिक सम्प्रदायों के बीच भी वह जीवित है। इसलिए इस किताब में (विशेषतः भाग एक में) जब मैं हिंदू शब्द का उपयोग करती हूँ, जब तक अन्यथा उल्लेख नहीं किया गया हो, तब तक वह प्राचीन जीवन पद्धति तथा तत्त्वज्ञान को आचरण में लानेवालों के लिए होगा और न केवल हिंदुत्व से जुड़ी धार्मिक बातों पर।

आयुर्वेद में लागू की गई, तार्किक और वैज्ञानिक पद्धति की प्रशंसा करनी हो और भारतीय प्राचीन विचारधारा से अवगत होना हो तो भारतीय तत्त्वज्ञान प्रणाली की बुनियादी समझ आवश्यक है; वह प्रणाली जिसमें आयुर्वेद भी निहित है। हिंदू तत्त्वज्ञान में छह प्रणालियां है जिन्हें ‘षड्दर्शन’ कहा जाता है। दर्शन शब्द ‘दृश्’ धातु से बना है जिसका अर्थ है देखना, षड् से मतलब है संख्या छह। दर्शन का संबंध प्राचीन हिंदू प्रबंधों से है जो उत्पत्ति के पदार्थविज्ञान को भौतिकशास्त्र और तत्त्वमीमांसा की जानकारी प्रदान करता है।

षड्दर्शन का प्रयोजन, कार्यकारण सिद्धांत को स्पष्ट करना, मानव अस्तित्व का उद्देश्य और तार्किक प्रक्रिया को विकसित करना भी है, जिसके माध्यम से अस्तित्व संबंधी प्रश्नों के समाधान ढूंढे जा सके और असत्य को खारिज कर सत्य तक पहुँच सके। इस प्रत्येक पद्धति का विकास भारतीय ऋषियों द्वारा किया गया था जिन्होंने

अपना संपूर्ण जीवन, सत्य के स्वरूप का चिंतन किया, जिनका एकमात्र उद्देश्य था मनुष्य जाति के कष्टों को कम करना और उसे आध्यात्मिक मुक्ति के मार्ग पर ले जाना।

हिंदू तत्त्वज्ञान के षड्दर्शन या छह पद्धतियां - सांख्य, योग, न्याय, वैशेषिक, मीमांसा और वेदांत के नाम से विदित हैं। इनमें से मीमांसा और वेदांत धार्मिक कार्यप्रणाली और वेदों में निहित आध्यात्मिक विचार पद्धतियों से संबंधित हैं और उन्हें इस कार्य के विषय क्षेत्र से बाह्य माना जा सकता है। अन्य चार पद्धतियों ने महत्त्वपूर्ण तरीकों से आयुर्वेद में योगदान दिया है और दवा की भारतीय प्रणाली के लिए वैज्ञानिक और तार्किक दृष्टिकोण को प्रभावित किया है। आयुर्वेद के विकास में दर्शनशास्त्र ने कैसे प्रभावित किया है, इसका सारांश नीचे दिया है।

**सांख्य दर्शन** - सांख्य दर्शन ने सही ज्ञान प्राप्त करने के लिए विश्वसनीय तरीकों के रूप में तीन प्रमाणों को निर्धारित किया है। वे हैं प्रत्यक्ष (अनुभूति), अनुमान (निष्कर्ष), आप्तवचन (विश्वसनीय सूत्रों से गवाही)। इसका उल्लेख आयुर्वेद के चरक संहिता में, रुग्ण द्वारा तथ्य जानने की वैज्ञानिक पद्धति में किया है। चरक ने इसमें एक और बात चौथे प्रमाण के तौर पर जोड़ी है, वह है "युक्ति" मतलब मूल कारण या सामान्य ज्ञान।[3]

**पतंजलि के योग सूत्र** - आयुर्वेद अनुसार मानवीय शरीर को समझने के लिए जिस सूक्ष्म शरीर की जानकारी होना आवश्यक है, उसके बारे में पतंजलि के योग सूत्र महत्त्वपूर्ण भूमिका निभा सकते हैं। योग सूत्र में संयम क्रिया का उल्लेख है जो धारणा (मन को केंद्रित करना), ध्यान और समाधि के मेल की अनूठी (तंत्र) प्रक्रिया है। किसी योगी द्वारा जब इस पद्धति का अनुपालन होता है तब मानवीय शरीर तथा अन्य भी विषयों का गहराई से ज्ञान प्राप्त हो सकता है। शायद

इसी कारण प्राचीन भारत के आयुर्वेद के महान शिक्षक जैसे कि चरक, सुश्रुत और अन्य विद्वान, ऋषि थे।

**न्याय दर्शन** - यह एक ऐसी प्रणाली है जो तार्किक तर्क और आलोचनात्मक सोच पर आधारित है, जिसके चार प्रमाण हैं, जिनमें से तीन सांख्य दर्शन में बताए गए है और चौथा है उपमान (तुलना)। किसी बात के भौतिक अनुभव के आधार पर सही ज्ञान प्राप्त करने के इन चार तरीकों को आयुर्वेद में समाविष्ट विभिन्न दवाओं के असर के अध्ययन में उपयोग किए जाने की संभावना है।

**कणाद के वैशेषिकसूत्र** - यह वैशेषिक सूत्र दो पहलुओं को प्रतिपादित करते हैं, पहला - पदार्थ का वर्णन और दूसरा ब्रह्मांड की आणविक छवि। आयुर्वेद में दवाइयों का वर्गीकरण और ज्ञान जिस अंतर्निहीत रस (स्वाद) और गुण (लक्षण) से होता है वह पदार्थ की जानकारी पर आधारित होने की संभावना है। चरक संहिता में ५७ प्रकार के मिश्रण और ६३ प्रकार के विभिन्न रसों का उल्लेख है जो द्रव्य, स्थान और समय पर आधारित हैं।[3]

वैशेषिक सूत्र द्वारा बताए गए उत्पत्ति के आणविक सिद्धांत का आयुर्वेद में सबसे महत्त्वपूर्ण योगदान है। सृष्टि, सर्वश्रेष्ठ अणुओं से बनी है, ऐसा वैशेषिक तत्त्वज्ञान मानता है। वैशेषिक सूत्र अनुसार भौतिक सृष्टि चार प्रकार के महाभूतों या भूतद्रव्यों से बनी है, वे हैं - पृथ्वी, अग्नि, आप (पानी) और वायु (हवा)। आकाश नामक पाँचवें महाभूत का समावेश इसमें नहीं किया गया है। महाभूत एक दूसरे से स्वतंत्र रूप में अस्तित्व में रहते हैं तब तक, जब तक सृष्टि प्रारंभ नहीं होती। ऐसा कहा जाता है कि ये मूलभूत 'सर्वश्रेष्ठ अणु' अविभाजित और अविनाशी होते है।

जब ये दो सर्वश्रेष्ठ अणु मिलते हैं तब वे परमाणु बनते हैं। जब ऐसे तीन परमाणु मिलते हैं तब उसे त्रैणुक कहा जाता है। इसके बाद

ही वह इंद्रिय गोचर होते हैं। संपूर्ण सृष्टि में ऐसे तीन प्रकार के अणु होते हैं - एक अणु, जुड़वां अणु और छ: अणु।[6] यहाँ आयुर्वेद का वात, पित्त और कफ इन त्रिदोषों का सिद्धांत निहित है, जो महाभूतों का मिश्रण है। वात में मुख्यतः वायु के गुण हैं, पित्त में अग्नि के और कफ में पृथ्वी और पानी के गुण हैं। आयुर्वेद का पूरा विज्ञान इन त्रिदोषों और अविभाज्य सर्वश्रेष्ठ अणुओं पर आधारित है। (ध्यान दें कि यहाँ महाभूत मतलब न्यूटन द्वारा प्रतिपादित अणु नहीं, बल्कि क्वांटम भौतिकी में खोजे गए उपपरमाण्विक कण और तरंगें हैं)।

तो इस प्रकार आयुर्वेद की उत्पत्ति, दर्शनों से प्रभावित होती है, जो वैज्ञानिक जाँच-पड़ताल और तार्किक विचार पद्धति पर आधारित है। तथा उनका निर्माण उपपारमाण्विक उत्पत्ति से हुआ है जो मनुष्य को सूक्ष्म शरीर के तौर पर देखती है। यह मानव प्रणाली के सूक्ष्म स्तर की गहरी समझ है जो बीमारी के मूल कारणों को समझने और बीमारी को रोकने के तरीकों को प्रदान करने में आयुर्वेद को बेहद सक्षम बनाती है, और संबंधित ज्ञान को सांस्कृतिक प्रथाओं में बदल देती है जो दिन-प्रतिदिन के जीवन का एक हिस्सा बन जाता है। आयुर्वेद सिर्फ चिकित्सा पद्धति नहीं है बल्कि जीवन का विज्ञान है और जीवन जीने का तरीका है।

## आधुनिक विज्ञान और आयुर्वेद का मूलभूत अंतर

आधुनिक चिकित्सा में मानव प्रणाली की वर्तमान समझ न्यूटन द्वारा प्रतिपादित (वर्ष १९०० से पहले) भौतिकी पर आधारित एक जैव रासायनिक प्रतिरूप है जो अकसर स्थूल वस्तुओं और उन्हे नियंत्रित करनेवाली शक्तियों द्वारा संचालित किया जाता है (जयसुंदर २००९, २०११)। न्यूटोनियन भौतिकी के अनुसार ब्रह्मांड को परमाणुओं में विभाजित किया जा सकता है और फलस्वरूप मानव शरीर भी परमाणुओं से बना होने के रूप में देखा गया। परमाणु एक साथ

मिलकर अणु बनाते हैं, जिनके एकत्रित होने से कोशिकाएं बनती हैं, जो मिलकर ऊतक बनाते हैं। ऊतकों के समूह से अवयव बनते हैं जो विभिन्न प्रणालियों जैसे कि संचार प्रणाली, श्वसन और उत्सर्जन प्रणालियां बनाते हैं।

इस दृश्य ने मानव शरीर की वर्गीकृत की समझ पैदा की और फलस्वरूप कई खासियतें (specializations) उभरकर आईं जो बाकी अन्यों से स्वतंत्र रूप में कार्य करती दिखाई दीं। मानसिक स्वास्थ्य और शारीरिक स्वास्थ्य के दरम्यान स्वतंत्र विशेषताओं के रूप में खींची गई सख्त रेखाओं के परिणामस्वरूप स्वास्थ्य और सुख में मन की भूमिका को क्षीण कर दिया। आधुनिक चिकित्सा मानव शरीर को कुछ हिस्सों के रूप में समझती है और उनका मानना है कि प्रत्येक भाग का अध्ययन करके पूरे शरीर को समझा जा सकता है।

आधुनिक चिकित्सा बीमारी को आणविक स्तर पर समझता है और फिर उपचार का उद्देश्य, लक्षणों को दवाओं के माध्यम से ठीक करना होता है जो प्राकृतिक जैव रसायनों के स्थान पर कृत्रिम रसायनों का उपयोग करते हैं। रोग को ऐसे आणविक दृष्टिकोण से देखने के कारण, अधिकांश बीमारियों के कारण पूरी तरह से समझ नहीं आते। विशेष रूप से जब मासिक धर्म संबंधित बात हो - जैसे कि माहवारी दरम्यान होनेवाला दर्द, अत्यधिक रक्तस्राव या गर्भकला अस्थानता (एंडोमेट्रिओसिस) जैसी जटिल स्थिति; इन समस्याओं के मूल कारण को न समझा जाता है और ना ही उसका उपचार किया जाता है। इस प्रणाली में रोग का प्रबंध करना तो लगभग नहीं के बराबर है क्योंकि रोग का कारण ही आमतौर पर मालूम नहीं होता।

जीव विज्ञान के विपरीत, न्यूटोनियन भौतिकी में एक बड़ा बदलाव आया जब १९०० के दशक की शुरुआत में क्वांटम यांत्रिकी का प्रवेश हुआ। न्यूटन द्वारा प्रतिपादित परमाणु और आणविक

सिद्धांत कम लोकप्रिय हो गए क्योंकि क्वांटम भौतिकशास्त्र, परमाणु कणों के क्षेत्र में जोखिम उठाकर गया और घोषित किया कि उप-परमाणु स्तर पर, कण एक साथ कणों और तरंगों के रूप में मौजूद हो सकते हैं। क्वांटम यंत्रविज्ञान के निर्माता हाइसेनबर्ग ने कहा है कि "भौतिक पदार्थों के अंतर्गत, तात्विक (सहज, आंतरिक) रूप से एक दूसरे से जुड़ा हुआ गतिशील ऊर्जा का संजाल होता है जो ब्रह्मांड की हर चीज को जोड़ता है।" दरअसल, इसका मतलब है कि हम और हमारे आसपास की सभी चीजें ऊर्जा की तरंगों से बनी हैं और हम सभी आपस में जुड़े हैं और एक दूसरे को प्रभावित करते हैं। इसे क्वांटम विश्व दृष्टि कहा जाता है जिसने न्यूटन द्वारा प्रस्तावित पहले की विश्वदृष्टि को बदल दिया। हालाँकि आधुनिक चिकित्सा, अभी तक रोगों के निदान और उपचार के लिए क्वांटम जीवविज्ञान में साहसपूर्वक काम नहीं कर रही है और वह अपनी पुरानी पद्धति जैसे कि लक्षणों को दबाना और बीमारी का अलग-अलग भागों में उपचार करने में प्रवृत्त है।

आयुर्वेद, मानव शरीर की उपपरमाणु समझ पर आधारित है। दूसरे शब्दों में कहे तो क्वांटम जीवशास्त्र पर आधारित है। परिणामस्वरूप इसमें जैविक प्रणाली अथवा मानसिक और शारीरिक स्वास्थ्य के पृथक्करण के लिए कोई वर्गीकरण नहीं है। यहाँ संपूर्ण में सभी (अवयव) भाग समाविष्ट होते हैं और सभी भाग संपूर्ण से सतत संपर्क में रहते हैं, ऐसा समझा जाता है। आयुर्वेद रोग को सूक्ष्म स्तर पर समझता है। मानव शरीर में आणविक गड़बड़ी और रासायनिक असंतुलन होने के कारणों को आयुर्वेद त्रिदोष के द्वारा समझता है, जो शरीर के भीतर विभिन्न कार्यों को नियंत्रित करते हैं। त्रिदोष प्रणाली की व्यापक समझ बीमारी की जड़ को समझने में मदद करेगी। इसलिए, उपचार, आणविक स्तर पर नहीं तो उप-परमाणु स्तर पर लक्षित होता है, जहाँ से रोग का मूल कारण उत्पन्न होता

है। उपचार पद्धति में मन और वातावरण द्वारा निभाई भूमिका को भी ध्यान में रखा जाता है।

हालाँकि आयुर्वेद सूक्ष्म शरीर के ज्ञान पर आधारित है पर वह शल्य विज्ञान के अभ्यास और शिक्षा से दूर नहीं रहा। ऐसा कहा जाता है कि सुश्रुत द्वारा खोजी गई शल्यविज्ञान की तकनीक ने यूरोप में आधुनिक शल्य विज्ञान की नींव रखी। सुश्रुत ने मोतियाबिंद की कला की खोज की जो प्राचीन ग्रीस और मिस्र शल्य चिकित्सकों को अज्ञात थी। अवयवों को काटना, पेट का छेदन करना, टूटी हड्डियों को जोड़ना, संधि भंग (हड्डियों के जोड़ का उखड़ना), हर्निया और फटन को कम करना, बवासीर और नाडीव्रण (फिस्ट्यूला) को निकालना - ये सब कार्य आयुर्वेद शल्य चिकित्सा से की जाती थी। सुश्रुत का प्रायोगिक प्रसूति विद्या का कार्य सच में अपने समय से आगे था और शायद वह पहला ऐसा पाठ है जिसमें सिजेरियन सेक्शन का उल्लेख किया गया है। प्राकृतिक प्रसव जब असंभव होता है या यदि गर्भ में भ्रूण की मृत्यु हो गई हो तब सिजेरीयन सेक्शन किया जाता है।[7] सचेतन (संवेदी) लचा का प्रत्यारोपण भी संपूर्णत: भारतीय विधि है। वह तो सुश्रुत ही थे जिन्होंने सबसे पहले यशस्विता से, कटी हुई लोलकी (earlobe) को गर्दन या उसके आजू-बाजू के हिस्से से सचेतन त्वचा पट्टी निकालकर, मरम्मत - सिलाई संभव कर दिखाई थी। एक्कर्नेस्ट ने इस बात का अचूक निरीक्षण करते हुए अपनी पुस्तक 'अ शॉर्ट हिस्ट्री ऑफ मेडिसिन' में लिखा है - "इस बात में कोई संदेह नहीं है कि यूरोप में प्लास्टिक सर्जरी जो मध्यकालीन इटली में विकसित हुई, वह शास्त्रीय भारतीय शल्यपद्धति की सीधी वंशधर है।"[8]

आयुर्वेद, मानव शरीर कैसे सूक्ष्म और स्थूल शरीर के स्तर पर काम करता है, इस बात की समझ के साथ आधुनिक चिकित्सा को समझ सकता है और समायोजित भी कर सकता है। इसके विपरीत

होना तब तक संभव नहीं जब तक आधुनिक चिकित्सा परमाणु और अणुओं से परे मानव शरीर को नहीं समझती तथा सूक्ष्म शरीर के दायरे में प्रवेश नहीं करती। प्राचीन होने के बावजूद तुलना में भारत का देशी विज्ञान अपनी सूक्ष्मता के कारण जीवन शास्त्र और चिकित्सा के आधुनिक शास्त्रीय समझ से कहीं ज्यादा प्रगतिशील है। क्वांटम सिद्धांत पर आधारित उपचार पद्धति यह आधुनिक चिकित्सा के क्रमिक विकास का अगला स्तर है जो प्रत्यक्ष होने की प्रतीक्षा कर रहा है। और जब यह उपचार पद्धति प्रत्यक्ष हो जाएगी तब, मासिक धर्म विकारों (और अन्य बीमारियों) को रोकने और इलाज करने में डॉक्टर्स और अधिक सक्षम होंगे, जैसे कि वर्तमान में आयुर्वेद करता है।

## आयुर्वेद और अन्य प्राचीन चिकित्सा पद्धतियों की समानता

आयुर्वेद के पुराने ग्रंथों की रचना छठवीं शताब्दी ई.पू. के आसपास हुई होगी, ऐसा कहा जाता है।[9] पर उसमें निहित ज्ञान उससे भी पहले का हो सकता है। इतना ही नहीं, आधुनिक इतिहासकारों के अनुसार अथर्ववेद में विभिन्न प्रकार की इलाज पद्धतियों का वर्णन मिलता है जो १२०० ई.पू. - १००० ई.पू. के आसपास लिखे गए।[10, 11] आयुर्वेद का सबसे पुराने ग्रंथों का श्रेय चरक को जाता है जिसे चरक संहिता कहा जाता है और जो अपनी वैज्ञानिक उत्कृष्टता और चिकित्सा विज्ञान के लिए जाना जाता है। उसके बाद सुश्रुत का सुश्रुत संहिता नामक ग्रंथ जो शरीर रचना विज्ञान के ज्ञान के लिए जाना जाता है और जिसमें प्लास्टिक सर्जरी और अन्य शल्य पद्धतियों के बारे में जानकारी लिखित है।

जब हम दुनिया के विभिन्न भागों के प्राचीन विज्ञानों का अभ्यास करते हैं तो हम पश्चिमी चिकित्सा, या जिसे हम आज एलोपैथी कहते हैं, उसके उद्भव से पहले प्राचीन भारत और प्रारंभिक पश्चिम, अरब

तथा एशियाई सभ्यताओं में मौजूद, दर्शन (तत्त्वज्ञान) और विज्ञान की कई समानताओं को अनदेखा नहीं कर सकते। दुनिया के विभिन्न क्षेत्रों में आयुर्वेद और अन्य प्राचीन विज्ञानों के बीच समानता की झलक नीचे प्रस्तुत की गई है।

## हिप्पोक्रेटस और शरीर द्रववाद

हिप्पोक्रेटस के १५० वर्ष पूर्व (लगभग ४६० व ३७७ ई. पू.) आयुर्वेद का काल है। आयुर्वेद की त्रिदोष पद्धति और हिप्पोक्रेटस की शरीर द्रववाद पद्धति की समानताओं के बारे में हमेशा चर्चा होती है। कुछ लेखों में उल्लेख किया गया है कि हिप्पोक्रेटस त्रिदोष पद्धति से अवगत होने के बाद उससे प्रभावित था। संभवतः आयुर्वेद का ज्ञान ग्रीस में पायथागोरस द्वारा लाया गया, जिसे उसने अपनी भारत यात्रा के दौरान बौद्ध गुरुओं से सीखा होगा।[१२] ग्रीक (यूनानी) द्वारा आयुर्वेद ज्ञान के उधार का उल्लेख डॉ. वाइज ने 'रिव्यू ऑफ़ द हिस्ट्री ऑफ मेडिसिन' में भी किया है:

"चिकित्सा के जनक हिप्पोक्रेटस ने चिकित्सा संबंधी सामग्री हिंदुओं से उधार ली। जब चौथी शताब्दी में ग्रीकों ने भारत का दौरा किया तो उन्होंने चिकित्सा की कला में हिंदुओं को पारंगत पाया और सिकंदर महान ने हिंदू चिकित्सकों को उन बीमारियों के इलाज के लिए अपने शिविर (छावनी) में रखा जिन्हें यूनानी चिकित्सक ठीक नहीं कर सकते थे।"[१४]

हिप्पोक्रेटस की शरीर द्रववाद पद्धति की तुलना आयुर्वेद की त्रिदोष प्रणाली से करते हुए बेर्दा ने कहा है[५] -

"जिसे शरीर द्रववाद पद्धति कहा जाता है वह सिद्धांत शास्त्र का आवश्यक भाग है। शरीर द्रववाद पद्धति स्पष्ट करती है कि, सभी रोगों का कारण चार प्रमुख देहद्रव्यों के मिश्रण से

होता है। वह है रक्त, पित्तरस (bile), बलगम और पानी। हिप्पोक्रेटस पहले इसी पद्धति की तरफ आकर्षित हुआ था, किंतु प्लेटो ने उसे विकसित किया।"

वात, कफ और पित्त को आयुर्वेद में त्रिदोष कहा जाता है। आयुर्वेद शारीरिक कार्यों के भरण-पोषण में त्रिदोष के साथ-साथ रक्त की भूमिका को भी पहचानता है, हालाँकि उसे चौथे देहद्रव के रूप में समाविष्ट नहीं किया गया था। तथापि आयुर्वेद में स्पष्ट है कि पित्त यानी पित्तरस (bile) नहीं, जैसे कफ यानी फ़्लेम (बलगम) नहीं। ऐसा लगता है कि हिप्पोक्रेटस की पद्धति ने पित्त की जगह पित्तरस (bile) को और कफ की जगह बलगम को बदल दिया, जबकि वात जो सबसे महत्त्वपूर्ण दोष है उसे छोड़ दिया, हालाँकि वह तंत्रिका तंत्र (nervous system) से अनुरूप होता है और वह अन्य दोषों को भी प्रभावित करता है। इसलिए हिप्पोक्रेटस की शरीर द्रववाद पद्धति आयुर्वेद की त्रिदोष प्रणाली से समान नहीं, लेकिन विचार प्रक्रिया में एक प्रकार की समानता है जो मानव प्रणाली को सूक्ष्म स्तर पर समझता था।

## पर्शियन, अरेबिक और लेटिन चिकित्सा

चरक और सुश्रुत द्वारा किए कार्य को, ७वीं शताब्दी में खलीफा अलमांसूर के आश्रयकाल में अरबी भाषा में भाषांतरित किया गया।[१६] ऐसा माना जाता है की संस्कृत से यह पर्शियन में और फिर पर्शियन से अरेबिक में भाषांतरित हुआ। अब्दुला बिन अली ने चरकसंहिता का भाषांतर किया और मनका ने उसे पर्षियन में लिखा, ऐसा बताया जाता है।[१७] आठवीं शताब्दी की शुरुआत में चरक संहिता को अरबी भाषा में भाषांतरित किया गया जिसका शीर्षक था शरका इंडियानस।[१८] सुश्रुत की अरबी आवृत्ति को किताब-शासून-ए-हिंदी या किताब-ए-सुश्रुद कहा जाता है। वैसे ही वाग्भट के अष्टांग हृदय का भाषांतर

किताब अष्टांकर नाम से हुआ। इसका संदर्भ फ़िरदौस अल-हिकमाह में मिलता है।[१६] इब्न अबी उसबिया ने अपनी किताब उयून अल-अन्बाफ़ि तबक़ात अल-अतिब्बा में भारतीय चिकित्सकों के बारे में एक पूर्ण अध्याय लिखा, जिसमें उसने दो भारतीय भाषांतरकार मनका और इब्न धान, १२ वैसी भारतीय दवाओं जिनका अरबी में भाषांतर हुआ है, १९ भारतीय चिकित्सक और २५ किताबों का उल्लेख किया है।[१७]

चरक का नाम १०वीं और ११वीं सदी के ईरानी दार्शनिक और चिकित्सक एविसेना (इब्न सिना) के लैटिन अनुवाद में मिलता है। उनका त्रिदोष सिद्धांत हिप्पोक्रेटस के सिद्धांतों से ज्यादा नजदीकी आयुर्वेद से रखता है। उनके द्वारा निर्देशित की गई कई औषधियां जैसे कि इतरफल (Itrephal) आयुर्वेद अनुसार त्रिफला है। कई बार उन्होंने उल्लेख किया है जैसे हुबुल हिंद मतलब भारतीय गुटिका, ज्वारीशूल हिंद मतलब भारतीय चूर्णम और मजनूल हिन्द याने भारतीय लेहम।[१९] वैसे ही प्रसिद्ध चिकित्सक जैसे अल राजी और सेरापियोन (इब्न सेराबी) के कार्य पर भी भारतीय चिकित्सा के प्रभाव के उदाहरण मिलते हैं।

सुश्रुत संहिता का पहला यूरोपियन भाषांतर लेटिन में डॉ. फ्रेंचाईकोस हेस्लर द्वारा वर्ष १९४४ में सुश्रुताज आयुर्वेदाज नाम से प्रकाशित हुआ और १९ वीं शताब्दी के पूर्वार्ध में जर्मन भाषा में मूलर (Muller) द्वारा प्रकाशित हुआ। लैटिन आवृत्ति के कारण यूरोपियन चिकित्सा की नींव रखी गई, ऐसा कहा जाता है।[२०]

## होम्योपैथी और आयुर्वेद की समानता

यूरोप में उभरी (प्रारंभकाल १७०० के बाद) चिकित्सा की नई प्रणालियों में होम्योपैथी की आयुर्वेद से उल्लेखनीय समानता है। यह समानता रोग के मूल कारण को जानना है। जर्मन चिकित्सक डॉ. सैम्युअल हनहेमन्न द्वारा खोजी इस प्रणाली में रोग का मूल कारण और

उपचार, जैव शक्ति (vital force) के सूक्ष्म स्तर पर किया जाता है। "प्रत्येक रोग (पूर्णतः शल्यचिकित्सा नहीं) हमारी जैविक ऊर्जा का केवल एक विशेष, सक्रिय परिवर्तन होता है", ऐसा डॉ. हैनीमेन का मानना है। भारत में जैव शक्ति "प्राण" के नाम से सुपरिचित है। भारत में होम्योपैथी को मान्यता और उसके उपयोग को मान्यता संभवतः हमारे प्राण तत्त्व को आसानी से समझना और चूंकि उसकी उपचार पद्धति प्राणिक शरीर को सामने रखकर किए जाने के कारण है।

## आयुर्वेद और पारंपरिक चीनी चिकित्सा की समानता

पहली शताब्दी में भारत से चीन जानेवाले बौद्ध भिक्षुओं की आवाजाही के अच्छी तरह से दस्तावेज उपलब्ध हैं और इससे ज्ञात होता है कि इन दोनों राष्ट्रों के बीच सांस्कृतिक आदान-प्रदान की शुरुआत हुई जिसमें चिकित्सा विषय महत्त्वपूर्ण रहा है। बौद्ध भिक्षु, जिन्हें उनकी दीक्षा के भाग के रूप में चिकित्सा विषय में प्रशिक्षित किया जाता था, वे उस ज्ञान को चीनियों तक पहुँचाते थे। अभिलेखों से संकेत मिलता है कि कई चीनी बौद्ध भिक्षुओं ने नालंदा जैसे प्राचीन भारतीय विश्वविद्यालयों में अध्ययन किया। चीनी चिकित्सा कार्य और ५वीं शताब्दी के बाद मिली सामग्री से बौद्ध चिकित्सा के आयुर्वेद से संबंध दिखाई देते हैं। नागार्जुन के नेत्र विज्ञान संबंधी लिखे दोनों अध्याय चीनी चिकित्सा में मिलते हैं, जिसका अध्ययन चीन में १६वीं शताब्दी ई. तक नेत्र विज्ञान के छात्र, महत्त्वपूर्ण मापदंड के रूप में करते थे।[२१] इसी तरह बौद्धों के माध्यम से नेत्रविज्ञान संबंधी ज्ञान का प्रारंभ चीन से जापान में हुआ।[२२]

ताओ होंगजिंग (४५६ - ५३६ ई.) नामक एक प्रसिद्ध चिकित्सा लेखक, रसायनकर्मी और औषधविज्ञानी ने पहली बार, बौद्धों के चार तत्त्व सिद्धांत सि दा (Si da) के प्रभाव को दर्शाया। चीनी बौद्ध सिद्धांत का एक अध्याय त्रिदोष को निम्न रूप से भाषांतरित करता

है। फेंग मतलब वायु, पित्त - हुआंग मतलब पीला, कफ - टान मतलब बलगम।[३२] ये पारंपरिक चीनी चिकित्सा (टी.सी.एम.) और आयुर्वेद के बीच कई समानता के कारण हो सकते हैं जैसा कि नीचे दिए गए उदाहरणों में दर्शाया गया है।

आयुर्वेद के मर्मबिंदु और चीनी एक्युपंक्चर दबाव बिंदु (स्थान) उल्लेखनीय रूप से समान है। टी.सी.एम. चार देहद्रव्यों को मानता है - चे, रक्त, आर्द्रता (गीलापन, नमी) और आसव (अर्क)। चीनी जानकारी अनुसार, 'चे' प्राण की भारतीय मान्यता से मिलता-जुलता है, रक्त का वैशिष्ट्य पित्त जैसा है, आर्द्रता का कफ जैसा और आसव का वात जैसा। विपरीत लेकिन पूरक और एक-दूसरे पर आश्रित (आधारित) ऊर्जा के रूप में यिन और यांग की अवधारणा, प्रकृति और पुरुष की भारतीय अवधारणा के समान है। टी.सी.एम. ने जल, पृथ्वी, धातु, लकड़ी और अग्नि को भौतिक जगत के पाँच तत्त्वों के रूप में माना है तो भारतीय विज्ञान ने पृथ्वी, अग्नि, जल, वायू और आकाश को पंचमहाभूत के पाँच तत्त्वों के रूप में माना है।

ऊपर वर्णित प्राचीन विज्ञानों के अलावा और भी कई उदाहरण हैं जैसे कि अमेरिका के मूल निवासी पुरुषों और महिलाओं, जिन्हें शमन कहा जाता है। उनकी अवधारणाएं और प्रथाएँ प्राचीन हिंदुओं से मिलती-जुलती हैं। इसी तरह जापानी चिकित्सा विज्ञान जिसे "रेकी" कहा जाता है, इसमें रोगियों के इलाज के लिए प्राण को दिशानिर्देशित किया जाता है। जापान में प्राण 'कि' नाम से प्रचलित है।

हालाँकि ये केवल कुछ उदाहरण हैं जिन्हें इस किताब के सीमित दायरे में शामिल किया जा सकता है, फिर भी ये हमें प्राचीन विज्ञानों के अंत: मिश्रण के बारे में जानकारी देने के लिए पर्याप्त है और दुनिया भर में मूलभूत सिद्धांतों और सूक्ष्म विज्ञानों की समझ किस प्रकार समान है इसकी कल्पना देती है। किसी क्षेत्र की सांस्कृतिक

परंपराओं को उनके प्राचीन विज्ञान को समझे बिना व्याख्या करना अपूर्ण और शायद निरर्थक प्रयास होगा।

## भारतीय और अन्य प्राचीन विज्ञानों की अवनति

मुस्लिम शासन (१००१ - १७०१ ई.) के दौरान सरकारी सहायता की कमी के साथ-साथ आक्रमणों को लेकर देशभर में फैली उथल-पुथल और अशांति के कारण भारतीय चिकित्सा का पतन शुरू हो गया। इस कालखंड के दौरान दुनिया के जो सबसे पुराने विश्वविद्यालय भारत में स्थापित हुए, जैसे तक्षशिला और नालंदा, वे नष्ट हो गए। कहा जाता है कि बख्तियार खिलजी ने सन् ११९३ में नालंदा में ९० लाख किताबें ३ महीने तक जलाई थीं। भारतीय चिकित्सा विज्ञान ने पेशवाओं के समय (१७१५ - १८१८ ई.) थोड़े-बहुत पुनरुद्धार के संकेत दिखाए, तथा भारतीय चिकित्सा पर कुछ हाल ही में किए कार्यों का संकलन भी इसी समय किया गया था। हालाँकि सन् १८१८ में अंग्रेजों द्वारा पेशवाओं को परास्त किया गया और मराठों के पतन से देशी चिकित्सा विज्ञान का पतन शुरू हो गया। उपनिवेशवादियों ने एलोपैथी के अपने ज्ञान के आधार पर न केवल मेडिकल स्कूलों और महाविद्यालयों की स्थापना की बल्कि भारतीय विज्ञान के विकास और प्रचार को भी दबा दिया जिससे दुनिया प्राचीन ज्ञान प्रणाली से वंचित हो गई।

जब भारतीय विज्ञान को आक्रमणकारियों और उपनिवेशवादियों के हाथों विनाश का सामना करना पड़ा तब अमेरिका और यूरोप में भी देशी विज्ञान को ईसाई धर्म प्रसार के साथ गिरावट का सामना करना पड़ा। यूरोपीय आक्रमण जो सन् १४९२ से शुरू हुए थे, उससे मूल अमेरिकी संस्कृतियों पर महत्वपूर्ण प्रभाव पड़ा। इसी तरह यूरोपीय चुड़ैलों के शिकार के कालखंड को कौन भूल सकता है जो १५० साल तक चला था (वर्ष १५५० से प्रारंभ होकर), जहाँ कम से कम ८०,०००

लोगों पर जादू-टोना करने का आरोप लगा था और उनमें से आधे लोग मारे गए थे।[२३] जिन लोगों को डायन कहा जाता था वे उस समय की आदिवासी (मूल निवासी) चिकित्सक महिलाएँ थीं।

## आधुनिक विज्ञान की उत्पत्ति

प्रायः लोग यह मान लेते हैं कि भारत का मूल विज्ञान केवल हिंदुओं पर लागू होता है और इसलिए बाकी लोगों द्वारा इसकी उपेक्षा की जा सकती है। लेकिन सच्चाई यह है कि एक समय था जब दुनियाभर में समान ज्ञान प्रणाली अस्तित्व में थी, जो पारंपरिक वैज्ञानिक और स्वास्थ्य लाभ करानेवालों के विरूद्ध संगठित अपराध से नष्ट करने से पहले मौजूद था। पारंपरिक चिकित्सकों को दंडित किया जाता था, कभी-कभी उन्हें दांव पर लगाकर, कभी उन्हें डायन कहकर तो कभी-कभी इस तरह के ज्ञान को धार्मिक विश्वास कहकर, ज्यादातर स्वघोषित समूहों द्वारा इस तरह के ज्ञान को छद्म (मिथ्या, नकली) विज्ञान कहकर खारिज कर दिया जाता था। आधुनिक विज्ञान की उत्पत्ति जैसा कि हम जानते हैं, यह एक ऐसी कहानी है जो प्राचीन विज्ञान और पारंपरिक वैज्ञानिकों के सुनियोजित विनाश पर टिकी हुई है।

अपने निबंध में जयंत जी बताते हैं कि अभिजात्य वर्ग के कुछ समूहों ने कैसे आधुनिक विज्ञान का गठन किया था। इसकी शुरुआत १६६१ में किंग चार्ल्स द्वितीय द्वारा रॉबर्ट बॉयल के साथ लंदन की रॉयल सोसायटी की स्थापना से हुई थी, जिसका उद्देश्य प्राकृतिक ज्ञान में सुधार लाना था। नीचे उनके लिखे निबंध "An Outsider Deconstructing European Enlightenment: Death in Three Acts" [२४] के कुछ परिच्छेदों का अनुवाद दिया गया है:

"रॉबर्ट बॉयल (१६२७ - १६९१) उन तरीकों को खोज रहे थे जिनमें प्रकृति को प्रयोगों के माध्यम से नियंत्रित और प्रभावित किया जा सकता था। वे चाहते थे कि यह सब

अलग-अलग विचारों वाले लोगों के विभिन्न समूहों को सम्मिलित किए बगैर किया जाए जिससे वे पारंपरिक ज्ञान प्रणाली को प्रभावी ढंग से खारिज कर सकें।"

पारंपरिक उपचार कर्ताओं ने प्रकृति और मनुष्यों के साथ उनके संबंधों को पवित्र माना, जिससे उनकी संस्कृति में कई पहलुओं को बुना गया जो प्रकृति के विनाश को रोकते थे। लेकिन अगर विकास के लिए प्रकृति का दोहन करना है तो इस समझ को तोड़ना होगा और ऐसा करने का इससे बेहतर तरीका और क्या हो सकता है कि प्राचीन ज्ञान को अवैज्ञानिक करार दे दिया जाए और पारंपरिक चिकित्सक के लिए उसे पहुँच के बाहर कर दिया जाए। जयंत जी आगे लिखते हैं:

"रॉबर्ट बॉयल एक अमीर सामंती रईस और अर्ल ऑफ कॉर्क का पुत्र था। बॉयल ने लंदन में अपनी हवेली में अपने प्रयोग किए जिसमें उन्होंने चुनिंदा गवाहों और समीक्षकों को आमंत्रित किया जो उनके समान सामाजिक वर्ग के थे। इस प्रकार सक्षम व्यक्ति द्वारा किए हुए समीक्षा की वैज्ञानिक प्रणाली का उदय हुआ जिसे कुछ अभिजात्य वर्ग द्वारा प्रमाणित किया जाता था, और इसी पद्धति का हम आज तक पालन करते हैं। इसने अभिजात्य वर्ग को एक अंतर्निहित लाभ प्रदान किया जो प्रयोगशाला का खर्च उठा सकते थे और आपस में अपने सक्षम व्यक्तियों का चयन कर सकते थे।"

आज भी वैज्ञानिक पद्धति तक पहुँचना, प्रयोगशाला और वैध तरीके से तथ्य (डेटा) प्रकाशित करना जटिल है और केवल कुछ ही लोगों के लिए उपलब्ध है, जो पहले से ही ऐसे समूह (नेटवर्क) का हिस्सा है। इससे भी बदतर वह जनादेश है जिसके लिए सभी विज्ञानों को आधुनिक विज्ञान के सीमित ढांचे के भीतर फिट होने

की आवश्यकता है ताकि उन्हें वैध माना जा सके। इन सबकी चर्चा के बाद आखिरकार हमारे पास जो कुछ है उसका सारांश जयंत जी द्वारा नीचे दिया गया है:

"इस प्रकार बड़ी लागत से बनी प्रयोगशाला आधारित विज्ञान का परिणाम जटिल प्रौद्योगिकी का उत्पादन और परिनियोजन था जिसके लिए बड़ी मात्रा में पूंजी की आवश्यकता होती है, जो प्रकृति पर हावी और शोषण करने के लिए लक्षित होती है।"

इसलिए जब मैं प्राचीन विज्ञान की बात करती हूँ तो यह याद रखना चाहिए कि इस पुस्तक में जो कुछ प्रस्तुत किया गया है वह एक विशिष्ट भूमि के, निश्चित समूह के लोगों के लिए सीमित नहीं है, बल्कि पारंपरिक ज्ञान प्रणालियों का सारांश है जो प्रकृति के साथ मिलकर जीवन को उसकी सूक्ष्मता में समझते हैं  लेकिन इतिहास के किसी मोड़ पर मानवता ने इसे खो दिया।

भारत में हमारे कितने मूल विज्ञान और ज्ञान को जहाँ आक्रमणकारियों और उपनिवेशवादियों द्वारा व्यवस्थित (सुचारू रूप से) नष्ट किया गया था, उनमें से कुछ अभी भी दस्तावेज रूप में बने हुए हैं। कई ग्रंथों को बाद में विद्वानों और विशेषज्ञों द्वारा फिर से पुनर्जीवित किया गया। इस पुस्तक में जो प्रस्तुत किया गया है वह भारत के संदर्भ में ऐसे ग्रंथों से प्राप्त अंतर्दृष्टि है।

यह थोड़े आश्चर्य की बात है कि कैसे भारत में महिलाओं ने, विशेष रूप से ग्रामीण भाग में रहनेवाली बुजुर्ग महिलाओं ने, इन प्राचीन ज्ञान प्रणालियों को अपनी सांस्कृतिक प्रथाओं के माध्यम से मासिक धर्म जैसे विषय में जीवित रखा। यह वह विषय है जिसके अनुसंधान के बारे में किसी ने सोचा नहीं था और इसलिए यह आज तक जीवित है।

# References for Introduction to Part 1


1. Nāḍīparīkṣā refers to Āyurved's diagnosis method through pulse reading

2. Sinha, Nandalal. The Sacred Book of the Hindus, Vol X1, Samkhya Philosophy, 1915

3. Sharma P.V., Caraka Samhita, Volume 1, Revised edition, 2014

4. Prasada, Rama. The Sacred Book of the Hindus, Vol IV, The Yōga Sūtra of Patanjali, 1924

5. Vidyabhusana, Satish Chandra. The Sacred Book of the Hindus, Vol VIII, The Nyāya Sūtra of Gotama, 1930

6. Sinha, Nandalal. The Sacred Book of the Hindus, Vol VI, The Vaiśeṣika Sūtra of Kaṇāda, 1923

7. Kaviraj Kunja Lal Bhishagratna, An English Translation of Sushruta Samhita, Vol 1 – Suthrasthanam, 1907

8. Ackernecht EH. A short history of medicine. Johns Hopkins University Press.1955

9. Saini, A. Physicians of Ancient India, 2016

10. Michael Witzel (2003), "Vedas and Upaniṣads", in The Blackwell Companion to Hinduism (Editor: Gavin Flood), Blackwell, page 68

11. M. S. Valiathan. The Legacy of Caraka. Orient Blackswan. page. 22.

12. E. Pococke, India in Greece, 2014

13. Dr. Wise, Review of the History of Medicine, 1867

14. H. H. Sir Bhagvat Sinh JEE (Thakur Saheb of Gondal) A Short History of Aryan Medical Science, 1896

15. Berdoe, Edward. The Origin and Growth of The Healing Art, 1893

16. Chari P.S. Sushruta and our heritage. Indian Journal of plastic surgery, 2003

17. Khan M.S. An Arabic Source for the History of Ancient Indian Medicine. Indian Journal of History of Science 16 (1): 47 – 56, May 1981

18. Hunter, W.W. The Indian Empire: Its People. History and Products, 1886

19. Bag, A.K. Ibn Sina and Indian Science. Indian Journal of History of Science, 21(3): 270 – 275 (1986)

20. Thamburaj, Vincent A. Textbook of Contemporary Neurosurgery, 2012

21. Nāgārjuna is an important contributor to ancient Āyurved and is known as the person who revised Suśruta Saṃhita

22. Deshpande, Vijaya Jayant. Glimpses of Ayurveda in Medieval Chinese Medicine. Indian Journal of History of Science, 43.2 (2008) 137-161

23. Leeson, Peter T and Russ, Jacob W. The Witch-Trials

24. Kalawar, Jayant. An Outsider Deconstructing European Enlightenment: Death in Three Acts. 2019

25. Waghmare Sachin S, Mhaiskar Bhushan D, Darshanik Background Of Ayurveda, International Ayurvedic Medical Journal. Volume 2;Issue 3; May - June 2014. ISSN: 23205091

26. Jayasundar R. Quantum physics, Ayurveda and spirituality. In: Mishra SC, editor. Science and Spirituality Quest. Kolkata, India: National Institute of Technology and Bhaktivedanta Institute; 2008. pp. 11–28.

27. Advent of a Link between Ayurveda and Modern Health Science: The Proceedings of the First International Congress on Ayurveda, "Ayurveda: The Meaning of Life—Awareness, Environment, and Health" March 21-22, 2009, Milan, Italy Antonio Morandi, Carmen Tosto, [...], and Paolo Roberti di Sarsina

28. Sanjeev Rastogi. Building bridges between Ayurveda and Modern Science, International Journal of Ayurveda Research, 2010 Jan-Mar; 1(1): 41–46.


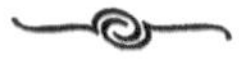

कृत्स्नो हि लोको बुद्धिमतामाचार्यः शत्रुश्चाबुद्धिमतां

"समस्त विश्व बुद्धिमानों के लिए गुरु और
अज्ञानियों के लिए शत्रु है।"

- (चरक संहिता)

# अध्याय - १

# रजोधर्म - उत्सव की आवश्यकता

महाविद्यालय जानेवाली शहरी छात्राओं के लिए मेरी एक कार्यशाला के दौरान एक अनपेक्षित घटना हुई। मेरी बात सुन रही एक युवती अचानक बेहोश हो गई और अपनी कुर्सी से गिर पड़ी। उसके बाद उसकी मदद करने की कोशिश की गतिविधियां हुईं और फिर उसे महाविद्यालय के चिकित्सा निरीक्षण कक्ष में ले जाने की व्यवस्था की गई। जब वह होश में आई तब मैंने उससे पूछा की ऐसा क्यों हुआ। उसकी सहेलियां बोल रही थीं कि शायद इसने कुछ खाया नहीं है, इसलिए ऐसा हुआ होगा। लेकिन सिर हिलाकर नकारते हुए उसने मेरी तरफ देखा और कहा कि "खून के कारण ऐसा हुआ। जब कोई बार-बार खून संबंधी बात करता है तो मैं बर्दाश्त नहीं कर पाती और मुझे चक्कर आ जाते हैं।"

जबकि मासिक धर्म विषय पर चल रही बातचीत दौरान घटी हुई यह एक असामान्य प्रतिक्रिया थी, लेकिन शहरी महिलाओं में ऐसा दुर्लभ नहीं है जो हर बार मासिक धर्म के दौरान तनाव महसूस करती हैं या यहाँ तक कि किसी और को इस बारे में बात करते हुए सुनने से भी वे तनावग्रस्त हो जाती हैं। वास्तव में यही कारण है जिससे कि कई लोग मासिक धर्म को कलंक से जोड़ते हैं और व्यापक अनुमान लगाते हैं कि भारत में सभी महिलाएँ मासिक धर्म को नकारात्मक दृष्टिकोण से देखती हैं। यह बात तथ्य से बहुत दूर है।

पूरे भारतवर्ष में समाज के विभिन्न वर्गों और विभिन्न समुदायों में महिलाओं के साथ बातचीत पर अपने निरीक्षण से मैंने जाना है कि मासिक धर्म के प्रति उनका रवैया नकारात्मक या उदासीन हो जाता है, जब महिलाएँ, मासिक धर्म से जुड़ीं सांस्कृतिक कल्पनाओं से दूर हो जाते है। कई बार मैंने देखा है कि ग्रामीण और आदिवासी महिलाएँ, जिनका औपचारिक शिक्षाप्रणाली से संबंध नहीं रहा या शहरी जीवनशैली का जिन्हें कम से कम अनुभव है, वे मासिक धर्म को, सकारात्मक और कभी-कभी तो अतिरंजित उत्साह से, प्रकृति या भगवान का महिलाओं के लिए उपहार के रूप में देखते हैं। मुझे एक ऐसी महिला के साथ मेरी बातचीत याद आती है जो कभी पाठशाला नहीं गई थी और मुझसे उसे ऐसे कुछ उपचार सुझाने के लिए कह रह थी जिससे उसका मासिक धर्म फिर से शुरू हो सके। हमारे बातचीत के समय वह रजोनिवृत्ति तक पहुँच गई थी। उसकी सोच में मासिक धर्म और तंदुरुस्ती, एकसमान है। कई ग्रामीण महिलाओं के लिए मासिक धर्म का संबंध अच्छे स्वास्थ्य से है और वे कभी-कभार ही उसे बच्चे के जन्म तक सीमित कर देती है, जैसा कि हमें वर्तमान शिक्षा प्रणाली में पढ़ाया जाता है।

मासिक धर्म के प्रति दृष्टिकोण में भिन्नता पर हमारे निरीक्षणों की पुष्टि तब हुई जब मैंने और मेरी टीम ने कर्नाटक के चार जिलों मे १०३५ महिलाओं का अध्ययन किया (अप्रकाशित) जिसमें बेंगलुरु की शहरी महिलाएँ और चामराजनगर, रायचूर और उत्तर कन्नड की ग्रामीण महिलांए और किशोरवयीन लड़कियों का समावेश था। हमने पाया कि साक्षात्कार में शामिल महिलाओं में से कुल ५७.७७ प्रतिशत ने मासिक धर्म के बारे में सकारात्मक अनुभव किया था, २३.३८ प्रतिशत ने इससे उदासीनता अनुभव किया था और लगभर १८.८४ प्रतिशत का मासिक धर्म के प्रति नकारात्मकॉ दृष्टिकोण था। भारतीय महिलाएँ मासिक धर्म को शर्म के साथ जोड़ती हैं इस रूढ़िबद्ध धारणा

को तोड़ते हुए, साक्षात्कार में सहभागी अधिकांश महिलाओं ने मासिक धर्म के प्रति सकारात्मक दृष्टिकोण व्यक्त किया।

उल्लेखनीय बात यह है कि ग्रामीण क्षेत्रों की महिलाओं और लड़कियों की तुलना में (१५.२६ फीसदीसे १७.८७ फीसदी) शहरी बेंगलुरु की महिलाओं और लड़कियों में नकारात्मक दृष्टिकोण का प्रतिशत (२६.६९ फीसदी) अधिक था। मुझे ग्रामीण महिलाओं के साथ अपना साक्षात्कार याद आता है, जो मुस्कुराती थीं तो कभी-कभी शर्म का अनुभव करती थीं, लेकिन ज्यादातर ने कहा कि उनके जीवन में मासिक धर्म एक सकारात्मक घटना थी। इसके विपरीत, जिन शहरी महिलाओं से मैंने बातचीत की वे अहंकार से मुझसे प्रति प्रश्न करती थीं, "इस धरातल पर मासिक धर्म के बारे में क्यों कोई सकारात्मक अनुभव करेगा?"

हमें आत्मनिरीक्षण करने की आवश्यकता है की स्वदेशी ज्ञान और संस्कृति ऐसा क्या कहती है जो मासिक धर्म के प्रति एक सकारात्मक और श्रद्धापूर्ण दृष्टिकोण को सक्षम करती है, और क्यों यह सोच हमारे आधुनिक शिक्षा और जीवनशैली के कारण बनी तनावपूर्ण और कलंकित धारणा से अलग है। इसका उत्तर हमें रजोदर्शन (पहला मासिक धर्म) के दृष्टिकोण को समझने के साथ शुरू होता है।

## मासिक धर्म स्मृति

रजोदर्शन के प्रथम अनुभव की स्मृति उसी प्रकार की स्मृति को आगे के मासिक धर्म दौरान दोहरा सकती है। यह हिप्पोकैम्पस नामक मस्तिष्क के एक छोटे से हिस्से के काम के कारण होता है, जिसका काम हमारे अवचेतन मन के माध्यम से यादों को संग्रहीत करना और पुनः प्राप्त करना है।[१] जब एक स्मृति को पुनः प्राप्त किया जाता है तो हमारा शरीर अवचेतन रूप से स्मृति के प्रति उसी तरह प्रतिक्रिया करता है जैसा उसने पहली बार किया था। इसे "प्रासंगिक स्मृति" कहा जाता है। उदाहरण के लिए हमने कई बार ऐसा अनुभव किया

होगा जहाँ शायद एक सुखद स्मृति से जुड़ा सुगंध दिमाग में निश्चित हो जाती है और कोई विशिष्ट स्थान (मान लें एक सड़क जहाँ कोई दुर्घटना हुई हो) नकारात्मक घटना के लिए तनावपूर्ण प्रतिक्रिया तय कर देता है। मासिक धर्म स्मृति के बारे में ठीक वैसा ही होता है। यदि प्रथम मासिक धर्म का अनुभव नकारात्मक और तनावपूर्ण था तो संभावना है कि प्रत्येक आनेवाली माहवारी की अवधि, शरीर को उसी अवचेतन तनाव प्रतिक्रिया में डाल देगी।

यह एक कारण है कि क्यों भारतीय संस्कृति में सभी प्रयासों से यह सुनिश्चित किया जाता है कि युवा लड़की का प्रथम रजोधर्म खुशहाल हो तथा पूरे मासिक धर्म उत्सव में उसे विशेष महसूस हो और इसके लिए उसे दुलार में कोई कसर नहीं छोड़ी जाती।

महिलाएँ जिनके पास प्रथम रजोदर्शन की अप्रिय यादें हैं, उन यादों को सुखद उदाहरणों से बदलने का सचेत प्रयास, मासिक धर्म से जुड़े तनाव को कम करने में सहयोगी होगा। यह सच है कि कई महिलाएँ जब स्वयं युवा लड़कियां थी उनके पास अपनी परिस्थितियों के बारे में ज्यादा विकल्प नहीं होते, लेकिन अब वयस्कों के रूप में यह देखना चाहिए कि मासिक धर्म की कोई अप्रिय स्मृति नहीं हो और हमारे मन में मासिक धर्म का कोई दर्दनाक अनुभव नहीं हो। यहाँ एक दिलचस्प अनुभव है जिसे एक बुद्धिमान महिला ने चर्चा के दौरान साझा किया है कि कैसे मासिक धर्म के प्रति दृष्टिकोण, हमारे अनुभव को आकार दे सकता है -

"मैं ४० साल की उम्र तक दर्दनाक मासिक धर्म से पीड़ित थी। एक विशिष्ट महीने में मैं गंभीर दर्द से पीड़ित और निराश थी। मैंने इसे एक सहेली के समक्ष साझा किया और उससे कहा कि मैं इस दर्द को हर महीने सहने में असमर्थ हूँ। फिर उसने मेरे साथ कुछ होशियारी की बातें साझा कीं,

जिसने मेरे मासिक धर्म अनुभव को पूरी तरह से बदल दिया। उसने मुझे मेरे गर्भाशय के प्रति आभार और कृतज्ञता व्यक्त करने कहा जो मेरे भीतर की रचनात्मक शक्ति है, और यही प्रक्रिया मुझे हमेशा करने के लिए बताया जब कभी भी मुझे दर्द होता था। जिस दिन मैंने इस अक्लमंदी की बात को स्वीकारा और अपने गर्भाशय के प्रति कृतज्ञ रहना सीखा, मेरा दर्द मानो गायब हो गया। उस दिन से मैं हर सुबह उठने के बाद पाँच मिनट के लिए मौन बैठती हूँ और मुझे दो बार माँ बनाने के आशीर्वाद के लिए अपने गर्भाशय को धन्यवाद देती हूँ।"

## स्वास्थ्य की पारंपरिक समझ

आयुर्वेद अपनी विचार प्रक्रिया के आधार पर व्यक्तियों को अपने स्वास्थ्य को आकार देने की क्षमता पर बल देता है। आधुनिक चिकित्सा ने भी यह सहमति दर्शाई है कि तनाव शारीरिक स्वास्थ्य को नकारात्मक रूप से प्रभावित करता है जिसके परिणामस्वरूप मनोदैहिक विकार होते हैं (मन के रोग जो शरीर को प्रभावित करते हैं)। शरीर में रोग पैदा करने के लिए, होनेवाले मन के प्रभाव को उपनिषद् में पंच कोष या मानवीय शरीर के पाँच स्तर के माध्यम से समझाया गया है। इन स्तरों में भौतिक शरीर भी समाविष्ट है। प्रत्येक कोश का अवलोकन नीचे दिया गया है:

- ✦ अन्नमय कोष - स्थूल या भौतिक कोष जो किए गए भोजन पर पोषित होता है
- ✦ प्राणमय कोष - श्वास और प्राण के प्रवाह से उत्पन्न होनेवाला महत्त्वपूर्ण कोष (महत्त्वपूर्ण जीवन शक्ति)
- ✦ मनोमय कोष - विचारों के साथ मन आधारित कोष जो मानसिक परिवर्तन का कारण बनता है

✦ विज्ञानमय कोष - बुद्धि का कोष, जहाँ मन को सही गलत में फर्क करने की क्षमता प्राप्त कर ली है
✦ आनंदमय कोष - शाश्वत आनंद कोष जिसके परिणामस्वरूप ज्ञानोदय होता है

जो व्यक्ति आनंदमय कोष में रहता है वह आध्यात्मिक रूप से प्रबुद्ध होता है; ऐसे व्यक्ति को कष्ट नहीं छूता। अस्तित्व का यह स्तर वो लोग प्राप्त करते हैं जो गहन साधना करते हैं और जिनकी जागरूकता आनंदमय कोष में होती है। इसका एक उदाहरण महान ऋषि श्रीरमण महर्षि का है जिन्हें हड्डी के कैन्सर का निदान हुआ था, लेकिन उन्होंने कभी उसका इलाज नहीं किया, न आखिरी सांस तक उन्होंने कुछ दर्द या पीड़ा व्यक्त की।

जो लोग विज्ञान कोष में लिप्त रहते हैं, उनमें सही-गलत की पहचान करने की क्षमता से मानसिक परिवर्तनों को रोकने की क्षमता होती है और इस प्रकार वे मनोमय और अन्य कोष को प्रभावित करने से रोक सकते हैं। ध्यान की तकनीक इस स्तर को मजबूत करने और मानसिक गडबड़ी को रोकने में महत्त्वपूर्ण भूमिका निभाती है जो बाद में शारीरिक रूप से प्रकट हो सकती है। मानसिक तनाव और भावनात्मक उथल-पुथल के कारण कई बीमारियां होती हैं जो कि हमारे विज्ञानमय कोष में स्थिर रहने की असमर्थता का उदाहरण है।

हम में से अधिकांश के लिए समस्याएँ, मनोमय कोष से शुरू होती है या कहिए मन से। हर घटना के साथ हमारी भावनाएं हम पर हावी हो जाती हैं और फलस्वरूप हम तनावग्रस्त हो जाते हैं। तनावपूर्ण विचारों के कारण हमारी श्वासोच्छ्वास प्रक्रिया प्रभावित होती है और इस प्रकार वह प्राणमय कोष को प्रभावित करती है। यदि तनाव, खुशी और गहन विश्राम के दौरान, सांस लेने की गति और तरीकों में हो रहे बदलावों को देखेंगे तो हम प्राणमय कोष की भूमिका

को समझेंगे। जब तनाव, सांस लेने के पद्धति को प्रभावित करना शुरू कर देता है तब प्राणायाम या श्वास तकनीक सांस को नियंत्रित रखने और अन्नमय कोष को अस्वस्थ होने से बचाने में महत्त्वपूर्ण भूमिका निभा सकती है। यदि प्राणमय कोष प्रभावित होता है तो वह अंतत: अन्नमय कोष या भौतिक शरीर में रोग के रूप में प्रकट होता है। इस स्तर पर उपचार आवश्यक हो जाता है।

इसके विपरीत, रोग अगर अन्नमय कोष में उत्पन्न होता है तो उसके अन्य कोषों पर परिणाम डालने की संभावना है। इसे सोमाटोसाइकिक (somatopsychic) रोग कहते है, मतलब शरीर के रोग के कारण मानसिक स्वास्थ्य में समस्याएँ पैदा होना। उदाहरण हाल के अध्ययनों से पता चला है कि आंत के बैक्टीरिया, मानसिक स्वास्थ्य पर प्रभाव डाल सकते हैं।[3]

रजोधर्म रिवाजों का उत्सवी रूप, मासिक धर्म की तरफ देखने का सकारात्मक दृष्टिकोण सुनिश्चित करता है, तथा इस दौरान पालन की जानेवाली अन्य पारंपरिक प्रथाओं का, ऋतुस्नात लड़की के शारीरिक और मानसिक स्वास्थ्य पर सीधा प्रभाव डालता है। शारीरिक और मानसिक स्वास्थ्य के अंतरसंबंधों को, विशेषत: रजोधर्म की संदर्भ पृष्ठभूमि में, आयुर्वेद बहुत अच्छी तरह से समझता है। यह कहना अतिशयोक्ति नहीं होगी कि, महिला का मासिक धर्म स्वास्थ्य, उसके अच्छे मानसिक स्वास्थ्य पर निर्भर होता है तथा उसके मानसिक स्वास्थ्य उसके मासिक धर्म के स्वास्थ्य को प्रभावित करता है।

रजोधर्म रिवाजों का पालन करने वाली लड़कियों और महिलाओं का कहना है कि यह बाद में भी मासिक धर्म संबंधी विकारों को रोकने में बहुत मदद करता है। इस मान्यता समझ के कारण कई बार माताएं अपनी पुत्री के लिए रजोधर्म उत्सव का आयोजन करने

की जी-जान लगाकर कोशिश करती हैं, भले कभी-कभी उन्हें इसके लिए आर्थिक उधारी भी करनी पड़े।

## भारत में रजोधर्म उत्सव का इतिहास

रजोधर्म का सांस्कृतिक उत्सव मनाने का रिवाज अभी भी हिंदुओं में जारी है, विशेषत: दक्षिण भारत और उत्तर-पूर्व के कुछ राज्य जैसे कि असम और मणिपुर में। दुर्भाग्य से यह रिवाज मध्य और उत्तर भारत में होते हुए नहीं दिखते, शायद मुस्लिम आक्रमण के कारण या तो इस उत्सव को बाल विवाह के साथ जोड़ने के कारण।

उत्तर भारत में मुस्लिम शासकों के आक्रमण के साथ रजोधर्म का उत्सवी रूप थम गया क्योंकि परिवारजन शासकों को अपनी युवा लड़कियों की यौवन क्षमता को जाहिर करने में सावधानी बरतने लगे, क्योंकि (शासक) बहुत बार लड़कियों के साथ गैर व्यवहार करते थे या उन्हें भगाकर ले जाते थे। जब बाल विवाह की पद्धति अस्तित्व में थी, तब विवाह के पश्चात भी, युवा वधू, रजोधर्म प्राप्ति तक अपने माता-पिता के घर में ही रहती थी। फिर "गौण" जैसे उत्सवी रिवाज कर उसे उसके पति के घर ले जाया जाता था। कई उत्तर भारतीय परिवारों में अभी तक गौण उत्सव विवाह समारोह में मनाया जाता है, जबकि आश्चर्य लगता है कि क्यों वधू को धार्मिक विधि अनुसार अपने माता-पिता के घर जाना पड़ता है और फिर पति के घर लौटना पड़ता है। बालविवाह प्रथा निर्मूलन के बाद, गौण की रजोधर्म पद्धति पूरी तरह से समाप्त हो गई। उत्तर भारत में रजोधर्म उत्सव के अभाव के कारण इस क्षेत्र की महिलाओं ने मासिक धर्म के साथ जुड़े हुए सकारात्मकता भाव को शायद खो दिया है।

रजोधर्म उत्सव जहाँ अस्तित्व में है, वहाँ वे किसी विवाह समारोह जैसे ही मनाए जाते हैं, और इसका प्रारंभ प्रथम मासिक धर्म आने के बाद होता है। सबसे दिलचस्प बात है कि, आज हम

जिसे रजोधर्म शिक्षा का पैकेज कहते हैं, उसे हिंदू संस्कृति ने अपने रिवाजों के सूत्र में अधिक प्रेमपूर्ण और व्यापक तरीके से जोड़ लिया था, जिसके कारण किशोरवयीन लड़कियां माहवारी के महत्त्वपूर्ण कालावधि दरम्यान अपने आहार और स्वास्थ्य का प्रबंधन कर सकें। इस प्रक्रिया के दौरान हस्तांतरित ज्ञान आज की उत्पाद आधारित 'मासिक धर्म स्वच्छता प्रबंधन' शिक्षा से कहीं अधिक था। इस प्रक्रिया द्वारा मिलनेवाला ज्ञान लड़कियों को मासिक धर्म संबंधी विकारों को रोकना, पारंपरिक तरीके से अपने शरीर का सम्मान करना सिखाता है, जो कि आवश्यक है क्योंकि वे अब नारीत्व में प्रवेश करती हैं।

## रजोधर्म रिवाजों का अवलोकन

यौवन प्राप्त करने वाली युवा हिंदू लड़कियों के लिए "रजोधर्म उत्सव" एक संस्कार पथ है। आम तौर पर इसे 'ऋतु काल संस्कार' कहा जाता है, जो उत्सव लगभग ११ से १६ दिनों तक चलता है। सांस्कृतिक विविधता के आधार पर इस उत्सव के अलग-अलग नाम और पद्धतियां उभरकर आए। इनमें से अधिकांश प्रथाएँ दादी-नानी की पीढ़ियों से सौंपी जाती है जिनका उल्लेख संहिताबद्ध ग्रंथों में मिलना कठिन है। यह संभव है कि ये प्रथाएँ प्रत्येक क्षेत्र में उपलब्ध खाद्य, पर्यावरण की अनुकूलता और दवा के ज्ञान पर आधारित है जिसके परिणामस्वरूप कई विविध प्रथाएँ बनीं। यह चमत्कारपूर्ण है कि, यह ज्ञानप्रणाली किसी औपचारिक दस्तावेज के बिना, भारतीय महिलाओं की पीढ़ी दर पीढ़ी के प्रयासों से पूरी तरह से जीवित रही।

अलग-अलग राज्यों में, पालन की जानेवाली कुछ रजोधर्म पद्धतियों के पालनकर्ताओं के साथ बातचीत के दौरान मैंने जो प्रत्यक्ष जानकारी एकत्र की उसके आधार पर कुछ बातें नीचे प्रस्तुत की हैं।

मेरी समझ के अनुसार प्रथाओं का वैज्ञानिक स्पष्टीकरण अगले उप शीर्षक में दिया गया है।

कर्नाटक में इस उत्सव को आम बोलचाल की भाषा में 'होसिगे' या 'आरती' कहा जाता है। इस पद्धति को 'सोप्पू हाकोदु' ऐसा भी कहा जाता है, जिसका संबंध ऋतुस्नात लड़की के लिए विशेष रूप से बनाई गई झोपड़ी से (कक्ष से) है। कर्नाटक के धारवाड़ और बीजापुर जिलों में, रजोधर्म उत्सव के लिए एक विशेष पौष्टिक व्यंजन, 'अन्टिना उंडे' मीठा लड्डू बनाते हैं जो सूखे मेवे जैसे खजूर, किशमिश, बादाम, काजू, घी और बबूल के पेड़ की गोंद को मिलाकर बनाए जाते हैं। रजोधर्म के प्रारंभिक दिन से, पिछले आंगन में विशेष रूप से बनाए गए झोपड़ी या कक्ष में ऋतुस्नात लड़की का स्वागत किया जाता है जहाँ वह विश्राम करती है। झोपड़ी नारियल, आम, नीम के पत्तों और विशिष्ट औषधीय पौधों से बनी होती है जो विविध दोषों को बढ़ने से रोकने में मदद करते हैं। इन पौधों के जीवाणुरोधी गुण, उत्तेजना को शांत करनेवाले तथा अन्य औषधीय गुणों से ऋतुस्नात लड़की का बचाव करते हैं, जो कि इसलिए आवश्यक है क्योंकि ऐसा माना जाता है की मासिक धर्म के दौरान लड़की की रोग प्रतिरोधक क्षमता कम होती है।

तामिलनाडु के पिल्लई और मुदलियार समाज में इसे 'पोप्पु ननीराडु वीरा' कहा जाता है, जिसमें एक देसी मुर्ग के कच्चे अंडे की जर्दी को आधा गिलास, तिल के तेल या घी में डालकर लड़की को पूरा निगलने को कहा जाता है। कहा जाता है कि अंडे में वो पोषक तत्त्व होते हैं जो उसके शरीर में उत्पन्न होते हैं और इसलिए माना जाता है कि यह मासिक धर्म की प्रक्रिया में मदद करता है। घी, अंडे के पित्त गुणों को संतुलित करता है और पाचन तंत्र को आराम पहुँचाता है। उड़द दाल और तिल को भी हड्डियों को मजबूत करने

के लिए आवश्यक कैल्शियम का अच्छा स्रोत माना जाता है। यहाँ भी रजोधर्म प्राप्त लड़की को विश्राम के लिए नारियल/ताड़ के पत्तों से बनी झोपड़ी बनाई जाती है (यह प्रथा शायद शहरी भागों में बंद हो गई है)। ये रस्में लड़की को लाड़-प्यार करने और उसे विशेष महसूस कराने तथा संक्रमण के इस महत्त्वपूर्ण चरण के दौरान उसका स्वास्थ्य सुदृढ़ बनाए रखने के लिए की जाती है।

असम राज्य में लड़की को फल खिलाए जाते हैं जो पचाने में आसान होते हैं और मासिक धर्म के दर्द और परेशानी को कम करने में मदद करते हैं। यह प्राचीन आयुर्वेद ग्रंथ जैसे सुश्रुत संहिता में उल्लेख किए गए हविष्य अन्न से मिलते-जुलते हैं। हविष्य अन्न में केवल फल, सब्जी और गाय के दूध से बने उत्पाद का सेवन किया जाता है और यह आमतौर पर उन लोगों को सेवन के लिए बताया जाता है जो गहन साधना करते हैं। यह जानना दिलचस्प है कि साधना करनेवालों के लिए जो अनुशंसित आहार होता है, वह मासिक धर्म प्राप्त लड़कियों के लिए निर्धारित आहार के समान है।

आंध्र प्रदेश में इस उत्सव को 'समर्थ' समारोह कहते हैं। समर्थ मतलब लड़की सक्षम हुई, उसका शरीर सक्षम हुआ। आंध्र प्रदेश के एक ब्राह्मण लड़की के रजोधर्म उत्सव की विस्तृत जानकारी नीचे दी गई है जो उसकी माँ हेमलता गुडा ने साझा की है। वर्ष २०१६ में संपन्न हुए रजोधर्म उत्सव का यह वर्णन है।

लड़की लगभग १२ साल की होने के बाद, मासिक धर्म शुरू होने पर, उसे सम्मानित किया जाता है। उसके प्रथम मासिक धर्म के बाद परिवार और आस-पड़ोस की महिलाओं द्वारा उत्सव के रूप में उसका अभिनंदन किया जाता है। यदि यौवन के समय कन्या का स्वामी नक्षत्र शुभ नहीं हो तो पंचमी दिन कन्या को शुद्धि स्नान कराकर वैदिक विधि से शांति पूजा की जाती है।

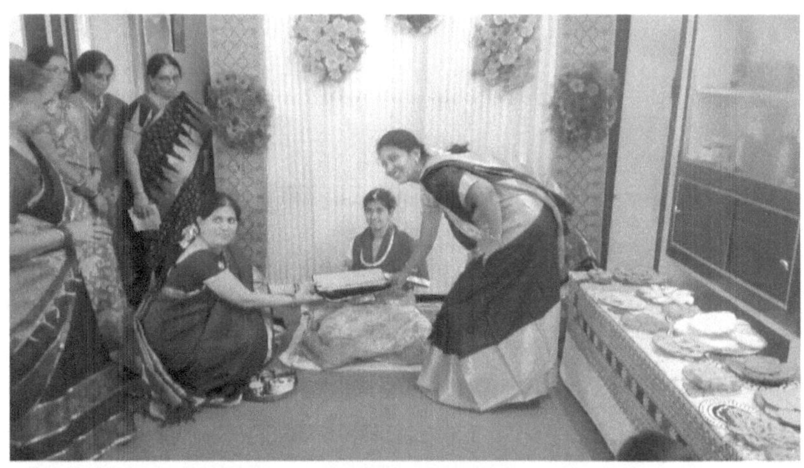

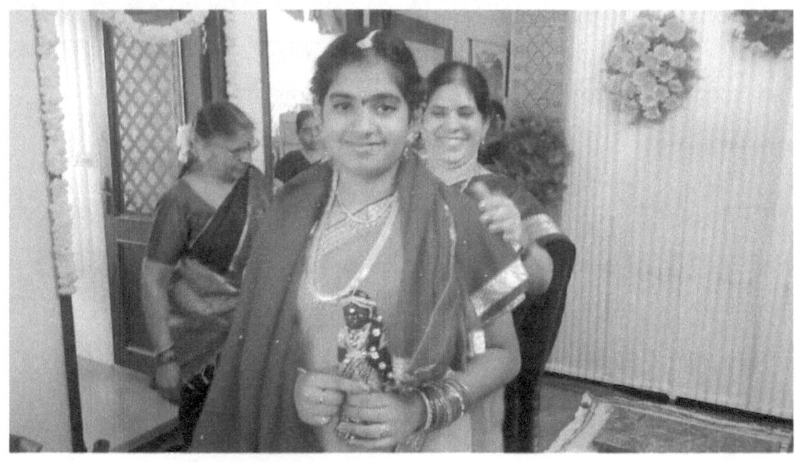

**चित्र 1 और 2:** आंध्रप्रदेश मे एक युवा लडकी के रजोदर्शन की रस्म, उसकी माँ, दादी और चाची के साथ

प्रथम मासिक धर्म शुरू होने के बाद तुरंत, कमरे के एक कोने में चटाई बिछाई जाती है; कई जगहों पर ताड़ के पत्ते चटाई जैसे बिछाए जाते हैं। इस चटाई पर स्वच्छ, सफेद कपड़ा डाला जाता है। हल्दी और चूने का लाल रंग का मिश्रण पानी में बनाया जाता है। लड़की की माँ/चाची/दादीमाँ उस मिश्रण में अपने हाथ डुबोकर, सफेद कपडे के चारों किनारों पर हाथ का निशान बनाते हैं। लड़की भी इस लाल रंग के मिश्रण से दीवार पर हाथ के निशान बनाती है। लड़की को चटाई के मध्यभाग में पूर्व या उत्तर दिशा की तरफ मुख रखकर बिठाया जाता है। जिस चटाई पर लड़की बैठती है उसे ददियामु कहा जाता है। उसे खाने के लिए मिठाई या सूखा नारियल, गुड़ और तिल दिया जाता है।

उसे साफ - सुथरा रहना सिखाया जाता है। हर समय उसके साथ कम से कम एक लड़की या वयस्क महिला होती है जिनसे वह कपड़ा/ सॅनिटरी पैड, स्वच्छता और मासिक धर्म से संबंधित अन्य पहलुओं के बारे में सहायता और परामर्श प्राप्त करती है। महिलाएँ, लड़की को आनंदित रखती हैं। कई लड़कियों को इस वक्त रोना आता है। अगर ऐसा होता है तो उसे माँ या दादीमाँ गोद में लेकर समझाती हैं कि यह घटना शुभ है, यह आनंद का प्रसंग है और इसमें चिंता करने की कोई आवश्यकता नहीं है।

लड़की के नाना-नानी, मामा के घर पर तथा पिता की तरफ के रिश्तेदार और परिवारों को संदेशा भेजा जाता है। पड़ोसी और मित्र परिवारों को भी सूचित किया जाता है।

मासिक धर्म के दौरान लड़की को ३ से ५ दिनों के लिए अलग बिठाकर आराम दिया जाता है ताकि वह किसी प्रकार की संक्रामक चीजों के संपर्क में नहीं आए, क्योंकि मासिक धर्म के दौरान उसकी प्रतिरक्षा प्रणाली कमजोर होती है। यह पद्धति उसके आगे आनेवाले

मासिक धर्म के दौरान भी कायम रहती है। प्रथम मासिक धर्म के पहले दिन लड़की के पहने हुए कपड़े धोने के लिए धोबी को दिए जाते हैं। पहले तीन दिनों तक लड़की को किसी भी चीज को छूने की मनाई होती है। सिर्फ उसकी माँ/चाची जो उसकी रोज मदद करते हैं वही उसे छूते हैं, पर दूसरे कमरे में जाने से पहले वे स्नान करते हैं।

पहले दिन की शाम को उसे अच्छी तरह से स्नान कराया जाता है और सामान्य श्रृंगार जैसे कि बिंदी, कुंकुम, फूल, चूड़ियां, पैरों पर हल्दी आदि लगाई जाती है। इस दिन पेरंतम नामक पद्धति आयोजित किया जाता है। इस पद्धति में सुहागन महिलाएँ लड़की की आरती उतारती हैं। सिर्फ नजदीकी रिश्तेदार, सहेलियां और पड़ोसी इस दिन के कार्यक्रम में सहभागी होते हैं। सूखा नारियल, गुड़ और तिल के लड्डू एक थाली में रखकर सुहागन, लड़की को देती है। सुहागन को कोई कीमती उपहार नहीं दिया जाता, केवल तांबूलम (पान का पत्ता और सुपारी) और मूंग दाल दी जाती है। महिलाओं द्वारा पारंपरिक गीत गाए जाते हैं। यह कार्यक्रम निजी स्तर पर और बिना तामझाम के पहली चार सायंकाल को मनाया जाता है। पाँचवें दिन से १६ वें दिन तक उत्सव अधिक बड़े और वैशिष्ट्यपूर्ण होते हैं।

चौथे दिन का स्नान, सुबह लड़की के शरीर पर हल्दी का लेप लगाया जाता है और उसे अच्छे से नहलाया जाता है। एकांतवास के कमरे से वह चौथे दिन बाहर आती है। उसे उपसर्ग से बचने के लिए हल्दी और पानी से बनाया पेय पीने दिया जाता है, जिसे 'पसुपु तीर्थम' कहते हैं।

पाँचवें दिन का स्नान समारोह - लड़की को पाँचवें दिन मंगलमय स्नान कराया जाता है। उसके बाद वह पूजा कक्ष में भी प्रवेश कर सकती है। लड़की को मंगल स्नान करानेवाली महिलाओं को उपहार स्वरूप साड़ी दी जाती है।

प्रथम मासिक धर्म के लिए आहार संबंधी सिफारिशें निम्न अनुसार हैं:

- पहले पाँच दिन नमक और लाल मिर्च पाउडर का उपयोग नहीं करना
- तिल, सूखा नारियल (खोपरा) और गुड़ का सेवन जरूरी है
- छाछ या दही नहीं खाना
- दूध दिया जाता है
- घी ले सकते हैं
- मूंग दाल और चावल से बनी खिचड़ी देनी ही चाहिए। इसमें नमक नहीं डालते। पहले तीन दिन यह दी जाती है
- बड़ी मात्रा में पानी दिया जाता है
- कुछ विशिष्ट मिठाइयां भी देते हैं

पाँचवें से सोलहवें दिन तक समारोह मनाया जाता है; कुछ लोगों के यहाँ ९ वें दिन, समारोह समाप्त हो जाता है। आखिरी दिन महाआरती पेरंतम की जाती है। लड़की को ऊंचे स्थान पर कुर्सी पर बिठाया जाता है। उसे खूब सुंदर कपड़े, चूड़ियां और गहने पहनाए जाते हैं, बालों में फूल सजाए जाते हैं। लड़की को मिठाइयां दी जाती हैं, बाद में उसे प्रदर्शित किया जाता है। आमतौर पर ११ से २१ प्रकार की मिठाइयां बनाई जाती है। लड़की को उपहार दिए जाते हैं। सुहागन महिलाओं को भी उपहार और तांबूलम दिया जाता है। हर दिन का खर्चा किसी एक नजदीकी रिश्तेदार द्वारा उठाया जाता है। १६ वें दिन के बड़े समारोह का खर्चा लड़की के माँ - बाप करते हैं। समारोह दिन में ही किए जाते हैं और सायंकाल तक उसे समाप्त किया जाता है।

सामान्य रूप से ब्राह्मण समुदायों में यह समारोह केवल नजदीकी रिश्तेदार, कुछ सहेलियों के साथ मनाया जाता है, जबकि अन्य हिंदू समुदायों में यह शादी समारोह जैसा भव्य होता है।

# रजोधर्म रिवाजों को समझना

प्रथाओं में कई भिन्नताओं के बावजूद, सभी क्षेत्रों में कुछ पहलू समान नजर आते हैं और वे इन रिवाजों के वैज्ञानिक समझ के उत्तर देते हैं। अधिकांश महिलाएँ जो इन प्रथाओं का पालन करती हैं, वह बताती हैं कि, इससे रोग प्रतिकारक क्षमता बढ़ती है, लौह और कैल्शियम के सेवन से गर्भाशय मजबूत बनता है इत्यादि-इत्यादि। अगर हम वैज्ञानिक दृष्टिकोण से इन पद्धतियों की तरफ देखेंगे, तो आश्चर्यचकित हो जाते हैं कि, रजोधर्म को हमारे पुरखों ने कितनी गहराई से समझा था।

चलिए, आधुनिक विज्ञान के स्पष्टीकरण से प्रारंभ करते हैं। मासिक धर्म के दौरान होनेवाले सूक्ष्म परिवर्तनों को समझने के लिए उस दौरान महिला के भीतर होनेवाले परमाणु और पेशीय परिवर्तनों पर करीब से नजर डालने की आवश्यकता होगी।

मासिक धर्म दौरान महिला के शरीर से हमेशा की तुलना में बहुत अधिक मात्रा में मुक्त कणों की निर्मिती होती है। मुक्त कणों के कारण पेशीय क्षति होती है जिसके कारण रोग और बुढ़ापा आता है। अतिरिक्त मुक्त कण शरीर को ऑक्सीडेटिव तनाव में डालते हैं, जो मासिक धर्म दौरान होनेवाले दर्द का और प्रजनन क्षमता का कारण होता है, जब तक उसका सामना एंटीऑक्सिडेंट के साथ नहीं होता है। रजोधर्म के दौरान की कई प्रथाओं को जानने के लिए इस घटना को समझना महत्त्वपूर्ण है।

नीचे दिए गए परिच्छेदों में शब्दों की कुछ परिभाषाएं दी गई हैं जो उन लोगों की मदद करेंगी जो इन शब्दों से अपरिचित हैं।

# मुक्त कण

यदि एक परमाणु में अपर्याप्त इलेक्ट्रॉन्स कारण बाहरी कक्ष पूर्ण नहीं होता है, तो वह अस्थिर हो जाता है और अपने बाहरी कक्ष को पूरा

करने के लिए नजदीक के परमाणु से इलेक्ट्रॉनों का उपयोग करके दूसरे परमाणु के साथ बंधने का प्रयास करता है। अस्थिर परमाणुओं को मुक्त कण कहा जाता है। मुक्त मूलक होने की आवश्यकता में परमाणुओं का धनात्मक भार होता है और इन्हें धनात्मक भार उपायन या धनायन भी कहा जाता है।

## प्रतिक्रियाशील ऑक्सीजन प्रजाति
## (Reactive oxygen species)

रेडिकल (कण) कई प्रकार के होते हैं लेकिन जैविक प्रणालियों में सबसे अधिक संबंध आनेवाले रेडिकल, ऑक्सीजन से प्राप्त होते हैं और सामूहिक रूप से प्रतिक्रियाशील ऑक्सीजन प्रजाति के रूप में जाने जाते हैं। ऑक्सीजन के बाहरी कोष में अलग-अलग कक्षों में दो बिना जोड़ी के इलेक्ट्रॉन होते हैं। यह इलेक्ट्रॉनिक संरचना ऑक्सीजन को विशेष रूप से रेडिकल गठन के लिए अतिसंवेदनशील बनाती है।

## ऑक्सीडेटिव तनाव

बिना जोड़ी के (अयुग्मित) इलेक्ट्रॉन वाले ऑक्सीजन अणु जब एकल परमाणुओं में विभाजित होते हैं तो वे अस्थिर मुक्त कण बन जाते हैं, जिससे अन्य परमाणु या अणुबंध हो जाते हैं। यदि ऐसा होता रहता है तो यह "ऑक्सीडेटिव तनाव" नामक एक प्रक्रिया शुरू करता है। यह तनाव कई संभावित हानिकारक जैव रासायनिक प्रतिक्रियाओं को सक्रिय कर सकता है।

## एंटीऑक्सीडेंट

सेलुलर (पेशीय) चयापचय के दौरान शरीर द्वारा मुक्त कणों का उत्पादन होना स्वाभाविक है। हालाँकि, मासिक धर्म नहीं होने के दौरान शरीर प्राकृतिक एंटीऑक्सीडेंट पैदा करता है जो मुक्त कणों

के प्रभाव का मुकाबला कर सकता है। मुक्त कणों में इलेक्ट्रॉन का योगदान होता है, जिससे मुक्त कणों की प्रतिक्रियाशीलता कम हो जाती है। एंटीऑक्सिडेंट की विशिष्टता यह है की वे स्वयं मुक्त कण नहीं बनते, भले ही वे अन्य मुक्त कणों में इलेक्ट्रॉन्स का योगदान करते हैं।

## मासिक धर्म दौरान ऑक्सिडेंटिव तनाव

ऑक्सीडेंट और एंटीऑक्सिडेंट के दरम्यान संतुलन, मुक्त कणों में वृद्धि या एंटीऑक्सीडेंट पदार्थों की कमी से बाधित हो सकता है। मासिक धर्म के संदर्भ में ये दोनों घटनाएं एक साथ होती हैं, जिससे शरीर में ऑक्सीडेटिव तनाव बढ़ने की संभावना अधिक होती है।

मासिक धर्म के दौरान एंडोमेट्रियम नामक गर्भाशय की परत टूट जाती है और बह जाती है। एंडोमेट्रियम का टूटना और सुधरना इंजलामेटरी कोषिकाओं के न्यूट्रोफिल्स (ग्रॅन्यूलोसाइट)[४] और मैक्रोफेजेस के प्रकट उत्तेजन और अंतः प्रवाह से जुड़े हुए हैं।[५,६] यह मासिक धर्म के समय जहरीले ऑक्सीजन रेडिकल्स के उत्पादन में वृद्धि को दर्शाता है।

मासिक धर्म परिस्थितियां नहीं होने के दौरान, हार्मोन एस्ट्रोजन, विषाक्त ऑक्सीजन रेडिकल्स को निष्क्रिय करने में महत्त्वपूर्ण भूमिका निभाता है। एस्ट्रोजेन मे फिनॉलिक कंपाउंड जैसी एक रासायनिक संरचना होती है। यह संरचना उन्हें, उनके फिनॉलहाइड्रॉक्सिल रिंग से हाइड्रोजन देने की क्षमता रखता है। उनके पास प्रतिक्रियाशील ऑक्सीजन के भिन्न प्रकार होते हैं जो श्रृंखला तोड़नेवाले एंटीऑक्सीडेंट गतिविधि की सफाई करता है।[७,८] हालाँकि मासिक धर्म के दौरान एस्ट्रोजन, अन्य सभी समय से निम्न स्तर पर होता है। इसके साथ-साथ रक्त की क्षति के कारण लाल रक्त कोशिकाओं की भी कमी हो जाती है। लाल रक्त कोशिकाएं एंटीऑक्सिडेंट के रूप में कार्य करने

के लिए भी जानी जाती हैं जो लक्षित कोषिकाओं को प्रतिक्रियाशील ऑक्सीजन से बचाती हैं।[९]

लगभग हर सेलुलर घटक में हानि के लिए, मुक्त कणों को प्रारंभकर्ता माना गया है। महिला प्रजनन प्रणाली में मुक्त कण गर्भाशय के वातावरण में विभिन्न महत्त्वपूर्ण भूमिका निभाते हैं, जैसे - अंडे की परिपक्वता, अंडोत्सर्ग, कार्पस ल्यूटियम कार्य और निकासी। अध्ययनों से पता चला है कि, मासिक धर्म दौरान होने वाला प्रारंभिक दर्द का महत्त्वपूर्ण कारण ऑक्सीडेटिव तनाव में वृद्धि और एंटीऑक्सिडेंट में कमी से होता है।[१०] अध्ययन यह भी दर्शाते हैं कि ऑक्सीडेटिव तनाव, प्राकृतिक और सहायक प्रजनन क्षमता, दोनों को प्रभावित करता है। ऑक्सीडेटिव तनाव के कारण होनेवाले बांझपन का इलाज करने के उपायों में अत्यधिक होनेवाले प्रतिक्रियाशील ऑक्सीजन का कारण खोजना, प्राथमिक कारण का इलाज करना, और एंटीऑक्सिडेंट की इनविट्रो तथा इनविवो अनुपूर्ति करना है।[११]

## मासिक धर्म के दौरान ऑक्सिडेंटीव तनाव का मुकाबला

जब शरीर में नैसर्गिक एंटीऑक्सीडेंट की कमी होती है तब आहार के माध्यम से उसकी पूर्ति करना आवश्यक होता है। आहार में सूक्ष्म पोषक तत्त्व जैसे विटामिन ए, सी और ई के साथ-साथ एंटीऑक्सीडेंट एंजाइम, ऑक्सीजन मुक्त कणों को बेअसर करते हैं तथा ऑक्सीडेटिव तनाव को कम करते हैं। अध्ययन बताते हैं कि मासिक धर्म के दौरान महिला को प्राकृतिक एंटीऑक्सीडेंट, जैसे-विटामिन ई, सी, बीटा करोटेनाइडस आहार से उस दौरान होनेवाले प्रारंभिक दर्द से मुकाबला करने में बेहद उपयोगी और सहायक साबित होते हैं।[१०]

जानकारी की इस पृष्ठभूमि में जब हम प्रथम और उसके बाद आनेवाले मासिक धर्म के दौरान भारतीय महिलाओं द्वारा निर्धारित भोजन को देखते हैं, तो हमें स्पष्ट रूप से समझ में आ जाएगा कि

कैसे यह मासिक धर्म की समस्याओं, लौह की कमी वाले एनीमिया और प्रजनन संबंधी मुद्दों को रोकता है।

1. **तिल के बीज** - तिल के बीजों में सेसमोल (sesamol) और सेसामिनॉल (sesaminol) कंपाउंड होते हैं जो फेनोलिक एंटीऑक्सीडेंट होते हैं। साथ में ये कंपाउंड मानवीय शरीर को मुक्त कणों से दूर रखने में मदद करते हैं। अध्ययन दर्शाते हैं कि मासिक धर्म दौरान ४० मिलिलीटर[१२] रक्तस्राव से लगभग १.६ मिलिग्राम लौह का नाश होता है।[१३] तिल बीज के १०० ग्राम के सेवन से लौह (१४.५५ मिलिग्राम, १०४% RDA),[१४] फॉलिक एसिड (९७ मिलिग्राम २५% RDA), कैल्शियम (९७५ मिलिग्राम ९८% RDA) और कम मात्रा में विटामिन ए (९१U) विटामिन ई (०.२५ मिलिग्राम) और करोटीन - बीटा (५ माइक्रोग्राम)[१५] मिलता है। तिल में मैग्नेशियम की भी महत्त्वपूर्ण मात्रा (३५१ मिलिग्राम, ८८% RDA) होती है, जो कि मासिक धर्म मरोड़, दर्द तथा PMS लक्षणों को रोकती है, ऐसा कई अध्ययनों से पता चलता है।[१६,१७]

2. **गुड़ और सूखा नारियल** - इस मिश्रण का सेवन प्रत्येक नव मासिक धर्म प्राप्त लड़की को करना चाहिए। लार ग्रंथियों को सक्रिय करने की इनकी भूमिका के कारण शायद ऐसा बताया जाता है। मुझे इसका अनुभव मेरी यात्रा के दौरान हुआ जब मैं एक किसान के घर दोपहर भोजन के लिए गई थी, जहाँ मेजबान ने मुख्य भोजन से पहले गुड़ और सूखे नारियल को क्षुधावर्धक के रूप में परोसा। ऐसा करने के पीछे का कारण यह बताया था कि एकत्रित रूप में यह खाने से लार स्राव का प्रारंभ होता है जो पाचन के लिए सहायक होता है। आप स्वयं खोपरा और गुड़ अपने मुँह में रखकर देखिए, आपको भी लार ग्रंथि उत्प्रेरित सक्रिय होने का अनुभव आएगा। तो प्रश्न लार की भूमिका के बारे में है और मासिक धर्म के दौरान यह क्यों महत्त्वपूर्ण

है। मानव लार में एंटीऑक्सीडेंट कंपाउंड प्रचुर मात्रा में होते हैं। लार एंटीऑक्सीडेंट उनके कार्य के अनुसार तीन प्रकार के होते हैं: १) प्रतिबंधक (preventive) एंटीऑक्सीडेंट - जो मुक्त कणों के उत्पादन को रोकता है, २) सफाई (sweeping) एंटीऑक्सिडेंट - जो मुक्त कण कोषिकाओं की क्षति का प्रारंभ और प्रसार करते हैं, उनको सफाई करके एंटीऑक्सीडेंट खत्म करते हैं, ३) एंजाइम (जैसे कि प्रोटासेस, ट्रान्स्फरसे, लीपसेस (proteases, transferase, lipases) जो टिश्यू से होनेवाले नुकसान की मरम्मत करते हैं।[१८] इस प्रकार मासिक धर्म के दौरान, लार ग्रंथियों को सक्रिय करने से लार के एंटीऑक्सीडेंट गुणों के माध्यम से ऑक्सीडेटिव तनाव का मुकाबला करने में मदद मिलती है।

3. **उड़द दाल** - उड़द दाल भी लड़कियों को रजोधर्म दौरान दी जाती है। उड़द दाल की एक महत्त्वपूर्ण भूमिका इसके सूक्ष्म पोषक तत्त्व के माध्यम से बांझपन की रोकथाम करने में हो सकती है। अध्ययनों से संकेत मिलता है कि जिन महिलाओं को गर्भधारण करने के लिए कष्ट होते हैं उनमें कुछ सूक्ष्म पोषक तत्त्वों की मात्रा निर्धारित स्तर से कम पाई गई। उदाहरण के लिए, आधे से ज्यादा बांझ महिलाओं में विटामिन बी-१२ की अपर्याप्त मात्रा दिखाई दी है।[१९] अन्य अध्ययनों में भी महिला उपप्रजनन क्षमता और विटामिन बी१२ की कमी में संबंध पाया गया है।[२०,२१] जो महिलाएँ बांझ होती हैं उनमें विटामिन बी-६ का स्तर, जननक्षम महिलाओं से कम होता है।[२२]

उड़द दाल, बी कॉम्प्लेक्स विटामिन्स का उत्कृष्ट स्रोत है, जैसे कि विटामिन बी-६ (२२%), थायमिन (२३%), पेंटोथेनिक एसिड (१८%), रायबोफ्लेवीन (२०%) और नियासिन (९%) जो हर दिन के अनुशासित मात्रा को पूर्ण करते हैं। प्रत्येक १०० ग्राम

उड़द दाल में २१६ माइक्रोग्राम या ५४% फोलेट्स की दैनिक मात्रा होती है। अध्ययनों से संकेत मिलता है कि फोलिक एसिड युक्त मल्टीविटामिन के नियमित उपयोग से गर्भाशय बांझपन का खतरा[२३] कम होता है। आहार में प्रचुर मात्रा में सिंथेटिक फोलिक एसिड, महिलाओं में एनोवुलेटरी[२४] (anovulatory) चक्र के जोखिम को कम करता है।

उड़द दाल में लौह भरपूर होता है, ७.५७ मिलिग्राम या RDL का ९५%। इस दाल में प्रतिदिन लगने वाले अन्य खनिज भी पर्याप्त मात्रा में होते हैं जैसे कि कैल्शियम १४%, कॉपर १०९%, मैग्नेशियम ६७%, जिंक ३०% और फॉस्फोरस ५४%। इस दाल में पोटेशियम भी भरपूर होता है। प्रत्येक १०० ग्राम में ९८३ मिलिग्राम (२१%) यह चने के मुकाबले डेढ़ गुना अधिक है। पोटेशियम मुक्त कणों के गठन और ROS को रोकने के लिए जाना जाता है।[२५]

4. **खिचड़ी** - प्रथम रजोधर्म और उसके बाद प्रत्येक मासिक धर्म के दौरान आदर्श रूप से सुझाया गया मुख्य भोजन खिचड़ी है, जिसमें चावल और मूंग दाल बराबर मात्रा में होती है। परंपरानुसार, मासिक धर्म की अवस्था में दी जानेवाली खिचड़ी में नमक नहीं डालने की सलाह दी जाती है। अध्ययन बताते हैं कि नमक से आक्सीडेटिव तनाव बढ़ता है।[२६]

मूंग दाल भी फोलेट्स से भरपूर होती है - ६२५ माइक्रोग्राम (८०% RDA) और अन्य बी कॉम्प्लेक्स विटामिन। जबकि सूखे मूंग में विटामिन सी के दैनिक मूल्य ४.८ माइक्रोग्राम अथवा ८ प्रतिशत होते हैं, अंकुरित मूंग में यही विटामिन सी कई गुना अधिक होता है। विटामिन सी पानी में घुलनशील एक एंटीऑक्सीडेंट है जो प्रतिरक्षा को बढ़ाने और मानव शरीर में

ऑक्सीजन प्रेरित मुक्त कणों से लड़ने में मदद करता है। मूंग की दाल में ६.७४ मिलिग्राम लौह भी होता है जो अनुशासित आहार का ८४ प्रतिशत है।

5. **सेवन के लिए हल्दी का पानी** - एक चुटकी हल्दी पाउडर को पानी में मिलाकर सेवन करना रजोधर्म प्रथा का बहुत ही महत्त्वपूर्ण भाग होता है। हल्दी अपने उत्तेजना विरोधी और जीवाणुरोधी गुणों के लिए प्रसिद्ध है। हल्दी में मुख्य अंश कुरक्युमिन (curcumin) का होता है जो एंटीऑक्सीडेंट माना जाता है। एक एंटीऑक्सीडेंट के रूप में हल्दी का अर्क मुक्त कणों का परिमार्जन कर सकता है, एंटीऑक्सीडेंट एंजाइमों को बढ़ा सकता है और लिपिड में ऑक्सिडेशन को रोक सकता है।[२७]

## रजस्वला महिला को छूने पर प्रतिबंध

मासिक धर्म के दौरान सबसे अधिक भेदभावपूर्ण प्रथाओं का संबंध रजस्वला लड़की/महिलाओं को छूना नहीं है। जैसा कि हम रजोधर्म प्रथाओं के दौरान देखते हैं कि अगर किसी कारण से रजस्वला लड़की दूसरों के साथ शारीरिक संपर्क में आती है तो उसे छूने वाले व्यक्ति/व्यक्तियों के लिए स्नान करना आवश्यक है।

जब हम इस प्रथा के पीछे के विज्ञान को देखने में असफल होते हैं तो यह स्वाभाविक है कि यह भेदभाव जैसा प्रतीत होगा। आइए हम खुले दिमाग और वैज्ञानिक जाँच के साथ इस बात का पता लगाएं कि इस प्रथा के पीछे क्या कारण हो सकता है। हम पहले से ही जानते हैं कि मासिक धर्म के दौरान ऑक्सीडेटिव तनाव के परिणामस्वरूप अधिक धनात्मक आवेशित परमाणु (cations) बनते हैं। अंडोत्सर्ग के दौरान ऑक्सीडेटिव तनाव भी होता है लेकिन एस्ट्रोजन का बढ़ना जो एक एंटीऑक्सीडेंट के रूप में कार्य करता है, इस प्रभाव को संतुलित करता है। जबकि मासिक धर्म के दौरान एस्ट्रोजन अपने निम्नतम

स्तर पर होता है इसके परिणामस्वरूप धनावेशित आयन अधिक होते हैं। इसका मतलब है कि अंडोत्सर्ग और मासिक धर्म के दौरान विद्युत क्षमता में बदलाव होता है जिसे मापने में हमें सक्षम होना चाहिए।

दिलचस्प बात यह है कि, ऐसे भी अध्ययन[28,29] हैं जो मासिक धर्म चक्र के दौरान महिलाओं की तर्जनी की विद्युतीय क्षमता में अंतर को मापते हैं। दाहिनी तर्जनी में मासिक धर्म की शुरुआत से पहले और मासिक धर्म के दौरान भी, १४वें और १७वें दिन के बीच सकारात्मक ध्रुवीयता में कई हजारों माइक्रोवोल्ट की वृद्धि दिखाई दी। लगातार ९ महीनों तक इस अवलोकन को बड़ी सटीकता के साथ दोहराया गया। रजोनिवृत्ति, बांझपन और पुरुषों के संदर्भ में ऐसे सूचक बढ़े हुए अंतर नहीं दिखते। ये अध्ययन साबित करते हैं कि अंडोत्सर्ग और मासिक धर्म के समय विद्युत क्षमता में नापने योग्य दर्जे का परिवर्तन होता है।

तो क्या हो सकता है, जब एक रजस्वला महिला जिसके शरीर में अधिक धनात्मक आवेशित आयन होते हैं, वह एक गैर-रजस्वला महिला के संपर्क में आती है, जिसके शरीर पर या तो तटस्थ भार या ऋणात्मक भार होता है?

जैविक प्रणाली या मानव के बीच इलेक्ट्रॉन हस्तांतरण घटना आधुनिक चिकित्सा के लिए अपेक्षाकृत नई है क्योंकि यह जीवविज्ञान और क्वांटम भौतिकी के क्षेत्र को जोड़ती है। यह क्वांटम जीवविज्ञान विषय है, जो केवल एक दशक पुराना है। हालाँकि इसका एक अधिक परिचित संस्करण तब होता है जब हम स्थैतिक बिजली का अनुभव करते हैं। शुष्क सर्दियों के मौसम के दौरान यदि कोई व्यक्ति ऐसे कपड़े पहनता है जहाँ अधिक ऋणात्मक आवेष उत्पन्न होता है (पॉलिएस्टर की तरह) और जहाँ अधिक धनात्मक आवेषवाली धातु को स्पर्श किया जाता है तो, इलेक्ट्रॉन व्यक्ति से धातु में छलांग

लगाते हैं। इलेक्ट्रॉन्स का यह प्रवाह एक छोटे विद्युत प्रवाह का कारण बनता है जिसे कभी-कभी हल्के झटके के रूप में अनुभव किया जाता है।

धनावेशित वस्तु के परमाणु अपने आवेश को बेअसर करने के लिए इलेक्ट्रॉन्स को आकर्षित करते हैं। रजस्वला लडकियों/महिलाओं के मामले में वे उन लोगों से इलेक्ट्रॉन्स को आकर्षित करती है जो उन्हें छूते हैं। इसके कारण जो व्यक्ति मासिक धर्म/रजस्वला लड़की को छूता है, वह इलेक्ट्रॉन्स के नुकसान का अनुभव करता है, जिससे उसके शरीर को ऑक्सीडेटिव तनाव का खतरा होता है। यही कारण है कि जो लोग रजस्वला लडकी की देखभाल करते हैं, उन्हें दूसरों के साथ बातचीत करने से पहले स्नान करने की आवश्यकता होती है। कहा जाता है कि गतिशील जल (जैसे - शॉवर, झरना) ऋणात्मक आयन उत्पन्न करता है। इसलिए जो रजस्वला लड़की के संपर्क में आकर प्रभावित हुए हैं उन लोगों द्वारा नहाकर, इलेक्ट्रॉन्स के नुकसान की भरपाई करना, यह एक अच्छा तरीका है। रजस्वला महिलाओं द्वारा छोटे बच्चों को प्रभावित करने से रोकने के लिए स्थानीय प्रथाओं में, सामान्यतः बच्चे को फ्लेनल के कपड़े पहनाये जाते है। फ्लेनल एक अवरोधी है और वह बच्चे के शरीर से रजस्वला महिलाओं के शरीर में इलेक्ट्रॉन्स के हस्तांतरण को रोकता है।

आमतौर पर एक ऐसी स्थिति, जहाँ शरीर में अधिक ऋणात्मक आयन होते हैं, उसे स्वस्थ माना जाता है, जबकि धनात्मक आयन्स में वृद्धि एक कमजोर प्रतिरक्षा प्रणाली को दर्शाती है, जो बीमारी के लिए अतिसंवेदनशील होती है। ऋणात्मक आयन (थिरेपी) उपचार पद्धति और ऋणात्मक आयनाइजर हाल के आविष्कार है। जिनका उद्देश्य रिक्त स्थान कीटाणु रहित करना तथा संक्रमण और बीमारी से मुकाबला करना है।[३०] मासिक धर्म एक ऐसा समय होता है जब, शरीर से प्राकृतिक कणों या इलेक्ट्रान्स की क्षति होती है जिसके कारण धनात्मक

भार बढ़ता है। सांस्कृतिक प्रथाओं का निहितार्थ, रजस्वला लड़की को इस प्रभाव को संतुलित करने के लिए पर्याप्त ऋणात्मक आयन्स के संपर्क में लाना, तथा उसके संपर्क में आने वालों की रक्षा करना है।

## हल्दी और चूना घोल का उपयोग

जब हल्दी को चूने के साथ मिलाया जाता है तो परिणामस्वरूप मिलनेवाला लाल घोल क्षारीय प्रकृति का होता है। क्षारीय घोलों में बड़ी संख्या में ओ एच ($OH^-$) आयन्स होते हैं जो किसी भी मुक्त एच ($H^+$) आयन्स के साथ जुड़ जाते हैं। इसलिए हल्दी और चूने के घोल को चटाई के चारों कोनों में लगाने से (जिस पर रजस्वला लड़की बैठती है) उस रजस्वला लड़की के चारों ओर एक अदृश्य ढाल बनती है, जो उसके धनात्मक आयन्स को फैलने से रोकती है और साथ में उसे पर्याप्त मात्रा में ऋणात्मक आयन्स की आपूर्ति कर प्रतिरक्षा प्रणाली को बनाए रखती है।

आयुर्वेद के अनुसार जिस चटाई पर वह बैठती है वह दर्भ घास से बनी होनी चाहिए जो मासिक धर्म प्राप्त लड़कियों के शरीर से निकलने वाले धनात्मक आयन्स को अवशोषित करने के लिए जानी जाती है और उस पर बैठनेवाले व्यक्ति को भूसम्पर्कन प्रदान करती है और पृथ्वी से इलेक्ट्रॉन्स के प्रवाह को मानव शरीर तक सुगम करती है। अध्ययन दर्शाते हैं कि यह पौधा अपने व्यापक गुण-स्वभाव से कैन्सर रोग रोधी, रोगाणुरोधी, एंटीऑक्सिडेंट एजेंट्स के रूप में कार्य करता है और साथ ही उसमें पराबैंगनी विकिरण को अवशोषित करने की भी क्षमता होती है।[32,33]

## मासिक धर्म दौरान कपड़े के उपयोग को प्राथमिकता

परंपरागत रूप से भारतीय महिलाएँ मासिक धर्म के दौरान सूती कपड़े का उपयोग करती है क्योंकि वे इसे पसंद करती है, न कि सैनिटरी

नैपकिन खरीदने में असमर्थता या ऐसे उत्पादों की अनुपलब्धता जैसे कारणों से नहीं। अभी भी भारत में कई महिलाएँ सूती कपड़े के उपयोग को ही अन्य व्यावसायिक तौर पर उपलब्ध उत्पादों से अधिक प्राथमिकता देती हैं। यह जानना जरूरी है कि वे ऐसी प्राथमिकता क्यों देती हैं, विशेषत: तब जबकि सैनिटरी नैपकिन और टेम्पन्स लंबे समय तक सुरक्षा देने और दाग पड़ने की कम संभावना दिखाई देती है।

हालाँकि रक्त का pH लगभग ७.५ (थोड़ा क्षारीय) होता है तो योनि का pH आमतौर पर ३.५ से ४.५ (मध्यम रूप से अम्लीय) होता है। सामान्यतः योनि का pH फायदेमंद बैक्टीरिया के लिए आदर्श है और रोगजनक बैक्टीरिया के लिए एक प्रतिकूल वातावरण बनाता है, जो गंध और संक्रमण का कारण बनता है। जब योनि का pH बढ़ जाता है तो यह रोगजनक बैक्टीरिया और खमीर की वृद्धि को बढ़ावा देता है।[३४] मासिक धर्म के दौरान योनि का pH मासिक धर्म के रक्त (स्राव) के कारण बढ़ जाता है और बैक्टीरियल वेजिनोसिस जैसे संक्रमण होने की संभावना बढ़ जाती है।[३५] इसलिए हवा की आवाजाही की संभावना वाले मासिक धर्म उत्पादों को उपयोग करना चाहिए जिसे बार-बार बदलने की आवश्यकता होती है। जैसे की सूती कपड़ा, जो pH स्तर को नियंत्रित रखने और योनि संक्रमण को रोकने में मदद करता है। दूसरी ओर मासिक धर्म उत्पाद जैसे सैनिटरी नैपकिन जिनमें एक अभेद्य प्लास्टिक की परत होती है या टेम्पोन जैसे अत्यधिक शोषक जो लंबे समय तक रक्त को रोककर रखते है, योनि के pH को बढ़ाकर, योनि में संक्रमण की संभावना को बढ़ाते हैं।

## देशी ज्ञान प्रणाली के अनुसार स्पष्टीकरण

किसी को आश्चर्य हो सकता है, कि क्या हमारे पूर्वजों को मासिक धर्म के जटिल यांत्रिकी के बारे में पर्याप्त जानकारी थी, ताकि इसका

मुकाबला करने के लिए, सांस्कृतिक प्रथाओं को जोड़ सके। जैसा कि मैंने परिचयात्मक अध्याय में कहा है कि विज्ञान एक है, भिन्नताएं केवल समझ की गहराई में हैं। स्वदेशी विज्ञान, शरीर रचना विज्ञान के सूक्ष्म ज्ञान के माध्यम से मासिक धर्म के तंत्र को जानता है, जो सरल तरीके से परमाणु और कोशिका स्तर पर देखी गई सभी विविधताओं के अंतर्निहित कारणों को समझा सकता है।

## मासिक धर्म दौरान प्राण

कुछ जवाब प्राण विद्या, प्राण के विज्ञान की समझ के माध्यम से प्राप्त किए जा सकते हैं। प्राण जीवित प्रणाली में एक महत्त्वपूर्ण शक्ति है। यह ऑक्सीजन या वायु या श्वास नहीं है, बल्कि जीवन ऊर्जा है जो एक जीवित प्राणी को जीवित रखती है। जब प्राण शरीर छोड़ देता है तब मृत्यु होती है। जापानी लोग इसे 'कि', और चीनी इसे 'चि' कहते हैं। सभी प्राच्य विज्ञान यह समझते थे कि प्राण कैसे कार्य करता है और बदलता है जब हम मासिक धर्म जैसे विभिन्न चरणों से गुजरते हैं।

ताओइज्म (Taoism) और तंत्र में यह समझा गया है कि प्राण मानव बीज (शुक्राणु और अण्डाणु) में सबसे अधिक केंद्रित है, हालाँकि यह पूरे शरीर में घूमता है। परिणामस्वरूप पुरुषों में वीर्य स्रावित होने से प्राण जर्जर हो जाता है जबकि महिलाओं में प्राण की हानि मासिक धर्म और प्रसव के दौरान होती है। मासिक धर्म के दौरान होने वाली थकावट और ऊर्जा के स्तर में गिरावट, प्राण के इस नुकसान के कारण होती है। ऑक्सीजन प्राण में होता है। चूँकि, मासिक धर्म के दौरान शरीर में प्राण की कमी होती है, परिणामी ऑक्सीजन परमाणु से इलेक्ट्रॉन्स का नुकसान होता है जिसके परिणामस्वरूप महिला के शरीर में आयोनिक असंतुलन होता है, जिससे उसके शरीर के परमाणु, आसपास के परमाणुओं से इलेक्ट्रॉन्स की तलाश करते हैं।

देशी भाषा में इसका स्पष्टीकरण ऐसा दिया जाता है कि, रजस्वला महिलाएँ अपने आसपास के लोगों से प्राण को अवशोषित करने की प्रवृत्ति रखती हैं।

## आयुर्वेद अनुसार आहार को समझना

यह पता लगाना दिलचस्प है कि, प्राचीन आयुर्वेद ज्ञान प्रणाली खाद्य पदार्थों की पहचान करने में कैसे सक्षम थी, जो पदार्थ एंटीऑक्सिडेंट के रूप में कार्य करेंगे, जो आवश्यक सूक्ष्म पोषण प्रदान करेंगे। और यह पहचान वे आज के आधुनिक जमाने के पोषण विशेषज्ञ जिस कैलोरी और पोषण मूल्य की जानकारी पर निर्भर रहते हैं, उसकी सहायता लिए बगैर करते थे।

आयुर्वेद में भोजन के वर्गीकरण में एक वर्गीकरण रस पर आधारित है। प्रत्येक रस में पंचमहाभूत के कौन से विशेष तत्त्वों की प्रधानता है, जो त्रिदोष पर विशेष परिणाम करती है, यह आयुर्वेद दर्शाता है। छः प्रकार के रसों पर आधारित भोजन के वर्गीकरण का संक्षिप्त विवरण निम्नानुसार है,

**सूची १: षट् रसः छह स्वाद**

| रस | पंचमहाभूत | दोष | उदाहरण |
|---|---|---|---|
| मधुर | पृथ्वी और आप | वात, पित्त | घी, दूध, लाल चावल, उड़द दाल, मूंग दाल |
| अम्लीय | पृथ्वी और अग्नि | वात | करौंदा, दही, नींबू, विनेगर |
| लवण | आप और अग्नि | वात | नमक, समुद्री शैवाल |
| कटुक | अग्नि और वायु | कफ | काली मिर्च, मूली, अदरक, लहसुन |

| रस | पंचमहाभूत | दोष | उदाहरण |
|---|---|---|---|
| तिक्त | वायु और आकाश | पित्त, कफ | हल्दी, नीम, करेला |
| कशाय | पृथ्वी और वायु | पित्त, कफ | मेथी, चेरी, अमरनाथ |

आयुर्वेद में रस के आधार पर भोजन के वर्गीकरण के अनुसार प्रथम रजोधर्म और उसके बाद मासिक धर्म के दौरान निर्धारित अधिकांश भोजन, मधुर रस के होते हैं जो मासिक धर्म दौरान बढ़नेवाले वात और पित्त दोष को बढ़ने से रोकने में भूमिका निभाते हैं।

आयुर्वेद चिकित्सक और विशेषज्ञ डॉ. जयश्री नटराज का कहना है, "आयुर्वेद एकमात्र ऐसा विज्ञान है जो भोजन के औषधीय महत्त्व की बात करता है, जो दोष और धातु पर प्रभाव डालता है।" डॉ. जयश्री के अनुसार आयुर्वेद, भोजन को बृह्मण, घर्षण, बल्य और रसायन ऐसा भी निम्नानुसार वर्गीकृत करता है, जो उसके विशेष चिकित्सीय मूल्य का संकेत देता है -

- ✦ **बृह्मण** - ऐसा भोजन जो शरीर का वजन बढ़ाता है। इस प्रकार का भोजन मुख्य रूप से मांस धातु (muscle tissue) को बढ़ाता है ना कि मेद धातु (fat, adipose tissue) को। जैसे - खजूर, किशमिश, मूंग, मसूर (urad gram), कुम्हड़ा (white pumpkin), तिल, घी और दूध। ये शरीर के वजन और वृद्धि को बढ़ावा देने वाले होते हैं। बृह्मण वर्ग का भोजन प्रथम रजोधर्म पश्चात तुरंत और बाद में केवल ३-४ महीनों तक ही लिया जाता है, जो लड़की के शरीर के विकास में मददगार होता है।

- ✦ **घर्षण** - भोजन जो वजन घटाने में मदद करता है। इस वर्ग का भोजन मुख्यतः मेद धातु को कम करता है, अन्य धातुओं को नहीं।

✦ **बल्य** - इस श्रेणी का भोजन शरीर की शक्ति के लिए समग्र ऊर्जा स्तर को बढ़ाता है। प्रथम रजोधर्म दौरान निर्धारित भोजन बल्य और बृंहण यह दोनों श्रेणियों का होता है।

✦ **रसायन** - भोजन जिसमें रसायन गुणधर्म होते हैं उसे सर्व धातुवर्धक कहा जाता है, अर्थात यह सभी धातुओं की गुणात्मक, मात्रात्मक और कार्यात्मक वृद्धि का कारण बनता है (और सभी दोष तथा मन के भी)। प्रथम रजोधर्म दौरान सेवन के लिए बताया गया घी, दूध, गुड़ और सभी सूखे मेवे, रसायन श्रेणी के होते हैं।

उपरोक्त ज्ञान के आधार पर प्रथम रजोधर्म के दौरान और उसके तुरंत बाद निर्धारित भोजन के प्रकार को अधिक समग्र रूप से समझा जा सकता है। सुश्रुत संहिता अनुसार प्रत्येक खाद्य पदार्थ (जो रजोधर्म पद्धति में उपयोग किए जाते हैं) के गुणधर्म निम्नलिखित हैं:[३६]

✦ **उड़द** - उड़द दाल का उल्लेख आयुर्वेद ग्रंथों में माष दाल ऐसा किया गया है। यह मधुर स्वाद की तथा देर से पचनेवाली सुखद, रेचक और शामक है। यह वात को नियंत्रित रखकर कफ को बढ़ाती है।

✦ **तिल** - आयुर्वेद ग्रंथों में विभिन्न प्रयोजनों के लिए तिल के बीज और तेल को अत्यधिक अनुशांसित किया जाता है। इसे तिल या तिलम के रूप में भी जाना जाता है। इसमें मीठे और कड़वे स्वाद का मिश्रण होता है तथा थोड़ा कसैला स्वाद भी रहता है। यह कटु, गर्मी पैदा करनेवाला और पित्त बढ़ानेवाला होता है। यह पाचन में मधुर है, शामक, स्वास्थ्यवर्धक के रूप में कार्य करता है और विक्षिप्त वात को नियंत्रित करता है। तिल के अनेकविध प्रकारों में से काले तिल, अपने गुणों के कारण सबसे अच्छे माने जाते हैं।

तिल, वात और कफ दोष को संतुलित करता है तथा पित्त को किंचित बढ़ाता है (इसलिए इसका सेवन अत्यधिक मात्रा में नहीं करना चाहिए)।

✦ **मूँग** - इसका उल्लेख मुद्ग दाल के नाम से आयुर्वेद ग्रंथ में मिलता है। इसे दालों की सबसे अच्छी किस्मों में से एक माना जाता है, क्योंकि अन्य दालों से विपरीत यह शरीर में वायु के कारण होने वाले पेट के फैलाव का कारण नहीं बनती है।[३६]

✦ **चावल और दालें** - चावल को उबालकर, घी और किसी भी प्रकार की दाल के साथ पकाने से एक समृद्ध और भारी भोजन बनता है, जो नए ऊतकों के निर्माण में मदद करता है, जो शरीर को शक्ति और गोलाई प्रदान करता है। बिना भूसी के किसी भी प्रकार की तली हुई (जैसे की मुद्ग) दाल से बना सूप पचने में हलका और पौष्टिक होता है। मुद्ग सूप खाँसी को कम करता है और स्वादिष्ट और उपयुक्त होता है। यह उन लोगों के लिए सबसे अधिक पौष्टिक आहार है, जिनकी शरीर प्रणाली को रेचक और वमनकारी उपायों की सहायता से साफ़ किया गया है। चावल (आयुर्वेद कहता है लाल शालि चावल का उपयोग करे) और मूँग दाल से बनी खिचड़ी, एक ग्लूटेन-मुक्त पौष्टिक भोजन है, जिसे आयुर्वेद ने एक प्राकृतिक, साफ़ करने वाले (क्लींजर) के रूप में सुझाया है, जो पचाने में आसान है, जिससे पाचनतंत्र पर अधिक भार नहीं पडता है, विशेषकर जब शरीर मासिक धर्म में व्यस्त होता है। यह दोषों की वृद्धि को रोकता है, आवश्यक पोषक तत्त्वों का सेवन प्रदान करता है और अपनी प्रणाली में सौम्य है। डॉ. सुनील वी. जोशी के अनुसार (उनकी पुस्तक आयुर्वेद और पंचकर्म में कहा गया है), पाचन के दूसरे चरण में खिचड़ी आम (शरीर के विषैले

तत्त्व) को भी द्रवित करती है, जबकि विभाजित मूँग का आहार फाइबर (१६.3g - ४३% RDA) जठरां-संबंधी मार्ग द्वारा और शरीर से इन विषाक्त पदार्थों की आवाजाही को कम करने में मदद करता है।

इसलिए, पारंपरिक प्रथम रजोधर्म प्रथाओं में वर्णित भोजन, बृह्मण, बल्य और रसायन की क्रिया को जोड़ता है, जबकि वात और पित्त की वृद्धि को रोकता है और विषाक्त (आम) पदार्थों के निर्मूलन में सहायता करता है। आयुर्वेद में निहित इस ज्ञान को विभिन्न समुदायों द्वारा उनके क्षेत्र में उपलब्धता के आधार पर अनुकूलित की गई होगी और तदनुसार प्रथम रजोधर्म प्राप्त लड़कियों के लिए निर्धारित किया गया होग।

## रजोधर्म प्रथाओं का प्रभाव

ब्रिटिश मेडिकल जर्नल (BMJ) में प्रकाशित एक अध्ययन अनुसार जो "Initiation rites at menarche & self-reported dysmenorrhea among indigenous woman of the Colombian Amazon: a cross sectional study by Zuluaga et al,[36] जिसमें Tukano भाषा के सात स्थानिक समुदायों के समूहों का अभ्यास किया गया है। परिणामों से पता चलता है कि प्रथम रजोधर्म संस्कार पूरा नहीं करने वाली महिलाओं में, ऐसा करने वालों (p = 0.01) की तुलना में कष्टार्तव की शिकायत करने की संभावना संस्कारों को अपूर्ण रूप से करने वाली महिलाओं में अधिक है, और सभी संस्कारों को पूरा करने वालों की तुलना से अधिक जोखिम पाया गया। जिन्होंने सभी संस्कारों को पूरा नहीं किया था, उन्होंने मासिक धर्म के दौरान गंभीर पेट दर्द की सूचना दी (p=0.00014).

कई भारतीय घरों में प्रथम रजोधर्म अनुष्ठान और उत्सव, मासिक धर्म की शुरुआत से लेकर अंडोत्सर्ग के साथ समाप्त होने

वाले १६ दिनों के पूरे फ़ॉलिक्यूलर (Follicular) चरण तक चलते हैं। आधुनिक दुनिया में इन परंपराओं के महत्त्व की निश्चित रूप से अनदेखी की गई है, लेकिन भारत की बुद्धिमान महिलाओं का मानना है कि प्रथम रजोधर्म अनुष्ठानों के दौरान अपनाई जाने वाली प्रथाएँ, मासिक चक्र की नियमितता बनाए रखने, डिंबोत्सर्जन सुनिश्चित करने, उस दौरान होने वाले दर्द को रोकने और यहाँ तक कि लड़कियों के मासिक धर्म के वर्षों में बांझपन निवारण के लिए जिम्मेदार है।

मासिक धर्म संबंधित कार्य करने वाले शोधकर्ता, मासिक धर्म के लिए आवश्यक उत्पादों और उससे जुड़ी स्वच्छता के प्रबंधन के अभ्यास में व्यस्त हैं, जबकि मासिक धर्म दौरान मुक्त कणों के प्रभाव, उस दौरान का ऑक्सीडेटिव तनाव, रजस्वला महिला के लिए विशिष्ट भोजन जो एंटीऑक्सिडंट के रूप में अपनी भूमिका निभा सके, इस दौरान होने वाले इलेक्ट्रॉन स्थानांतरण और इतना ही नहीं, सकारात्मक दृष्टिकोण का रजस्वला महिला के स्वास्थ्य पर होने वाले परिणामों के संदर्भों को न तो पहचाना जाता है और न ही उसका अध्ययन किया जाता है। रजोधर्म और सांस्कृतिक प्रथाओं पर मौजूदा अधिकांश अध्ययन वर्णनात्मक हैं और विषय की कोई वैज्ञानिक समझ प्रदान नहीं करते। रजोधर्म अनुष्ठानों का मासिक धर्म और प्रजनन स्वास्थ्य पर उनके प्रभाव की गहरी समझ से, अनुसंधान का एक नया क्षेत्र उभरने की प्रतीक्षा कर रहा है।

# References for Chapter 1


1. Bird, C., Burgess, N. The hippocampus and memory: insights from spatial processing. Nat Rev Neurosci 9, 182–194 (2008)

2. Taittiriya Upanishad

3. Clapp M, Aurora N, Herrera L, Bhatia M, Wilen E, Wakefield S. Gut microbiota's effect on mental health: The gut-brain axis. Clin Pract. 2017;7(4):987. Published 2017 Sep 15.

4. Neutrophils are types of White Blood Cells (WBCs) or granulocyte that protects the body from infections.

5. Macrophages work as innate immune cells through phagocytosis and sterilization of foreign substances such as bacteria, and play a central role in defending the host from infection

6. Garry, R., Hart, R., Karthigasu, K. A. & Burke, C. A re-appraisal of the morphological changes within the endometrium during menstruation: a hysteroscopic, histological and scanning electron microscopic study. Hum Reprod 24, 1393–1401, 2009

7. Sugioka K, Shimosegawa Y, Nakano M. Estrogens as natural antioxidants of membrane phospholipid peroxidation. FEBS Lett 1987; 210: 37–9

8. Moosman B, Behl C. The antioxidant neuroprotective effects of estrogens and phenolic compounds are independent from their estrogenic properties. J Neurosci 1999; 96: 8867–72

9. Pandey, K. B., & Rizvi, S. I. (2010). Markers of oxidative stress in erythrocytes and plasma during aging in humans. Oxidative medicine and cellular longevity, 3(1), 2–12.

10. S.Venkata Rao, Ravi Kiran.V.S, M. Vijaysree. Oxidative stress and antioxidant status in primary dysmenorrhea. Journal of Clinical and Diagnostic Research. 2011 June, Vol-5(3): 509-511)

11. A. Agarwal, S.S. Allamaneni. Role of free radicals in female reproductive diseases and assisted reproduction. Reprod. Biomed. Online, 9 (3) (2004 Jan 1), pp. 338-347

12. Blood loss around menstruation is said to be between 30ml to 80ml. When it exceeds 80ml, it is considered as heavy menstrual bleeding.

13.  Jacob A Butler E Blanche M. Menstrual blood loss in iron deficiency anemia. Lancet. 1965; 407:1102–1107.

14.  RDA is Recommended Dietary Allowance

15.  The nutritional values mentioned for all the edibles are as per USDA National Nutrient data base

16.  Fontana-Klaiber H, Hogg B. Therapeutische Wirkung von Magnesium bei Dysmenorrhöe [Therapeutic effects of magnesium in dysmenorrhea]. *Schweiz Rundsch Med Prax*. 1990;79(16):491-494.

17.  Seifert, B., Wagler, P., Dartsch, S., Schmidt, U., & Nieder, J. (1989). Magnesium--a new therapeutic alternative in primary dysmenorrhea. Zentralblatt fur Gynakologie, 111(11), 755-760.

18.  Ivan Minic. Antioxidant Role of Saliva. Journal of Otolaryngology: Research. 2019; 2(1):124

19.  La Vecchia I, Paffoni A, Castiglioni M, et al. Folate, homocysteine and selected vitamins and minerals status in infertile women. Eur J Contracept Reprod Health Care. 2017;22:70–75.

20.  Bennett M. Vitamin B12 deficiency, infertility and recurrent fetal loss. J Reprod Med. 2001;46:209–212.

21.  El-Nemr A, Sabatini L, Wilson C, Lower AM, Al-Shawaf T, Grudzinskas JG. Vitamin B12 deficiency and IVF. J Obstet Gynaecol. 1998;18:192–193.

22.  Grajecki D, Zyriax B-C, Buhling K. The effect of micronutrient supplements on female fertility: a systematic review. Arch Gynecol Obstet. 2012;285:1463–1471.

23.  Chavarro JE, Rich-Edwards JW, Rosner BA, Willett WC. Use of multivitamins, intake of B vitamins, and risk of ovulatory infertility. Fertil Steril. 2008;89:668–676.

24.  Gaskins AJ, Mumford SL, Chavarro JE, et al. The impact of dietary folate intake on reproductive function in premenopausal women: a prospective cohort study. PLoS One. 2012;7:e46276.

25.  McCabe RD, Bakarich MA, Srivastava Kumud, Young, DB. Potassium inhibits free radical formation. https://www.ahajournals. org/doi/pdf/10.1161/01.HYP.24.1.77

26. Kitiyakara C, Chabrashvili T, Chen Y, Blau J, Karber A, Aslam S, Welch WJ, Wilcox CS. Salt intake, oxidative stress, and renal expression of NADPH oxidase and superoxide dismutase. J Am Soc Nephrol 2003 Nov; 14(11):2775-82.

27. Cohly H. H, Taylor A, Angel M. F, Salahudeen A. K. Effect of turmeric, turmerin and curcumin on H2O2-induced renal epithelial (LLC-PK1) cell injury. Free Radic Biol Med. 1998;24:49–54.

28. Barton, Dorothy S. Electric Correlates of The Menstrual Cycle in Women. Yale Journal of Biology and Medicine, 1940.

29. Burr H.S., Musselman L.K. Bio-electric phenomena associated with menstruation. Yale Journal of Biology and Medicine, 1936

30. McDowell. Air inonizers wipe out hospital infections. www. newscientist.com, 3 Jan 2003

31. Ravindran P.N, Babu K.N, Sivaraman, K. Turmeric: The genus Curcuma, 2007

32. M. Barath, J. Aravind, R. Sivasamy. Investigation of Antimicrobial activity and Chemical Constituents of Eragrostis cynosuroides by GC-MS. Research J. Pharm. and Tech. 9(3): Mar., 2016; Page 267-271.

33. Sakhalkar, Sachin, Kambale, Naina. Study of Biological activity of Eragrostis cynosuroides (B.A.) based on Ayurveda's Literature. Indian Journal of Applied Research. Volume: 4 | Issue: 4 | Apr 2014 | ISSN - 2249-555X

34. Dr. Seibel, Machelle. Menstruation, infection and the pH connection. Feb 17, 2010. www.businesswire.com

35. Wagner, Ottesen. Vaginal physiology during menstruation. Annals of internal medicine, 1982 Jun;96(6 Pt 2):921-3.

36. Kaviraj Kunja Lal Bhishagratna, An English Translation of Sushrutha Samhita, Vol 1 – Suthrasthanam, 1907

37. Zuluaga G, Andersson N Initiation rites at menarche and self-reported dysmenorrhoea among indigenous women of the Colombian Amazon: a cross-sectional study BMJ Open 2013;3:e002012.

38. Swami Niranjanananda Saraswati. Prana Pranayama Prana Vidya. 1994

39. Vaidya Atreya Smith. Prana: The Secret of Yogic Healing. 1993

40. Yogi Ramacharaka. The Science of Psychic Healing, 1906

# अध्याय - २

# मासिक धर्म प्रथाओं को आयुर्वेद द्वारा समझना

मासन्निष्पिच्छदाहार्ति पंचरात्रानुबन्धि च।

नैवातिबह नात्यल्पमार्तवं शुद्धमादिशेत्।।

गुंजाफलसवर्ण च पद्मालक्तकसन्निभम्।

इन्द्रगोपसंकाशमार्तवं शुद्धमादिशेत्।।

- चरक संहिता ३०

हजारों वर्ष पूर्व आयुर्वेद ने एक स्वस्थ मासिक धर्म स्राव को बहुत स्पष्ट रूप से परिभाषित किया था। ऊपर उल्लेखित चरक संहिता के श्लोक अनुसार आर्तव (मासिक स्राव/माहवारी) स्वस्थकारी मानी जाती है जब उसमें निम्न विशेषताएं होती हैं: न्निष्पिच्छ से मुक्त स्राव; दाहर्ती - जलन और दर्द (से मुक्त); पंचरात्रानुबन्धि - पाँच रातों तक रहता है; ना अति बहु ना अल्पम् स्राव - अत्यधिक भी नहीं और अति कम भी नहीं; गुंजा फलसावर्णम् - माहवारी स्राव का रंग गुंजा फल जैसा (rosary pea/abrus precatorius); पद्मअलक्त सन्निभम् - या उसका रंग इंद्रगोप कीट जैसा (trombidium) मिलता-जुलता य कमल पुष्प जैसा।

शशासृक्प्रतिमं यत् तु यद्वा लाक्षारसोपमम्।

तदार्तवं प्रशंसन्ति यद् वासो न विरंजयेत्।।

- सुश्रुत संहिता २/१७

फिर से सुश्रुत संहिता के श्लोक स्वस्थ माहवारी स्राव को रक्त (आर्तव) जो खरगोश के रक्त जैसा लाल है (शशासृक्प्रतिमं) या लाह की राल जैसा है (लाक्षार सोपमम्) और जो कपड़े पर कोई दाग नहीं छोड़ता, जिसे केवल पानी में भिगोकर धोया जा सकता है (वासो न विरंजयेत्)।

जबकि मासिक धर्म उत्पादों पर अधिकांश विज्ञापन आज माहवारी स्राव के दागों को सबसे खराब बात मानते हैं, आयुर्वेद की दृष्टि से एक दाग इस बात का महत्त्वपूर्ण संकेत है कि मासिक धर्म कितना स्वस्थ है। एक सूती कपडे पर माहवारी के रक्त की एक बूँद डालकर, इसे पानी से धोकर और यह देखकर कि क्या यह दाग छोड़ता है या नहीं, महिलाओं को उनके मासिक धर्म के स्वास्थ्य की स्थिति का संकेत मिल जाना चाहिए। यह भी एक कारण हो सकता है कि क्यों परंपरागत रूप से भारतीय महिलाएँ माहवारी स्राव को अवशोषित करने के लिए सूती कपडे का उपयोग करना पसंद करती हैं।

आयुर्वेद मासिक धर्म के दर्द, अनियमित माहवारी या हर महीने रक्तस्राव के तरीके में बदलाव को साधारण नहीं मानता, चाहे वह अधिकतर महिलाओं में सामान्य क्यों न हो। हर बार मासिक धर्म में बदलाव आता है, तो यह शरीर में असंतुलन को जानने और उसे ठीक करने के उपाय करने का एक महत्त्वपूर्ण संकेत है। मासिक धर्म के रक्त के रंग, पोत, मात्रा और प्रवाह के अवलोकन (निरीक्षण) के माध्यम से प्राकृतिक स्वास्थ्य को समझने में सक्षम होना और समस्याओं का जल्द पता लगना एक बहुत अच्छा तरीक़ा हो सकता है जिससे हम इसे गंभीर बीमारी बनने से रोक सकते हैं। मासिक धर्म प्राप्त महिलाओं के लिए आयुर्वेद का ज्ञान यह सब कर सकता है।

## त्रिदोष

आयुर्वेद, एलोपैथी (आधुनिक चिकित्सा) से अलग हैं क्यों की इसे (आयुर्वेद) स्थूल शरीर के अलावा सूक्ष्म शरीर की भी अच्छी समझ है। इसलिए अंगों, ऊतकों, कोषिकाओं और हार्मोन की समझ के अलावा आयुर्वेद तीन प्रकार की सूक्ष्म आंतरिक शक्तियों को पहचानता है, जो शरीर के भीतर सभी कार्यों को नियंत्रित करती हैं। ये तीन आंतरिक बल हैं, जिन्हें त्रिदोष कहा जाता है। त्रि यानी संख्या तीन और दोष मतलब त्रुटि या जिससे स्वास्थ्य खराब हो जाता है। यदि तीनों दोष (वात, पित्त, कफ) संतुलित स्थिति में नहीं हैं, तो रोग उत्पन्न हो सकता है। इसे दोष इसलिए कहा जाता है, क्योंकि अधिक और कमी, दोनों असंतुलन का कारण बन सकते हैं, जिसके परिणामस्वरूप रोग हो सकता है। प्रत्येक व्यक्ति की एक विशिष्ट प्रकृति होती है, जो तीन दोषों के संयोजन से उत्पन्न होती है और जो उसके व्यक्तिगत स्वास्थ्य और व्यक्तित्त्व को प्रभावित करती है। महिलाओं में यह मासिक धर्म और माहवारी के रक्त की गुणवत्ता को भी प्रभावित करता है।

## धातु

आयुर्वेद में सात ऊतकों की परतों का (स्तर का) वर्णन किया गया है, जिन्हें धातु कहा जाता है और उनका उद्गम रस से होता है। पाचन के परिणामस्वरूप बनने वाला रस, शरीर के माध्यम से प्रवाहित होता है और इसमें सूक्ष्म तत्त्व होते हैं, जो मानव जीव के विभिन्न ऊतकों का निर्माण करते हैं। चयापचयी ऊष्मा (पित्त) के प्रभाव से रस क्रमशः रक्त, मांस, मेद, अस्थि, मज्जा और शुक्र, इन सात धातुओं में परिवर्तित हो जाता है।[3]

रस क्रमिक रूप से छह धातुओं में से प्रत्येक में परिवर्तित हो जाता है और प्रत्येक धातु के रूप में ३०१५ काल की अवधि के लिए जारी (स्थित) रहता है, जो अवधि हमारी आधुनिक गणना के अनुसार

पाँच दिन है। इस प्रकार रस एक महीने के दौरान पुरुषों में वीर्य या महिलाओं में डिंब में परिवर्तित हो जाता है। मासिक धर्म के रक्त को रस धातु के उप-उत्पाद के रूप में माना जाता है। इसलिए हमारे द्वारा खाए जाने वाले भोजन का सार मासिक धर्म के रक्त की गुणवत्ता को बहु प्रभावित करता है।

## रजस्वला परिचर्य

आयुर्वेद पाठ में, मासिक धर्म के दौरान क्या करें, क्या न करें की सूची दी गई है, जिसे रजस्वला परिचर्य कहा जाता है और यह महिलाओं के लिए विशिष्ट (निर्धारित) व्यवस्था को संदर्भित करता है। सुश्रुत संहिता[४] के अनुसार मासिक धर्म के दौरान वर्णित प्रथाओं में संभोग न करना, अत्यधिक बात करना, हँसना, जोर शोर के संपर्क में आना, रोना, आँखों में काजल लगाना, दिन में सोना, बालों को कंघी करना, नाखून को काटना, स्नान करना, तेल की मालिश करना, शरीर पर विलेपन करना (चंदन आदि का) और अत्यधिक श्रमवाले काम करना, वर्जित हैं।

पहली नज़र में ये प्रथाएं अनुचित लग सकती है और यह कल्पना करना कठिन नहीं है कि क्यू कुछ महिलाएँ इन्हें अतिकठोर (दमनकारी) मानती हैं। लेकिन अगर हम खुले दिमाग और वास्तविक जिज्ञासा के दृष्टिकोण से देखेंगे, तो हम कई दिलचस्प उत्तरों पर पहुँचेंगे, जो हमेशा के लिए हमारे समझने के तरीक़ों को बदल देंगे और मासिक धर्म के बारे में हमारी धारणा को हमेशा के लिए बदल देगा।

एक विषय के रूप में आयुर्वेद बहुत विस्तृत है और औपचारिक पाठ्यक्रम के बिना सब कुछ समझना कठिन है। हालाँकि हमारे उद्देश्य के लिए हम उन पहलुओं को स्पर्श करेंगे, जो मासिक धर्म से संबंधित हैं। मुझे प्राय: लगता है कि कोई संदर्भ लेकर आयुर्वेद को समझ लेना सबसे अच्छा तरीका है। इस मामले में रजस्वला परिचर्य का संदर्भ

आयुर्वेद और मासिक धर्म प्रथाएं, दोनों को एक नए प्रकाश में समझने का एक अच्छा अवसर प्रस्तुत करता है। मैंने अत्रेय[6] द्वारा लिखित - आयुर्वेदिक हीलिंग फॉर वुमन - पुस्तक की सिफारिश की है, विशेष रूप से उन लोगों के लिए जिनके लिए आयुर्वेद नया है और आयुर्वेद अनुसार प्रजनन स्वास्थ्य में पूरा ज्ञान प्राप्त करना चाहते हैं। निम्नलिखित परिच्छेदों में तीन दोष, उनके कार्य और उनसे जुड़ी मासिक धर्म प्रथाओं को सुश्रुत संहिता और चरक संहिता अनुसार स्पष्ट किया है।

वायु (या वात), पित्त (या पित्तम) और कफ (या श्लेष्मा), त्रिदोष शरीर के क्रमशः निचले, मध्य और ऊपरी भाग में होते हैं। इनकी व्युत्पत्ति क्रमशः मूलतः 'वा' मतलब हिलना या सूंघना, तप यानी जलाना या गर्म करना और श्लेष्मा यानी शामिल करना/ समाविष्ट करना, से हुई। इससे यह अनुमान लगाया जा सकता है कि गति और गंध, वात के प्राकृतिक गुण हैं, उष्णता और जलन पित्त के हैं और मिलन तथा एकीकरण कफ के गुण हैं। वायु, मानव जीव में एक स्वयं उत्पन्न सिद्धांत है। पित्त की उत्पत्ति शरीर की गर्मी (अग्नि) के कारण होती है, तो कफ की उपस्थिति शरीर में जल तत्व के कारण होती है।

## वात दोष

वात दोष के गुण होते हैं - शीत, रुक्षता, लघु, वैशद्य (बिना चिपचिपा), गति, और अनावस्थितत्त्व (अस्थायित्व)।[7] ये शरीर के भीतर प्रमुख स्नायु शक्ति हैं, फलस्वरूप सभी स्नायुविकार वात के असंतुलन से होते हैं। वात शरीर के भीतर सभी कार्यों और गतिविधियों को सुचारू (व्यवस्थित) करता है जैसे - रक्तसंचार, श्वसन, मांसपेशियों की गतिविधि, प्रेरक पेशी, पाँच इन्द्रिय, उत्सर्जन, मासिक धर्म, स्तनपान और यहाँ तक जन्म को भी। असंतुलित वात दोष इन गतिविधियों के कामकाज को हानि पहुँचा सकता है।

हड्डियाँ और कंकाल प्रणाली भी वात की स्थिति से प्रभावित होती है, इसका मतलब है कि अत्यधिक वात, हड्डियों में सूखापन उत्पन्न पैदा कर सकता है और उन्हें भंगुर बना सकता है। वात, अंत: स्रावी ग्रंथि के तंत्र को भी प्रभावित करता है। इसके परिणामस्वरूप, विशेषत: मासिक धर्म के दौरान हार्मोन का चढ़ाव - उतार दिखाई देता है। तनाव सीधे सीधे वात और तंत्रिका प्रणाली को प्रभावित करता है, जिससे अनियमित मासिक धर्म जैसी समस्याएँ होती हैं।

वात का मूलभूत स्थान आंत्र पथ और मलाशय है। जब समतोल रहता है, तब यह दोषों और धातुओं के बीच संतुलन बनाए रखता है। वात में गड़बड़ी प्रारंभिक अवस्था में पाचन विकारों जैसे कब्ज या गैस्ट्रिक समस्याओं के रूप में प्रकट होगी। बिगड़ा हुआ वात, अधिकांश बीमारियों के लिए जिम्मेदार है, विशेष रूप से मासिक धर्म और प्रजनन संबंधी विकारों के लिए।

वात प्रकृति वाले लोग ़ कुछ बाह्य लक्षणों को दर्शा सकते हैं, जैसे कि शुष्क त्वचा और बाल, शरीर का पतला ढाँचा, बेचैनी या चंचल स्वभाव, जल्दबाजी में बोलना और जब वात संतुलन में नहीं रहता, तब कभी कभार जेटलैग के समान हवा में तैरने का अनुभव। भावनात्मक रूप से असंतुलित वात, स्वयं को चिढ़, चिंता करने वाली मानसिकता और उतार-चढ़ाव वाले व्यक्तित्त्व के रूप में व्यक्त करेगा। जब यह संतुलित रूप में होता है, तो वात प्रधान व्यक्तित्त्व वाले लोग रचनात्मक, सहजज्ञ, मेहनती और अनुकूलनीय स्वभाव के होते है। वात की गति की अंतर्निहित गुणवत्ता के कारण, वात प्रकृति वाले लोग यात्रा करना पसंद करते है।

## वात प्रकृति की महिलाओं का मासिक धर्म

चूँकि वात सभी गतिविधियों के लिए जिम्मेदार है, इसलिए मासिक धर्म के रक्त के प्रवाह में वात दोष का प्रभुत्व होता है। जिन महिलाओं

में वात की अधिकता होती है, उन महिलाओं के मासिक धर्म में वात प्रकोप के लक्षण देखे जा सकते हैं। हालाँकि अन्य महिलाओं को भी वात प्रकोप के साथ मासिक धर्म का अनुभव उन महीनों के दौरान हो सकता है, जब उनका वात बढ़ गया हो। उदाहरण के लिए, मासिक धर्म से पहले के दिनों में अत्यधिक यात्रा या सख्त व्यायाम या फिर मासिक धर्म के दौरान बहुत ठंडे भोजन के सेवन के बाद। वात गुणों वाले मासिक स्राव में वात प्रकृति या वात प्रकोप के आधार पर निम्नलिखित विशेषताएं होंगी:

सूची २: वात आधारित मासिक धर्म के लक्षण

|  | वात प्रकृति (सामान्य) | वात प्रकोप (समस्यात्मक) |
|---|---|---|
| **रंग** | सामान्य से थोड़ा गहरा भूरा रक्त | अधिक गहरा भूरा रक्त |
| **बहाव** | कम रक्तस्राव | कम रक्तस्राव या सिर्फ धब्बे |
| **पोत/बनावट** | पतली | चिपचिपाहट रहित |
| **शारीरिक पीड़ा** | क्लेश नहीं | मासिक धर्म मरोड़ और पेट के निचले हिस्से में दर्द, कब्ज, पेट फूलना, श्रोणि (कोख) में दर्द और पिंडली में दर्द |
| **भावनिक स्थिति** | कोई स्पष्ट बदलाव नहीं | बेचैनी का एहसास, चिढ़, व्याकुलता |

|  | वात प्रकृति<br>(सामान्य) | वात प्रकोप<br>(समस्यात्मक) |
| --- | --- | --- |
| मासिक धर्म की समस्याएं जो वात दोष की प्रबलता वाली महिलाओं के लिए सबसे अधिक संभावित हैं | अनियमित मासिक धर्म, विशेष रूप से पहले मासिक धर्म के बाद | कष्टार्तव (मासिक धर्म के दौरान दर्द), रजोरोध (विलंबित मासिक धर्म या मासिक धर्म न होना) |

जब एक वात प्रकृति वाली महिला, अच्छे स्वास्थ्य में होगी, तब वह भावनात्मक अस्थिरता और शारीरिक परेशानी से मुक्त, दो से चार दिनों के छोटी अवधि के लिए हल्के मासिक धर्म का अनुभव करेगी। यदि मासिक धर्मवाली महिलाएँ हर महीने अपनी शारीरिक और भावनात्मक स्थिति का निरीक्षण करती हैं, तो वे यह पहचानने में सक्षम होंगी कि वे वातप्रकोप की विशेषताओं को प्रदर्शित करती हैं या नहीं तथा उसका रूझान किस ओर है। व्यक्तिगत रूप से इस अवलोकन ने मुझे हर महीने अपने स्वास्थ्य के बारे में जागरूकता लाने में मदद की है, खासकर जब कभी - कभी व्यस्त कार्यसूची की आवश्यकताओं के कारण स्वयं की देखभाल के लिए बहुत कम समय मिलता हो। प्रारंभिक अवस्था में मासिक धर्म की परेशानी के कारणों को समझने से, स्वास्थ्य को सामान्य स्थिति में लाने के लिए आहार और जीवनशैली प्रथाओं में बदलाव लाना महत्त्वपूर्ण भूमिका निभा सकता है।

## वात प्रकोप को रोकने के लिए मासिक धर्म व्यवस्था

चूँकि मासिक धर्म के दौरान वात, स्वाभाविक रूप से प्रभावी होता है, आयुर्वेद में वर्णित की गई अधिकांश मासिक धर्म प्रथाएँ इस वात प्रकोप को रोकने से संबंधित हैं, क्योंकि उस दौरान वात बढ़ने की अधिक संभावना होती है।

**कठोर/तीक्ष्ण भावनाओं से बचना -** तीक्ष्ण भावनाएँ जो तंत्रिका तंत्र को उत्तेजित करती हैं, जैसे कि अत्यधिक हँसी, रोना, ज़ोर से शोर करना और यहाँ तक कि अत्यधिक बात करना भी वात को विशेषत: मासिक धर्मवाली महिला में बढ़ा सकता है। मासिक धर्म नहीं होने वाले दिनों में ये क्रियाएँ हानिरहित लग सकती हैं, क्योंकि तब हम कुछ समय के बाद सामान्य स्थिति में वापस आने में सक्षम होते हैं, लेकिन मासिक धर्म के दौरान वात का प्राकृतिक प्रभुत्व तंत्रिका तंत्र को अधिक संवेदनशील बनाता है और ऐसे हानिरहित कार्य भी रजोस्राव प्रवाह में गड़बड़ी का कारण बनते हैं।

यह बात असामान्य नहीं है कि जो महिलाएँ अचानक सदमे से गुज़री हैं या लंबे समय तक दुःख से गुज़री हैं, उनकी माहवारी कभी - कभी चूक सकती है। 'मासिक धर्म पर युद्ध का प्रभाव' इस विषय पर हेनाउन ए.बी. द्वारा किए गए अध्ययन[9] से पता चलता है कि युद्ध जैसी तनाव पूर्ण स्थितियों के परिणामस्वरूप १० से ३५ प्रतिशत महिलाओं में मासिक धर्म संबंधी अनियमितताएँ होती हैं।

**बालों में कंघी करना और नाखून काटना टालें -** यह देखा गया है कि तनाव में होने पर बालों का झड़ना, सामान्य से अधिक होता है। तनाव के कारण वात में वृद्धि होती है। मासिक धर्म के दौरान वात का हावी होना, तनाव समान स्थिति का निर्माण करेगा, जो बालों को टूटने योग्य बना देता है और उनके गिरने की संभावना अधिक होती है। इसी तरह नाखूनों के (नखभेद) कटने की स्थिति भी वात के असंतुलित होने पर होती है। आयुर्वेद के अनुसार बाल और नाखून अस्थि (हड्डी) धातु से निर्मित हैं। इसलिए अस्थि धातु को प्रभावित करने वाली कोई भी चीज़ बालों और नाखूनों को भी प्रभावित कर सकती है।

**थकान वाले कार्मों को टालना -** मासिक धर्म के दौरान अत्यधिक शारीरिक व्यायाम या थका देने वाला काम, हड्डियों से संबंधित चोटों

को अधिक आसानी से पैदा कर सकता है, क्योंकि बढ़ा हुआ वात हड्डियों को कमज़ोर बना देता है। इस विषय पर अधिक जानकारी "खेल और मासिक धर्म: यह दर्दनाक क्यों नहीं होना चाहिए" इस शीर्षक अंतर्गत के खेल और मासिक धर्म अध्याय में दी गई है।

**अन्य पद्धतियाँ** - उपरोक्त अधिकांश पद्धतियों का पालन वात को बढ़ने से रोकने के लिए किया जाता है। कुछ प्रथाओं का पालन विपरीत उद्देश्य से भी किया जाता है। उदाहरण के लिए, दिन में सोना, अभ्यंग करना और तेल से मालिश करना, इनसे वात प्रभाव कम करने में सहायता मिलती है और इनकी सिफ़ारिश आमतौर पर भारी व्यायाम और यात्रा के बाद, वात को संतुलित करने के लिए की जाती है। हालांकि, नियमित रूप से मासिक धर्म होने के लिए, उस दौरान स्वाभाविकता से प्रभावी वात के साथ छेडछाड नहीं की जानी चाहिए और इसलिए आयुर्वेद के अनुसार ऐसी प्रथाओं से बचने की भी सिफ़ारिश की जाती है।

## पित्त दोष

पित्त में उष्णता (गर्मी), तीक्ष्णता (तीखापन), द्रवत्व (तरलता), स्नेह (तैलयुक्त), विश्रगंध (मछली की तरह गंध), कटु और आम्ल (तीखा और खट्टा) स्वाद तथा सारत्व (द्रवता) के गुण होते हैं।[7] पित्त में अग्नि की प्रबलता होती है, जो उसे परिवर्तन का गुण देती है। शरीर के भीतर सभी परिवर्तनकारी गतिविधियाँ जैसे पाचन, चयापचय और अंडोत्सर्ग को पित्त नियंत्रित करता है। इसलिए असंतुलित पित्त दोष, जैसे कि अत्याधुनिक अग्नि होने से भोजन बहुत जल्दी जलता (पाचन होता) है, जिससे भोजन के पोषक के तत्त्वों का अवशोषण रुक जाता है, या फिर मंद अग्नि होने से वह पाचन और चयापचय की गति को धीमा कर सकता है। उच्च (अधिक) पित्त प्रकृति के लोगों में, पोषक तत्त्वों के अपर्याप्त अवशोषण होने की अधिक

संभावना होती है, जिसके परिणामस्वरूप ख़ून की कमी (एनीमिया) हो सकती है। पित्त, आँखों की क्षमता पर भी असर करता है और बढ़ा हुआ पित्त[10] दृष्टि को प्रभावित कर सकता है। पित्त, त्वचा और यकृत के स्वास्थ्य को नियंत्रित करता है और इसके परिणामस्वरूप जब पित्त बढ़ता है त्वचा की समस्याएँ बढ़ जाती हैं। आंतरिक रूप से पित्त, पाचक अम्ल (bile) के रूप में मौजूद होता है। पित्त का प्राथमिक स्थान यकृत और प्लीहा, हृदय, आँख की पुतली, त्वचा और छोटी आँत होता है। मासिक धर्म के दौरान पित्त की प्रबलता होती है, क्योंकि रक्त में पित्त के गुण होते हैं। पित्त को अव्यवस्थित करने वाले कारक रक्त को भी हानि पहुँचाते हैं।

पित्त प्रकृतिवाले लोग बाहरी गुणों को, जैसे कि मुहांसे, संवेदनशील त्वचा और त्वचा पर धब्बे, सूजन, समय से पहले बालों का सफेद होना, अत्यधिक काम करने की प्रवृत्ति तथा शरीर में अधिक उष्णता (गर्मी), भूख, प्यास, बार-बार पाचन में असंतुलन और पित्त असंतुलित होने पर बेहोश होना, प्रदर्शित कर सकते हैं। भावनात्मक रूप से अत्यधिक पित्त, स्वयं को क्रोध, शीघ्रकोप, निआशा, ईर्ष्या, निर्णयात्मक प्रकृति के रूप में व्यक्त करेगा। हालाँकि पित्त प्रबलता व्यक्ति में जब वह (पित्त) संतुलन में होता है तब उनमें नेतृत्व के गुण, बुद्धिमानी, भावुकता (आवेशता) और उत्तम संवाद कौशल होगा। आमतौर पर उनका शरीर बलवान होता है और आसानी से उनका वज़न नहीं बढ़ता।

## पित्त प्रकृति की महिलाओं में मासिक धर्म

जिन महिलाओं में पित्त की अधिकता स्वाभाविक रूप से होती है, उन महिलाओं के मासिक धर्म में पित्त प्रकोप के लक्षण देखे जा सकते हैं। हालाँकि अन्य महिलाओं को भी पित्त प्रकोप के साथ मासिक धर्म का अनुभव उन महीनों के दौरान हो सकता है जब पित्त बढ़

105

गया हो। उदाहरण के लिए मासिक धर्म से ठीक पहले या उसके दौरान मसालेदार, मांसाहारी या गर्मी निर्माण करने वाले भोजन का अत्यधिक सेवन करने के कारण पित्त प्रकोप हो सकता हैं। पित्त गुणों वाले मासिक स्राव में पित्त प्रकृति या पित्त प्रकोप के आधार पर निम्नलिखित विशेषताएं होंगी:

सूची ३: पित्त आधारित मासिक धर्म के लक्षण

| | पित्त प्रकृति (सामान्य) | पित्त प्रकोप (समस्यात्मक) |
|---|---|---|
| रंग | उज्ज्वल लाल | उज्ज्वल लाल |
| बहाव | औसत बहाव से थोड़ा अधिक | भारी (अधिक) और गर्म प्रवाह जिसमें धातु की गंध हो सकती है |
| पोत/बनावट | पतला भी नहीं और चिपचिपा भी नहीं | कभी-कभी रक्त के थक्के हो सकते हैं |
| शारीरिक पीड़ा | क्लेश नहीं | मुहांसे, स्तनों में पीड़ा, सूजन, शरीर की गर्मी, बुखार, सिरदर्द, दस्त, दर्द तथा थकान महसूस होना |
| भावनिक स्थिति | क्लेश नहीं | चिड़चिड़ापन, थकान, क्रोध और शीघ्र कोप |

| | पित्त प्रकृति (सामान्य) | पित्त प्रकोप (समस्यात्मक) |
|---|---|---|
| **मासिक धर्म की समस्याएं जो पित्त दोष की प्रबलता वाली महिलाओं के लिए सबसे अधिक संभावित हैं** | क्लेश नहीं | अत्यधिक रक्तस्राव, ख़ून की कमी |

पित्त प्रकृति की महिलाओं का पित्त जब संतुलन में होगा, तो ३-५ दिनों के बीच औसत कालांष के थोड़ा विपुल, लेकिन नियमित मासिक धर्म का वह अनुभव करेगी। अचानक से आने वाला क्रोध बंद होना, यह पित्त के संतुलित होने का संकेत होगा। पित्त प्रकोप के संकेतों को देखकर, महिलाएँ हर महीने अपने मासिक धर्म प्रवाह का निरीक्षण कर सकती हैं तथा आंतरिक गर्मी (उष्णता) को कम करने के उपाय कर सकती हैं, विशेष रूप से उष्णता का निर्माण करने वाले भोजन से परहेज और शीत प्रकृति के भोजन का सेवन कर सकती हैं। जब मासिक धर्म के प्रवाह का निरीक्षण करके अत्यधिक पित्त के शुरुआती लक्षणों की पहचान की जाती है और साथ में ज़रूरी आहार तथा जीवनशैली में आवश्यक परिवर्तन किया जाता है, तो यह पित्त प्रकोप के कारण मासिक धर्म दौरान होने वाले अत्यधिक रक्तस्राव जैसी स्थितियों को रोक सकता है।

## पित्त प्रकोप को रोकने के लिए मासिक धर्मव्यवस्था

भोजन से संबंधित अधिकांश मासिक धर्म प्रथाओं का सीधा संबंध पित्त की वृद्धि को रोकने से है। आयुर्वेद के अनुसार भोजन ग्रहण करने (के बाद) पर उसे उष्ण या शीत गुणों के आधार पर वर्गीकृत

किया जाता है। भोजन के बाहरी रूप से गर्म या ठंडा होने की अनुभूति (संवेदना) से यह अलग है और यह भोजन के ग्रहण करने के पश्चात होने वाले बर्ताव को दर्शाता है। उदाहरण के लिए फ्रिज में रखा दही जो सेवन करने पर ठंडा लगता है, लेकिन उसमें उष्णता निर्माण करने का गुणधर्म होता है। सभी मांसाहारी भोजन (अंडा भी), कैफीन, शराब, धूम्रपान और मसालेदार भोजन में उष्णता के गुण (एसिडिटी) होते हैं, जिससे आंतरिक गर्मी या पित्त बढ़ जाता है। नींबू, दही जैसी खट्टी चीजें भी पित्त को बढ़ाती हैं। मासिक धर्म के दौरान पपीता और संतरे जैसे फलों का सेवन भी टालना चाहिए, क्योंकि यह उस दौरान, पहले से प्रभावी पित्त को बढ़ा सकते हैं। संक्षेप में तीखे, आम्ल, खट्टे, नमकीन स्वादवाले भोजन के साथ-साथ जिनके पाचन के बाद (प्रतिक्रियात्मक) परिणामस्वरूप अम्लता होती है, पित्त को बढ़ा देगा। विशेष रूप से पित्त प्रकृति वाली महिला में मासिक धर्म से ठीक पहले या उसके दौरान, इस तरह के भोजन का सेवन करने का परिणाम अत्यधिक गर्म और भारी मात्रा में रक्तस्राव हो सकता है।

**काजल का उपयोग** - उष्णकटिबंधीय क्षेत्रों में काजल को पलक के अंदरूनी भाग पर लगाने की पारंपरिक प्रथा है। जबकि गर्म मौसमी परिस्थितियों वाले कई क्षेत्रों में बहुत सी महिलाएँ इस प्रथा का पालन करती हैं, अनेक क्षेत्रों में पुरुष भी काजल का उपयोग करते है। आधुनिक युग में काजल, एक प्रसाधन की सामग्री है, परंतु प्राचीन काल के समाजों में ऐसा नहीं था। परंपरागत रूप से काजल, औषधीय जड़ी-बूटियों और घी से बनाया जाता था, जो आँखों को ठंडा रखता है और आँख संबंधी विकारों को रोकता है। जब तापमान अधिक होता है, तब पित्त भी अधिक होता है। चूँकि पित्त, दृष्टि को प्रभावित करता है, पित्त में वृद्धि आँखों की रोशनी को प्रभावित कर सकती है। इसे रोकने के लिए काजल का उपयोग किया जाता है, जिसका शीतल प्रभाव पित्त पर पड़ता है। मासिक धर्म दौरान, पित्त, स्वाभाविक रूप

से प्रबल होता है, और इससे छेड़छाड़ नहीं की जानी चाहिए। इसलिए मासिक धर्मवाली महिलाओं के लिए काजल का प्रयोग प्रतिबंधित है। ध्यान दें कि अगर यह केवल सौंदर्य प्रसाधन होता, जिसमें शीतलता के कोई गुण नहीं होते, तो शायद इसे मासिक धर्म दौरान भी उपयोग किया जा सकता था। इसी तरह के कारणों से मासिक धर्म दौरान हिना (मेहंदी) का उपयोग करने से बचना चाहिए, क्योंकि इसमें शीतलता के गुणधर्म होते हैं।

**नहाने के नियम** - अधिकांश भारतीय घरों में जहाँ परंपराओं का पालन किया जाता है, वहाँ बच्चों को भोजन के तुरंत बाद स्नान नहीं करना, ऐसा सिखाया जाता है, क्योंकि इससे स्वास्थ्य खराब होता है। ऐसा इस समझ के कारण बताया जाता है, क्योंकि भोजन के बाद स्नान करने से पित्त/पाचन अम्ल (एसिड) कम हो जाता है जो भोजन पचाने के लिए आवश्यक होता है। यह खाना पकाने के बर्तन में ठंडा पानी डालने के समान है, जो अभी अभी तपने लगा है। इसके परिणामस्वरूप भोजन पचता नहीं है, जिससे शरीर में 'आम' नामक विषाक्त पदार्थों का निर्माण होता है, जो कई बीमारियों का मूल कारण कहा जाता है।

सुश्रुत संहिता के अनुसार शीतकाल में अत्यधिक ठंडे पानी से स्नान करने से शरीर में वायु तथा कफ उत्पन्न होता है, जबकि ग्रीष्मकाल में गर्म पानी से स्नान करने से रक्त और पित्त उत्तेजित होता है। बुखार, अतिसार, कान का दर्द, भोजन के प्रति अरुचि, अपचन और अव्यवस्थित वात की क्रियाओं के कारण होने वाले विकारों या रोगों में स्नान करना लाभकारी नहीं होता है। उन हालात में जहाँ स्नान करना निषिद्ध है, वहाँ अनुलेपन (सुगंधित मिश्रण से शरीर का अभिषेक करना) भी निषिद्ध है।

मासिक धर्म के दौरान स्वाभाविक रूप से प्रबल रहने वाले पित्त और वात के साथ किसी को भी छेड़छाड़ नहीं करनी चाहिए और इसलिए स्नान करने की सलाह नहीं दी जाती है। इसके अलावा, मासिक धर्म के दौरान पानी के अंदर रहने से (जैसे के स्विमिंग पूल) मासिक धर्म के रक्तस्राव को अस्थायी रूप से रोकने की प्रवृत्ति होती है, जिसका अनुभव महिलाएँ नहाते समय भी कर सकती हैं।

परंपरागत रूप से महिलाओं को मासिक धर्म के दौरान स्वयं को गर्म रखने के लिए कहा जाता है, ताकि रक्तप्रवाह (रक्तस्राव) सुचारू रूप से होने के लिए आवश्यक आंतरिक तापमान बना रहे। हालाँकि, स्वच्छता के उद्देश्य से ग्रामीण महिलाओं ने इनमें से कुछ प्रथाओं में बदलाव किया है जैसे कि (मासिक धर्म दौरान) स्नान न करना। बदलाव लाई गई प्रथा जो दक्षिण भारत में बहुत प्रचलित है, वह है मासिक धर्म की शुरुआत के तुरंत बाद और मासिक धर्म के अंतिम दिन अपने बालों को धोना तथा सिर पर पानी डाले बिना शरीर की हल्की स्वच्छता अन्य सभी दिनों में चालू रखना है। दक्षिण भारत में मासिक धर्म विषय पर आयोजित कार्यशालाओं के दौरान, मासिक धर्म के पहले और चौथे दिन, महिला/लड़की के बाल धोने की अज़ीबोग़रीब प्रथा क्यों है, यह प्रश्न उन सर्वोच्च प्रश्नों में है, जिन्हें महिलाएँ समझने की जिद्दोजहद करती हैं।

## कफ दोष

कफ दोष के स्नेह (तैलयुक्त), शीत (शीतलता), शौक्ल्य (सफेदी), गौरव (भारीपन), मधुर (माधुर्य), स्थैर्य (स्थिरता), पैच्चिल्य (चिकनापन) और मार्तस्न्य (श्यानता) के गुणधर्म होते हैं। कफ दोष शरीर के भीतर कोषिकाओं की संरचना करने और स्थिरता को बनाए रखने के लिए जिम्मेदार है और मासिक धर्म के दौरान, द्रव आधार प्रदान करने

के लिए उत्तरदायी है। यह आंतरिक कोषिकाओं और प्रणालियों को जलयोजित (हाइड्रेट) करने, जोड़ों को चिकनाई देने, प्रतिरक्षा बनाए रखने और ऊतकों की रक्षा करने के लिए जिम्मेदार है। कफ का प्राथमिक स्थान पेट, स्तन, गला, सिर और जोड़ होते हैं। अधिक मात्रा में होने पर यह बलगम के रूप में बाहर आता है।

कफ जब संतुलन में नहीं होता, तब कफ प्रकृति के लोग कुछ बाहरी गुणों को दर्शा सकते हैं, जैसे वज़न बढ़ने की प्रवृत्ति, धीमी गति से पाचन, भारीपन, अत्यधिक नींद, निष्क्रिय आदतें और दीर्घकालीन साँस की समस्याएँ, जैसे अस्थमा या साइनसाइटिस। आंतरिक रूप से कफ में असंतुलन सुस्ती, आलस्य, भोजन के लिए प्रबल इच्छा और उदासी की भावनाएँ दिखते हैं। हालाँकि कफ जब संतुलन में होगा, तो व्यक्ति शांत और स्थिर स्वभाव के दिखते हैं। उनका वज़नी शरीर उन्हें सहनशक्ति, आंतरिक बल और शारीरिक शक्ति के गुण प्रदान करता है, जो उन्हें भारोत्तोलन और मैराथन जैसे खेलों में अच्छा खिलाड़ी बनाते हैं। कफ प्रकृति की महिलाओं को सर्वश्रेष्ठ प्रजनन क्षमता रखने वाली भी माना जाता है।

## कफ प्रकृति की महिलाओं का मासिक धर्म

कफ अधिक होने पर मासिक धर्मवाली महिलाओं में कफ प्रकोप के गुण दिखाई देंगे। जिन महिलाओं में कफ की अधिकता स्वाभाविक रूप से होती है, उन महिलाओं के मासिक धर्म में कफ प्रकोप के लक्षण देखे जा सकते हैं। हालाँकि अन्य महिलाओं को भी कफ प्रकोप के साथ मासिक धर्म का अनुभव उन महीनों के दौरान हो सकता है जब कफ बढ़ गया हो, उदाहरण के लिए जब कोई महिला सर्दी और अधिक बलगम से पीड़ित होती है। कफ गुणों वाले मासिक स्राव में कफ प्रकृति या कफ प्रकोप के आधार पर निम्नलिखित विशेषताएं होंगी:

## सूची ४: कफ आधारित मासिक धर्म के लक्षण

|  | कफ प्रकृति (सामान्य) | कफ प्रकोप (समस्यात्मक) |
|---|---|---|
| रंग | बहुत तेज़ लाल नहीं | हल्का लाल रंग |
| बहाव | मध्यम स्वरूप का | मध्यम स्वरूप का |
| पोत/बनावट | गाढ़ा और चिपचिपा (बलगम के साथ) | गाढ़ा और चिपचिपा थक्कों के साथ |
| शारीरिक पीड़ा | मध्यम स्वरूप का भारीपन | जल प्रतिधारण और शरीर के वज़न में वृद्धि, भारीपन, अधिक नींद। अपचन, कभी-कभी उल्टी और लगातार सुस्त दर्द |
| भावनिक स्थिति | आलस्य | निराशा |
| मासिक धर्म की समस्याएं जो कफ दोष की प्रबलता वाली महिलाओं के लिए सबसे अधिक संभावित हैं | क्लेश नहीं | ल्यूकोरिया के लिए अधिक संवेदनशील, मासिक धर्म से पहले अत्यधिक/असामान्य सफेद स्राव, खुजली और खमीर संक्रमण भी अधिक होने की संभावना |

कफ प्रकृति की महिलाओं में मासिक धर्म स्राव की अवधि सबसे लंबी सात दिनों तक चलती है, यह नियमित किंतु हल्का स्राव होता है और कफ संतुलित मात्रा में होने पर मासिक धर्म परेशानी रहित होता है। कफ प्रकृति वाली महिला कभी-कभी मासिक धर्म की शुरुआत में एक बड़ी आराम का अनुभव करती हैं, क्योंकि मासिक धर्म के दौरान, पित्त और वात के प्राकृतिक प्राबल्य से कफ का भारीपन संतुलित हो जाता है। इस तथ्य बात का निरीक्षण हम तब कर सकते हैं, जब हमें कफ से संबंधित समस्याएँ होती हैं, जैसे कि सामान्य सर्दी, जो मासिक धर्म की समाप्ति के बाद अपने आप ठीक हो जाती हैं।

## कफ प्रकोप को रोकने के लिए मासिक धर्म व्यवस्था

चूँकि मासिक धर्म के दौरान कफ दोष का प्राबल्य नहीं होता है, इसलिए कोई विशिष्ट मासिक धर्म प्रथाएँ नहीं होती हैं। महिलाएँ, जिनमें कफ प्रकृति का प्रभाव अधिक है, उन्हें कफ को हर समय संतुलित रखने के लिए देखभाल करनी चाहिए, ताकि इससे मासिक धर्म में दर्द और परेशानी न हो। ऐसी गतिविधियाँ (क्रियाकलाप) जो पित्त का निर्माण करती है, जैसे कि व्यायाम करना (मासिक धर्म की कालावधि छोड़कर) और बासी तथा भारी भोजन से बचना, कफ प्रकृति की महिलाओं के लिए बहुत लाभदायक होगा और उनके मासिक धर्म स्राव की समस्याओं को कम करेगा।

**कृपया ध्यान दें** - महिलाओं के बीच एक सामान्य प्रश्न हमेशा रहता है कि एक महिला का मासिक धर्म रक्तस्राव दूसरी महिला से अलग क्यों होता है। आधुनिक चिकित्सा के पास जबकि इसका कोई स्पष्ट उत्तर नहीं है, आयुर्वेद में दोषों की सहायता से प्रत्येक महिला के मासिक धर्म की विशिष्टता को स्पष्ट किया जा सकता है। अधिकांश व्यक्तियों में वात-पित्त, वात-कफ, पित्त-कफ इत्यादि का मेलमिलाप (मिश्रण) होता है। परिणामस्वरूप, उनके व्यक्तित्व और महिलाओं

में उनके मासिक धर्म के स्राव में जो दोष क्रियाशील (प्रबल) होगा, उसकी विशेषताएँ दिखती है।

रोग, विकृति नामक अस्थायी स्थिति का कारण बनता है, जिनके रोग की कालावधि के दौरान, अंतर्निहित दोषों में परिवर्तन का कारण बन सकने की संभावना है। केवल एक योग्य (निपुण) आयुर्वेद चिकित्सक ही अंतर्निहित प्रकृति और अस्थायी विकृति का आकलन करने में सक्षम होगा। इस विषय पर किसी को केवल किताबें पढ़कर अनुमान नहीं लगाना चाहिए। ऊपर दी गई जानकारी केवल सामान्य उद्देश्यों के लिए है और किसी को अपना सही आंकलन करना हो तो, आयुर्वेद चिकित्सक जो नाड़ी परीक्षा या प्रकृति परीक्षा करने में कुशल हो, उनसे सलाह लेनी चाहिए।

## मासिक धर्म के दौरान यौन संयम

आयुर्वेद ग्रंथों में विवाहित लोगों के बीच यौन घनिष्ठता के संबंध में कई नियम हैं। यह ध्यान रखना महत्त्वपूर्ण है कि सुश्रुत संहिता में, मासिक धर्म के बाद, गर्भधारण करने के प्रयास के संदर्भ में सभी मुख्य सामान्य प्रथाओं का उल्लेख किया गया है, क्योंकि मासिक धर्मचक्र के चौथे से लेकर बारहवें दिन तक की कालावधि को गर्भधारण के लिए आदर्श योग्य माना जाता है। जब संभोग की बात आती है, तो नियम केवल महिलाओं के लिए ही नहीं, बल्कि महिला के पति/साथी के लिए भी है, ताकि स्वस्थ बच्चे की गर्भधारणा की जा सके। पति को सलाह दी जाती है कि वह अपनी पत्नी के अगले मासिक धर्म से एक महीने पहले यौन संयम बनाए रखे और मासिक धर्म के पहले तीन दिनों के लिए यौन संबंधों से सख्ती से दूर रहे। सुश्रुत संहिता के 'चिकित्सा स्थान' में सामान्य रूप से स्वच्छता और रोगनिरोधी उपायों से संबंधित एक अध्याय है। यहाँ पुरुषों के बीच रोग को रोकने के लिए बताई गई कई प्रथाओं में यह उल्लेख किया

गया है कि महिला के मासिक धर्म दौरान, उसके निकट जाने से दृष्टि, दीर्घायु और जीवनशक्ति का नाश होता है और इसे तद्दुसार एक पापपूर्ण कार्य माना जाना चाहिए।[१९]

सुश्रुत संहिता में उल्लेख है कि मासिक धर्म के पहले या दूसरे दिन के दौरान, संभोग करने से पति का जीवन कम हो सकता है और अगर बच्चे का जन्म होता है, तो तुरंत या पहले दस दिनों के भीतर उसकी मृत्यु हो सकती है। मासिक धर्म के तीसरे दिन के दौरान संभोग करने से बच्चा विकृतियुक्त या अल्पकालिक हो सकता है, जबकि, मासिक धर्म चक्र के चौथे दिन संभोग से, जन्म हुआ बच्चा स्वस्थ होगा तथा लंबे समय तक जीवित रहेगा।[१२] गर्भधारणा के प्रयास अन्य दिनों में भी, बारहवें दिन तक किए जाते हैं। पत्नी के गर्भवती होने के बाद पति को सलाह दी जाती है कि वह अपनी पत्नी के मासिक धर्म के १२ वें दिन के बाद, एक महीने तक, यौन संयम रखे। एक महीने के संयम की अवधि संभावित है क्योंकि रस (खाए गए भोजन का गुण/सार) एक महीने के दौरान वीर्य (शुक्र धातु) में परिवर्तित हो जाता है।

सुश्रुत संहिता में वर्णित मासिक धर्म प्रथाएँ यह सुनिश्चित करती हैं कि महिला के शरीर में कोई असंतुलित दोष न हो, क्योंकि ऐसा माना जाता है कि वह मासिक धर्म के तुरंत बाद, गर्भधारणा के लिए प्रयास करेगी। आयुर्वेद ग्रंथों में बच्चे के जन्म को अत्यधिक महत्त्व दिया गया है और यह सुनिश्चित करने के लिए कई प्रथाओं के पालन की सिफ़ारिश की जाती है, जिससे जन्मा हुआ बच्चा स्वस्थ हो और किसी भी तरह की विकृति उसमें न हो। ये पद्धतियाँ आदर्श कोख की निर्मिति के लिए सहायक होती हैं, जहाँ बच्चे का जन्म हो सके।

आज के समय में महिलाओं के हर मासिक धर्म के चक्र के बाद, गर्भधारण करने की कोशिश करने की संभावना नहीं है, भले ही वह

पहले से ही गर्भवती न हो। तो प्रश्न यह खड़ा होता है कि क्या, तब भी मासिक धर्म के दौरान, यौन संयम आवश्यक है। मासिक धर्म के दौरान यौन संबंध रखने से महिला और उसके साथी पर नकारात्मक प्रभाव हो सकता है।

मासिक धर्म के दौरान महिलाओं के लिए संभोग निषिद्ध है, क्योंकि यह तंत्रिका तंत्र (nervous system) को उत्तेजित करता है, जिससे वात बहुत विचलित हो जाता है। इसके अलावा घर्षण के कारण गर्मी और पित्त बढ़ जाता है। मासिक धर्मवाली महिला का शरीर अपने आस-पास के लोगों से प्राण को अवशोषित करके प्राण के नुक़सान की भरपाई करने का प्रयास करता है (इसे पिछले अध्याय में आयन्स के माध्यम से समझाया गया है)। पुरुष जब भी वीर्य खोते हैं तो वे प्राण खो देते हैं। पुरुषों द्वारा प्राण की यह हानि, मासिक धर्मवाली महिला के साथ संभोग के दौरान बढ़ जाती है। पुरुषों में प्राण की हानि, जीवन शक्ति और शारीरिक शक्ति की कमी उत्पन्न करती है। आयुर्वेद ग्रंथों के अनुसार, मासिक धर्मवाली महिलाओं के साथ संभोग करने वाले पुरुषों की उम्र कम होने का यही कारण है (खासकर जब वे कुछ प्रथाओं के माध्यम से प्राण की हानि की भरपाई नहीं करते)।

## अन्य मासिक धर्म पद्धतियाँ

आयुर्वेद ग्रंथों में वर्णित प्रथाओं के अलावा, कई अन्य प्रथाएँ, स्थानीय संदर्भ और स्वदेशी ज्ञान प्रणालियों के प्रभाव के आधार पर उभरी हैं। ऐसी प्रथाओं को आगे समझाया गया है।

## मासिक धर्म के दौरान पौधों या शिशुओं से दूर रहना

मासिक धर्म विषय पर आयोजित एक कार्यशाला के दौरान मैंने सुदूर गाँव (जिला बेल्लारी, कर्नाटक) की ग्रामीण महिलाओं से कुछ

दिलचस्प बातें जान लीं। उनकी संस्कृति में जब एक लड़की का प्रथम रजोधर्म आता है, तो उसे एक पौधा दिया जाता है और उसके मासिक धर्म स्राव के दिनों में उसे उस पौधे को पानी डालने के लिए कहा जाता है। इसके बाद पौधे को अगले कुछ हफ़्तों तक बारीक़ी से निरीक्षण किया जाता है, ताकि यह देखा जा सके कि वह मुरझा जाता है या अप्रभावित रहता है। यदि वह मुरझा जाता है, तो लड़की को कहा जाता है कि जब वह मासिक धर्म की स्थिति में हो, तब पौधों और शिशुओं को स्पर्श न करे। इस प्रकार महिलाएँ स्वयं अपने प्रयोग करती हैं और पता लगाती हैं कि किसे इस प्रथा का पालन करना चाहिए और किसे नहीं, बजाय इसके की एक ही सामान्य नियम सभी को लागू कर दिया जाए।

मेरे लिए यह गहन ज्ञान का प्रमाण था कि सभी लड़कियाँ एक जैसी नहीं होती हैं और उनमें से सभी मासिक धर्म के दौरान पौधों या अन्य को प्रभावित नहीं कर सकती हैं। संभावना यह है कि जिन लड़कियों में वात या पित्त दोष प्रबल होता है, उनके संपर्क में आने से तुलसी जैसे संवेदनशील पौधे के मुरझाने की संभावना अधिक होती है और इसी तरह वे शिशु के स्वास्थ्य को भी प्रभावित कर सकती हैं। भारत में तुलसी (Ocimum santum) को उसकी प्राणशक्ति की प्रचुरता और उसके संपर्क में आने वालों का प्राण बढ़ाने की क्षमता के कारण पूजनीय माना जाता है। जब मासिक धर्मवाली महिला पौधे के करीब आती हैं, तो संभव है कि पौधा ऑक्सिडेटिव तनाव में चला जाए। अध्ययनों से पता चलता है कि ऑक्सिडेटिव तनाव पौधों के लिए भी हानिकारक हो सकता है।[13]

इसी तरह शिशु भी एक नया जीवन है, जो प्राण की एक पोटली जैसा है। जब मासिक धर्मवाली महिलाएँ ऐसे प्राण के निकट संपर्क में आती हैं, तो उस महत्त्वपूर्ण जीवनशक्ति को अवशोषित करने की उनकी प्रवृत्ति शिशु (या तुलसी) में एक असंतुलन पैदा करती है। उसी

समय, मासिक धर्म वाली महिलाएँ निश्चित मात्रा में कुछ प्राण खो देती है, जो शरीर के नीचे की ओर बाहर बहता है। किंतु तब तुलसी जैसे पौधे के संपर्क में आने से उनके प्राण में ऊपर की ओर वृद्धि होगी, जो प्राकृतिक रक्तस्राव में गड़बड़ी उत्पन्न करेगी।

पित्त प्रकृतिवाले व्यक्ति के रूप में अपने स्वयं के अनुभव से मैंने देखा है कि मासिक धर्म के समय यदि मैं तुलसी के पौधे के आसपास रहती हूँ, तो वह पौधा बढ़ने के लिए कैसे संघर्ष करता है। पौधे की धीमी गति से मुरझाने की प्रक्रिया को जानने के लिए इसका कुछ हफ़्तों की कालावधि में निरीक्षण करना चाहिए। इसी तरह के अनुभव मेरे साथ अन्य महिलाओं ने भी साझा किए हैं। मैंने महिलाओं को यह कहते भी सुना है कि, शिशु के मल के रंग और गुणवत्ता को देखकर वे बता सकती हैं कि बच्चा मासिक धर्मवाली महिला के संपर्क में आया है या नहीं। ऐसा इसलिए हो सकता है, क्योंकि पित्त में वृद्धि (और परिणामस्वरूप रंग बिगड़ना) के कारण दस्त हो सकता है, जब शिशु मासिक धर्मवाली महिला के संपर्क में आता है।[१७]

## खाना पकाने से दूर रहना

भोजन जो ताज़ी सब्जियों से तैयार किया जाता है और भोजन जो कुछ दिनों पुरानी या फ्रिज़ में रखी सब्जियों से तैयार किया जाता है, उसके स्वाद में आने वाले अंतर को कोई भी जो थोड़ा चौकस है, वह बता सकता है। स्वाद में यह अंतर क्यों आता है, जबकि बेहद ताजी सब्जियाँ भी कोल्ड स्टोरेज में रखी गई सब्जियाँ जैसे दिख सकती हैं? इनमें फर्क (भेद) करने वाला पहलू 'प्राण' है। सभी जीवित चीज़ों में प्राण होता है। जब पौधे को भोजन बनाने के लिए ताज़ा काटा जाता है, तब भी उसमें प्राण होता है और उसी कारण वह स्वास्थ्य के लिए हितकर और स्वादिष्ट बनता है। जैसे जैसे दिन बीतते हैं,

प्राण धीरे धीरे निकल जाता है और तब भोजन उतना हितकारी या स्वादिष्ट नहीं रहता।

मासिक धर्मवाली महिलाओं में जिस किसी भी चीज़ में प्राण होता है, उससे वह अवशोषित करने की क्षमता होती है। भोजन के मामले में यह तैयार किए जा रहे भोजन के स्वाद और स्वास्थ्य दोनों पहलुओं को प्रभावित करेगा। साथ ही मासिक धर्मवाली महिलाओं में नीचे की ओर बहने वाले अपान (वात का एक उपप्रकार, जो मासिक धर्मस्राव के लिए कारणीभूत होता है) को ऊपर की ओर बढ़ने वाले ताज़े पौधों के प्राण से प्रभावित किया जाएगा। मेरे सहित कई महिलाओं ने मासिक धर्म के दौरान पकाए गए भोजन में, स्वाद की कमी अनुभव की है, भले की उस व्यंजन/पदार्थ बनाने की विधि का पूरी तरह पालन किया गया हो।

हिंदू जीवनशैली में, आध्यात्मिक प्रथाओं को बहुत महत्त्व दिया जाता है और परंपरागत रूप से लगभग हर घर में ऐसे लोग थे, जो इस आध्यात्मिक पथ पर मार्गक्रमण करते थे। ऐसे व्यक्तियों के लिए जिस भोजन से प्राण नष्ट हो गया है, चाहे वह पशु मांस हो, बासी शाकाहारी भोजन हो या मासिक धर्मवाली महिला द्वारा छुआ गया भोजन हो, वह उनकी आध्यात्मिक प्रक्रिया में बाधक होता है। यह भी एक कारण है कि, क्यों मासिक धर्मवाली महिलाओं ने पारंपरिक रूप से परिवार के लिए खाना पकने से दूर रहना पसंद किया है।

## रेशमकीट पालन से दूर रहना

एक और प्रथा, जो मैंने कुछ गाँवों में देखी है, जहाँ रेशमकीट पालन एक प्राथमिक व्यवसाय है, वहाँ मासिक धर्मवाली महिलाएँ रेशमकीट पालनगृह में प्रवेश नहीं करती हैं। ककून (कच्चे रेशम का कोवा, कृमिकोष) जब विकसित होने की अवस्था में होता है, तो वह तापमान परिवर्तन के प्रति बहुत संवेदनशील होता है। रेशम के कीड़े भी गर्मी

(उष्णता) उत्पन्न करते हैं, इसलिए उनके पालन-पोषण करने वाले घरों को यथासंभव ठंडा रखा जाता है।

मासिक धर्मवाली महिला, रेशमकीट के (पालन पोषणवाले) कमरे में प्रवेश करने पर कीड़े कैसे मर जाते हैं, यह रेशमकीट पालनकर्ता बताएँगे और इसलिए यह प्रथा बनी है। हालाँकि, इसके विपरीत, यानी महिलाओं का भी कीड़ों से प्रभावित होना संभव है। ग्रामीण महिलाओं में मासिक धर्मसंबंधी विकारों के पूर्व जाँच अभ्यास के अंतर्गत, कर्नाटक के चामराजनगर जिले के एक गाँव में, अपनी यात्रा के दौरान मैंने कुछ असामान्य बात देखी। जिन महिलाओं से मैंने बातचीत की, उनमें से कुछ की उम्र तीस के शुरुआती या अंतिम चरण में थी, लेकिन वे पहले ही रजोनिवृत्ति तक पहुँच चुकी थी। मेरे साथ आए स्वास्थ्य कर्मी ने कहा कि यह एक अजीब घटना है, जो उसने इस गाँव में देखी है और यह विशेषरूप से एक पीढी पहले अधिक प्रभावी थी। जैसे ही मैंने महिलाओं का साक्षात्कार करने के लिए घरों में प्रवेश करना शुरू किया, मैंने देखा कि उनमें से कुछ घरों के अंदर, खड़ी टोकरियों में रेशम के कीड़ों का पालन किया जा रहा था। आमतौर पर, इसलिए एक अलग पालनपोषण कक्ष होता है, लेकिन यह परिवार इतने ग़रीब थे कि उनके पास अलग कमरे के लिए जगह नहीं थी और वे कृमि की टोकरियों के पास सोते थे। ये बड़ी उम्र की महिलाएँ थीं, जो अपने आयु के तीसवे वर्ष में ही रजोनिवृत्ति तक पहुँच गई थीं और अभी भी रेशमकीट पालन का व्यवसाय करती थी। युवा पीढी अन्य काम कर रही थी और उन्होंने अपने घरों में रेशम के कीड़ों को पालने की प्रथा बंद कर दी थी।

एक पारंपरिक चिकित्सक ने मुझे एक बार समझाया था कि ऐसा इसलिए है क्योंकि रेशम के कीड़ों के कारण मासिक धर्मवाली महिलाओं में पित्त बढ़ सकता है। बढ़ा हुआ पित्त, वात को भी प्रभावित करता है और अगर ऐसा महीने दर महीने जारी रहा, तो यह

मासिक धर्म चक्र को बाधित कर सकता है, जैसा कि इन महिलाओं ने अनुभव किया था।

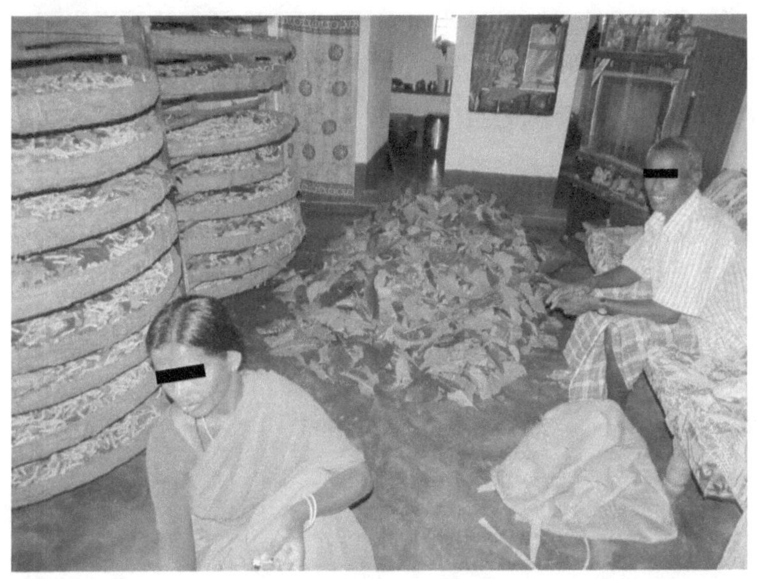

**चित्र ३:** वर्ष २०१६ मे कर्नाटक राज्य के चामराजनगर जिले मे, उन घरों में से एक जहां रेशम के किड़ों को घर के अंदर खड़ी टोकरीयों मे पाला जा रहा था।

**मासिक धर्म प्रथाओं के प्रभाव पर शोध** - डॉ. पल्लवी पै और टीम द्वारा किए गए 'रजस्वला परिचर्या मासिक धर्म चक्र पर प्रभाव और उससे जुड़े लक्षणों का अध्ययन',[१४] नामक अध्ययन में, आयुर्वेद के अनुसार, मासिक धर्म की प्रथाएँ, मासिक धर्म के स्वास्थ्य को कैसे प्रभावित कर सकती हैं, इस पर महत्त्वपूर्ण अंतर्दृष्टि का खुलासा करता है।

यह अध्ययन १८ से २४ वर्ष आयुवर्ग की ३० स्वस्थ अविवाहित महिलाओं, जिनका नियमित मासिक धर्म चक्र है, उन पर किया गया था। अध्ययन में शामिल महिलाओं से उनके मासिक धर्मचक्र के पहले तीन दिनों के लिए, ६ चक्रों की अवधि के लिए रजस्वला परिचर्या

का पालन करने के लिए कहा गया था। मासिक धर्म का इतिहास, परिचर्या पालन के पहले और बाद में लिया गया था। हर महीने, प्रत्येक कालावधि के अनुवर्ती चयनित प्रत्येक महिला के लक्षणों की संख्या और प्रत्येक लक्षण की उपस्थिति दिखाने वाले विषय संख्या पर अवलोकन किए गए थे।

नीचे एक तालिका दी गई है, जो मासिक धर्म के पहले और बाद में लक्षणों की उपस्थिति दिखाने वाली महिलाओं की संख्या को दर्शाती है -

तालिका ५: रजस्वला परिचर्या अध्ययन के परिणाम

| लक्षण | पहले | बाद | p-value |
|---|---|---|---|
| पेट के निचले हिस्से में दर्द | २८ | ३ | $p < 0.001$ |
| पीठ के निचले हिस्से में दर्द | २४ | ३ | $p < 0.001$ |
| फुंसी | २० | ५ | $p < 0.001$ |
| स्तन नरमी | १ | ० | $p < 0.001$ |
| जंघा मांसपेशियों में ऐंठन | १३ | १ | $p < 0.001$ |
| भूख में कमी | १७ | ६ | $p < 0.01$ |
| गर्मी लगना | १२ | ५ | $p = 0.08$ |
| मतली/उल्टी | ७ | १ | $p < 0.001$ |
| कैंज़/मलत्याग में वृद्धि | ८ | २ | $p = 0.07$ |
| बार-बार पेशाब लगना | ६ | १ | $p < 0.001$ |
| कमजोरी | २५ | ८ | $p < 0.001$ |
| सिरदर्द/माइग्रेन | ११ | १ | $p < 0.001$ |
| उत्तेजना/चिड़चिड़ापन/निआशा | २१ | २ | $p < 0.001$ |

जैसा कि ऊपर की सूची में दर्शाया गया है chi-square परीक्षण ने लक्षणों की उपस्थिति दिखाने वाले विषयों (महिलाओं) की संख्या में उल्लेखनीय कमी दिखाई।

मासिक धर्म संशोधन के क्षेत्र में इस तरह के अध्ययन दुर्लभ हैं, अधिकांश वर्तमान शोध, सैनिटरी नैपकिन को बढ़ावा देने के पूर्व निर्धारित इरादे से, मासिक धर्म उत्पादों के उपयोग तक ही सीमित हैं। फिर भी, आज तक कोई अध्ययन, नि:संदेह यह साबित नहीं कर पाया है कि सैनिटरी नैपकिन का मासिक धर्म स्वास्थ्य या यहाँ तक कि स्वच्छता पर कितना सकारात्मक प्रभाव पड़ता है। मैंने सौ से अधिक प्रकाशित शोध-पत्रों का संदर्भ देखा है, जो इस नतीजे पर पहुँचे हैं।[१६]

आशा है कि आयुर्वेद के बारे में ज्ञान में वृद्धि के साथ, आने वाले दिनों में और भी ऐसे अध्ययन होंगे, जो मासिक धर्म उत्पादों को बढ़ावा देने के लिए, वर्तमान में किए जा रहे व्यर्थ अध्ययनों के बजाय महिलाओं के लिए वास्तव में लाभकारी होंगे।

## अतिसूक्ष्मता का अनुभ

मासिक धर्म के आस-पास की सांस्कृतिक प्रथाएँ, मासिक धर्म को प्रभावित करने वाली सूक्ष्म शक्तियों की समझ के कारण अस्तित्व में आईं, लेकिन इसका अनुभव करने के लिए यह आवश्यक है कि हम अपने मासिक धर्मचक्र को पहले नियमित्ता की स्थिति में लाएँ। आखिरकार, हम पानी की सतह पर लहरें नहीं देख सकते हैं, जो पहले से ही अशांत हैं। जिन महिलाओं के मासिक चक्र पहले से ही अनयिमित हैं और जिन्हें मासिक धर्म में दर्द या बेचैनी का अनुभव होता है, वे उपरोक्त नियमों को तोड़ने पर भी किसी भी प्रकार के बदलाव का पता लगाने में सक्षम नहीं होंगी।

अपने स्वयं के अनुभव और कई ग्रामीण महिलाओं के अनुभव से जो इन मासिक धर्म प्रथाओं का पालन करती हैं, मैं आपको आश्वासित करती हूँ कि एक ऐसे मासिक धर्म का अनुभव करना संभव है जो दर्द, परेशानी और दोषों से मुक्त हो, जैसा कि प्राचीन आयुर्वेदिक ग्रंथों में वर्णन है। और एक बार जब आप इस तरह से मासिक धर्म का पालन करने में सक्षम हो जाती हैं, तो आपके ध्यान में आएगा कि मासिक धर्म दौरान किसी का स्पर्श जैसी छोटी सी बात भी आपके मासिक धर्म को कैसे प्रभावित कर सकती है।

# References for Chapter 2


1. Catamenial blood refers to menstrual blood

2. Shellac is the purified product of lac, the red, hardened secretion of the insect Laccifer lacca (lac beetle)

3. For details of the seven dhātus, refer the Notes section titled 'Dhātu'

4. The reference to menstrual practices in Suśruta Saṃhitā are taken from "An English Translation of The Suśruta Saṃhitā, edited by Kaviraj Kunja Lal Bhishagratna, Vol II, Nidana-Sthana

5. Collyrium, commonly called Kajal, is a medicated black eye liner, commonly used by women in Eastern countries to define the inner part of eyelids

6. Atreya. Ayurvedic Healing for Women, 1999

7. Caraka Saṃhita Sūtrasthāna, Ch. 20

8. *Vāta prakṛti* – body constitution which has a naturally dominant *vāta doṣa*

9. Hannoun AB1, Nassar AH, Usta IM, Zreik TG, Abu Musa AA. Effects of war on the menstrual cycle. Obstet Gynecol. 2007;109(4):929-932.

10. *Ālocaka pitta* is the sub-type of *pitta doṣa* which influences eyesight. See the section on *Doṣa* Sub-Types in Notes for details.

11. Suśruta Samhita. Cikitsa Sthānam. Chapter XXIV – Anāgata-vadha-pratiśedaniya

12. It is likely that an assumption is made that the woman's period ends on day 3, making day 4 the ideal day for conceiving.

13. V Demidchik. Mechanisms of oxidative stress in plants: from classical chemistry to cell biology - Environmental and experimental botany, 2015

14. Rajaswala Paricaryā refers to the menstrual regime mentioned in Āyurved texts

15. Pallavi Pai, Sarita Bhutada, Prasad Pandkar. Rajaswala Paricharya: Effect on Menstrual Cycle and Its Associated Symptoms. IOSR Journal of Dental and Medical Sciences, Feb. 2015; 14(2): 82-87.

16. Joseph, Sinu. Menstruation: Rhetoric, Research, Reality. www.mythrispeaks.wordpress.com

17. The second kind of *Pittam* is called *Ranjaka* or pigment *Pittam* from the circumstance of its imparting the characteristic colour to the lymph chyle as it is transformed into blood by coursing through the liver and spleen, where it is located

# अध्याय - 3

# मासिक धर्म रक्त: अशुद्ध या अतिशुद्ध

"जब मैं छोटी लड़की थी और जब मेरी पहली माहवारी हुई, तो यह मेरी संस्कृति का हिस्सा थी कि पहले रक्त की एक बूँद का सेवन किया जाएगा। पहले रक्त को अच्छा स्वास्थ्य और खुशहाली लाने वाला माना जाता था।"

यह लगभग ८० वर्ष की आयु की एक महिला के शब्द थे, जिनसे मेरी टीम और मैं मार्च २०१५ में मणिपुर के एक कपड़ा बाज़ार में मिले थे। उसे हम जैसे अजनबियों को यह बताने में न तो घृणा और न ही शर्म महसूस हुई। उसने हमें आगे बताया कि उसकी संस्कृति में (अब पालन नहीं होता) पहले मासिक धर्म में बहने वाले रक्त से भीगे कपड़े को कभी फेंका नहीं जाता था। उसे युवा लड़की की माँ द्वारा संभालके रखा जाता था और उसके शादी के समय उपहार के रूप में उसे वापस कर दिया जाता था। यह मासिक धर्म उपहार, लड़की और उसके परिवार को सभी बुराइयों से दूर रखेगा और अच्छा स्वास्थ्य लाएगा, ऐसी मान्यता थी।

भारतीय संस्कृति में आज भी माहवारी रक्त की शुभता का उत्सव मनाया जाता है। मंदिरों में जैसे की केरल के चेनगन्नुर स्थित भगवती देवी का मंदिर और गुवाहाटी (असम) के कामाख्या देवी मंदिर में, यह मान्यता है कि देवी को मासिक धर्म आता है और मासिक धर्म के रक्त का भीगा कपड़ा भक्तों को प्रसाद के रूप में दिया जाता है।' भक्त, विशेष रूप से पुरुष भक्त इस कपड़े को प्राप्त करने के लिए कतार में खड़े होते है, क्योंकि ऐसा माना जाता है कि

यह सौभाग्य और अच्छा स्वास्थ्य प्रदान करता है, बुराई होने से रक्षा करता है तथा समृद्धि लाता है।

इसके अलावा अनुष्ठानों में लाल रंग का उपयोग करना यह मासिक धर्म के रक्त के प्रतीक के साथ, स्त्री के सबसे शुद्ध और सबसे शक्तिशाली पहलू के रूप से जुड़ा हुआ है। कई हिंदुओं द्वारा माथे पर लगाया जानेवाला लाल कुमकुम, शक्तियाँ आदिम स्त्री शक्ति का प्रतिनिधित्व करते हैं।

## मासिक धर्म के रक्त का अधिकोष बैंक

मासिक धर्म के रक्त का उपचारात्मक पहलू अब आधुनिक चिकित्सा में भी प्रकाश में आ रहा है। मासिक धर्म रक्त बैंकों (अधिकोष) की पूरी तरह से नई अवधारणा इस बात का प्रमाण है कि प्राचीन भारतीय संस्कृति में जो जाना जाता था, वह धीरे-धीरे आधुनिक वैज्ञानिकों द्वारा भी पहचाना जा रहा है। मासिक धर्म रक्त जब ३५ वर्ष की आयु से (रजोनिवृत्ति पूर्व) पहले जमा किया जाता है, तो वह स्टेम सेल की आवश्यकता वाले उपचारों में उपयोग किए जाने की क्षमता रखता है। मासिक धर्म के रक्त में एंडोमेट्रियम गर्भाशय अंत:स्तर होता है, जो महीने दर महीने बनता है और झड़ता है, जिसके कारण मासिक धर्म के रक्त की मूल कोषिका स्टेम सेल्स, प्राकृतिकदृष्ट्या अत्यधिक पुनरुत्पादक होती है। ये मूल कोषिकाएँ तेज़ी से बढ़ सकती हैं और नई कोषिकाओं और ऊतकों का निर्माण कर सकती हैं, जिससे यह विभिन्न कोषिकाओं में विभेदन और पुनरुत्पादक चिकित्सा के अनुसंधान में मूल कोषिकाओं का अच्छा स्रोत बन उपयोग में लाया जा सकता है। मासिक धर्म की मूल कोषिकाओं का पृथक्करण एडिपोसाइटसए ऑस्टिओसाइटस, कॉनड्रोसाइटस, हिपाटोसाइटसए, कार्डिओमायोसाइटस और पेनक्रिआटिक कोषिकाओं में किया गया है और उसका अध्ययन किया गया है।[३] इस प्रकार आधुनिक विज्ञान

में मासिक धर्म के रक्त के सकारात्मक उपयोग को स्वीकार किया गया है।

## विषाक्त पदार्थों को निकालने के लिए मासिक धर्म

भारतभर में किषोरियों के साथ मेरी बातचीत के दौरान एक आम समझ यह थी कि, मासिक धर्म, संचित विषाक्त पदार्थों के हटाने का कारण होता है, जिस कारण मासिक धर्म के रक्त को अशुद्ध रक्त माना जाता है। हमें यह पता लगाना चाहिए कि क्यों महिलाओं को हमेशा बताया जाता है कि मासिक धर्म के नियमों का पालन करना है क्योंकि उस दौरान वह अशुद्ध है। ये कौनसे विषाक्त पदार्थ हैं, जिन्हें मासिक धर्म के दौरान शरीर से निकाला जाता है?

इसका उत्तर आम (या आम रस) की आयुर्वेदिक अवधारणा में निहित है, जो कि आयुर्वेद द्वारा आंतरिक विषाक्त पदार्थों का वर्णन करने के लिए उपयोग में लाया जाने वाला शब्द है। आम का संबंध (संदर्भ) केवल उन रासायनिक या विदेषी पदार्थों से नहीं है, जो विभिन्न प्रदूषकों के माध्यम से शरीर में प्रवेश करते है जो कि जाने - अंजाने में प्रतिदिन सेवन किए जाते हैं, बल्कि भोजन के उन अवशेषों को भी कहते हैं जो आंशिक रूप से कभी आधा पचते हैं या कभी नहीं पचते और आंत में सड़ जाते हैं। अनुचित पाचन का परिणाम आंतरिक विष हैं जिसे 'आम' कहा जाता है।

अष्टांगहृदय ग्रन्थ में आम के बारे में बात की गई है - विरुद्धाशन (असंगत भोजन करना), अध्यशन (अधिक भोजन करना) और आजीर्णाशन (अपचन का कारण बनने वाला भोजन करना)। इनके परिणामस्वरूप शरीर में आम का निर्माण होता है। ऐसा कहा जाता है कि इस तरह से विकसित खतरनाक आम दोष, विष के समान होता है। इसलिए उसे 'आम विष' ऐसा भी कहा जाता है। आम का मुक़ाबला करने के लिए, ग्रन्थ में अपतर्पण (गैर पोषण) की तीन तकनीकों

का सुझाव दिया गया है। आम अगर ज़्यादा मात्रा में नहीं है तो, केवल लंघन (उपवास) पर्याप्त होगा, यदि मध्यम स्वरूप है तो लंघन (उपवास) के साथ-साथ पाचन दवाओं की आवश्यकता होती है। अगर आम तीव्र मात्रा में है तो शोधन (पंचकर्म चिकित्सा) ज़रूरी है, यह दोष को बाहर निकाल देंगे और आम को जड़ (मूल) से हटा देंगे।[५]

आम जब अत्यधिक होता है, तो वह धातुओं (ऊतक परतों) को प्रभावित करता है और दोष को हानि पहुँचाता है, जिसके परिणामस्वरूप रोग होते हैं। अतिरिक्त आम, बांझपन का भी कारण बन सकता है, जब वह शुक्र धातु को प्रभावित करता है, जो प्रजनन स्वास्थ्य के सातवीं ऊतक परत से समरूपी है। गर्भधारण करने में जिन लोगों को कठिनाई होती है, उन्हें आयुर्वेद की विशहरण प्रक्रिया, जिसे पंचकर्म कहा जाता है, वह करने के लिए बताया जाता है। इस प्रक्रिया की मदद से आम का निर्मूलन किया जाता है तथा शरीर का प्राकृतिक संतुलन पुन: प्राप्त होता है। यही कारण है कि आयुर्वेद आम के निर्माण को रोकने के लिए सही आहार को बहुत महत्त्व देता है।

आधुनिक चिकित्सा की बोली में, आम की भूमिका और उसके निर्मूलन को लसिका प्रणाली (Lymphatic system) के अध्ययन से समझने की संभावना है। लसिका प्रणाली को शरीर की दुय्यम परिसंचरण (circulation) प्रणाली माना जाता है, जो शरीर से अपशिष्ट को निकालने का कार्य करती है।[६] कहा जाता है कि लसिका प्रणाली अंडोत्सर्ग (ovulation) के बाद सक्रिय हो जाती है और मासिक धर्म की ओर ले जाती है, जो शरीर को साफ़ करने का काम करती है, जिससे मासिक धर्म की समस्याएँ नहीं होती हैं। डॉ. जॉन डौलार्ड[७] के अनुसार लसिका संचय अपने साथ, मासिक धर्म चक्र से जुड़े लक्षण लाता है, जिसमें स्तन सूजन या नरमी, फूलना, जल (पानी) अवरोधन और मुंहासा शामिल हैं, हालाँकि, मासिक धर्म के संबंध में लसिका प्रणाली पर विस्तृत शोध और अध्ययन अभी किए जाने बाकी हैं।

शरीर शुद्धि (विषहरण) के लिए, 'पंचकर्म पद्धति' में पाँच क्रियाओं का अंतर्भाव है - वमन (मुँह से पेट की सामग्री को बाहर निकालना), विरेचन (आंतों से निकासी, रिक्तिकरण), नस्य (नाक और गले के माध्यम से उन्मूलन), अनुवसना और आस्थापना (औषधीय एनीमा के सहायता से मलाशय को रिक्त करना)। दिलचस्प बात यह है कि अगर आम अधिक मात्रा में होता है, तो मासिक धर्म प्रक्रिया के कारण महिलाएँ पंचकर्म चिकित्सा के परिणामों के समान विषाक्त पदार्थों को बाहर निकाल देती हैं। इस प्रकार, मासिक धर्म, प्रकृति द्वारा, महिलाओं को दिए जाने वाले प्राकृतिक शुद्धिकरण (विषहरण) प्रक्रिया के रूप में कार्य करता है।

आयुर्वेद ने मासिक धर्म को एक महत्त्वपूर्ण प्रक्रिया के रूप में माना है, क्योंकि यह संग्रहित आम को हटाने का कारण बनता है तथा शरीर को शुद्ध करता है। यह प्रक्रिया महिलाओं के लिए विशिष्ट है, क्योंकि बच्चे को जन्म देने की तैयारी में स्वस्थ गर्भ की आवश्यकता होती है। आंतरिक विषाक्त पदार्थों को, आंतों, मूत्र प्रणाली, साइनस, फेफडे और त्वचा, इन प्राथमिक भागों के माध्यम से बाहर निकाला जाता है। मासिक धर्म दौरान आम को बाहर निकालते समय कई समस्याएं प्रकट होता है, जैसे मुँहासे, अरुचि, उल्टी, मलत्याग, साइनस संग्रह (जिसके कारण सिरदर्द होना) और जठर द्वारा प्रेरित पेट में मरोड़ (जकड़न) का अनुभव कुछ महिलाओं को होता है। आम जितना अधिक होगा, मासिक धर्म संबंधी परेशानी उतनी ही अधिक होगी। इस तरह की असुविधाएँ एक संकेतक है, जिन्हें प्रारंभिक चरण में ही गंभीरता से लिया जाना चाहिए तथा सही आहार और व्यायाम दिनचर्या के माध्यम से ठीक किया जाना चाहिए, जिससे चयापचय प्रक्रिया में सहायता होती है। कई महिलाओं के साथ बातचीत दौरान, मेरा यह अनुभव रहा है कि मासिक धर्म से एक सप्ताह पहले और उसके दौरान भोजन में परहेज करने के सरल अभ्यास के साथ

साथ योग और प्राणायाम के दैनिक अभ्यास (मासिक धर्म के दिनों को छोड़कर) से महिलाओं के मासिक धर्म के अनुभव के तरीके को सकारात्मक रूप में बदल सकता है। सही आहार के अलावा, योग और प्राणायाम के नियमित अभ्यास से चयापचय और पाचन में सुधार होता है, जिससे आम का संचय कम होता है और इसके परिणामस्वरूप मासिक धर्म में परेशानी कम होती है।

इस प्रकार हम देखते हैं कि ग्रामीण लड़कियों और महिलाओं का पारंपरिक ज्ञान पूरी तरह से ग़लत नहीं है। मासिक धर्म की प्रक्रिया शरीर के विषाक्त पदार्थों को बाहर निकालती है, जिसे आम कहते हैं। लोकप्रिय धारणाओं (मान्यताओं) के विपरीत, मासिक धर्म का रक्त अशुद्ध नहीं है, बल्कि मासिक धर्म की यह प्रक्रिया शरीर को अशुद्धियों/ आम से मुक्त करती है।

ग्रामीण महिलाओं की यह समझ अकसर मासिक धर्म के उद्देश्य को ऐसी चीज़ के रूप में समझाती हैं, जो शरीर को शुद्ध करती है और महिलाओं के समग्र स्वास्थ्य को प्रभावित करती है, न कि इसका संबंध केवल गर्भावस्था या बच्चे के जन्म तक सीमित है। जबकि, आधुनिक विज्ञान ने मासिक धर्म को एक ऐसी प्रक्रिया में बदल दिया है, जो केवल बच्चे को जन्म देने के लिए आवश्यक है। "अगर बच्चे पैदा करने का मेरा इरादा नहीं है, तो मुझे ख़ून बहाने की क्या ज़रूरत है?" यह सवाल दुर्भाग्य से तथाकथित आधुनिक महिलाओं के बीच लोकप्रियता प्राप्त कर रहा है। नतीजतन, मासिक धर्म रोकने वाली गोलियाँ लेना और गर्भाशय को हटाना ख़तरनाक रूप से बढ़ रहा है, जो महिलाओं के समग्र स्वास्थ्य से समझौता कर रहा है।

यदि महिलाओं में, आम को हटाने के लिए मासिक धर्म जैसी स्वाभाविक क्षमता है, तो पुरुषों का क्या? लड़कों और पुरुषों को मासिक धर्म के माध्यम से आम को हटाने (निकालने) का लाभ

प्राप्त नहीं है, जिसका परिणाम यह है कि पुरुषों में बीमारीयों का प्रचलन अधिक है, और महिलाओं की तुलना में उनकी आयु कम होती है। यूनाइटेड नेषन्स वर्ल्ड पॉप्युलेषन प्रॉस्पेक्टस २०१५ की आवृत्ति अनुसार, पुरुषों की विश्वव्यापी औसत जीवन प्रत्याषा ६९ वर्ष की है, जबकि महिलाओं के लिए यह ७१ वर्ष है। भारत में यह प्रत्याषा पुरुषों के लिए ६७ वर्ष है और महिलाओं के लिए ७० वर्ष है।

ऐसे लोगों का मिलना असामान्य बात नहीं है, जो हमेशा मासिक धर्म वाली महिलाओं की तरफ़ सहानुभूति से देखते हैं और अकसर वे इसे महिलाओं की मासिक समस्या से संबोधित करते हैं। लेकिन तथ्य यह है कि यह मासिक आयोजन महिलाओं के स्वास्थ्य को निश्चित लाभ देता है। मासिक धर्म न आने वाले व्यक्तियों को मासिक धर्म के समान सफ़ाई करने के लिए, अपने व्यायाम, दिनचर्या में नियमित रहना होगा और अपने आहार के बारे में अतिरिक्त सावधानी बरतनी होगी, क्योंकि प्रकृति ने उन्हें मासिक धर्म के माध्यम से प्राकृतिक पंचकर्म का उपहार नहीं दिया है।

जब हम लोगों को मासिक धर्म रक्त को अशुद्ध संबोधित करते हुए सुनते हैं, तब या तो महिलाओं को सशक्त महसूस कराने के लिए हम पूरे विचार को खारिज कर देते हैं, नहीं तो लंबे समय से चले आए विचार (पद्धति) के बचाव में कठोर हो जाते हैं। उत्तर कहीं बीच में है। इस तरह की विचार प्रक्रिया को पूरी तरह से जाँच किये बिना खारिज नहीं किया जाना चाहिए, क्योंकि मासिक धर्म क्यों अस्तित्व में आया, इसमें छिपे महत्त्वपूर्ण पहलू हमारे पूर्वजों को ज्ञात हैं, जो इस विषय की हमारी समझ को गहरा करेंगे।

# References for Chapter 3


18. *Prasād* refers to a religious offering given to devotees

19. *Kuṅkuma* refers to a red pigment/vermillion used by Hindu women to make a round mark on the forehead and between parted hair

20. Khanjani S, Khanmohammadi M, Zarnani AH, Akhondi MM, Ahani A, Ghaempanah Z, Naderi MM, Eghtesad S, Kazemnejad S Comparative evaluation of differentiation potential of menstrual blood- versus bone marrow-derived stem cells into hepatocyte-like cells. PLoS One. 2014; 9(2):e86075.

21. Aṣṭāṅgahṛdaya Sūtrasthāna

22. Pañcakarma is a treatment in Āyurved used to detox the body.

23. Brown P. Lymphatic system: unlocking the drains. Nature. 2005 Jul 28; 436(7050):456-8.

24. Dr. John Douillard. The Encyclopedia of Ayurvedic Massage, 2004.

# अध्याय - ४

# मासिक धर्म एकांत: क्या है महिला की आवश्यकता?

"मेरा नाम नागरत्नम्मा है। मैं काटप्पनहट्टी गोल्लरहट्टी समुदाय से हूं। हममें से कुछ महिलाएँ मासिक धर्म के दौरान तीन दिनों तक घर से बाहर रहती हैं। इसलिए हमें नहाने और शौचालय के लिए सड़क के किनारे जाना पड़ता है। नहाने की कोई सुविधा नहीं है और हमें बाहर रहने के लिए भी कोई जगह नहीं है। इस वजह से हमें बहुत परेशानी होती है।"

ये शब्द हैं, कर्नाटक के चित्रदुर्ग जिले के, चल्लकेरे कस्बे (नगर) के गोल्ला समुदाय की एक महिला के। वर्ष २०१४ के अंत में मीडिया में बहुत अधिक विज्ञापन और शोर था कि कैसे मासिक धर्म के दौरान महिलाओं के एकांतवास और पितृसत्ता की प्राचीन प्रथाएँ गोल्ला समुदाय की महिलाओं के लिए समस्याएँ पैदा कर रही हैं। इन सभी मीडिया रिपोर्टों में, पत्रकारों ने आमतौर पर एक क्षुब्ध बाहरी व्यक्ति की आवाज़ पेश की और शायद ही कभी महिलाओं ने अपनी तरफ़ से कुछ बताया होगा। ऐसी पितृसत्ता का पालन करने वाले पुरुषों के साथ क्या किया जाना चाहिए, जो अपनी महिलाओं को ऐसी प्रथाओं का पालन करने के लिए मज़बूर करते हैं, इस पर मीडिया में चर्चा हुई। मीडिया की प्रस्तुति, स्पष्ट रूप से इतनी एक तरफ़ा लग रही थी कि मैंने और मेरी टीम ने गोल्ला समुदाय से मिलने और

प्रत्यक्ष जानकारी प्राप्त करने का फ़ैसला लिया। हमने जो समझा, वह प्रक्षेपित की गई बातों से बहुत अलग था।

यह पूछे जाने पर कि यदि पुरुष उन्हें मासिक धर्म के दौरान घरों में रहने देने के लिए सहमत होंगे, तो क्या वे इसके लिए तैयार होंगी, तो गोल्ला महिलाओं ने आपस में बात की और कहा,

"नहीं नहीं, हम इस प्रथा को नहीं तोड़ेंगे, यह हमारे पूर्वजों से चली आ रही सदियों पुरानी परंपरा है और हम इसका पालन करना चाहते हैं।"

लेकिन, उन्हें होने वाली असुविधा से वे अनजान नहीं थे। यह पूछे जाने पर कि इस समस्या का समाधान क्या है, तो एक गोल्ला महिला शिवम्मा ने कहा,

"मासिक धर्म के दौरान जब हम अपने घरों से बाहर रहते हैं, तो हमें काफ़ी परेशानियों का सामना करना पड़ता है। अगर बारिश होती है, तो हम छाता लेकर बाहर बैठते हैं। कृपया हमारे लिए बुनियादी सुविधाओं के साथ एक कमरा बनाएँ, ताकि हम अपनी पारंपरिक प्रथाओं का पालन करना जारी रख सकें।" उसने जो कहा, उसे दोहराते हुए नागरत्नम्मा ने कहा कि, "हमें बाहर रहने के दौरान बेहतर सुविधाओं की ज़रूरत है। हमें एक कमरे में स्वच्छतागृह, शौचालय और पानी की सुविधा की ज़रूरत है।"

## गोल्ला समुदाय

गोल्ला भेड़-बकरी पालन करने वाला समुदाय है, जो कर्नाटक के तुमकुर, हासन और चित्रदुर्ग जिलों के हाट्टी नामक बस्तियों में एक साथ रहते हैं। जबकि कई गोल्ला लोग आज अच्छी तरह से शिक्षित और स्थापित हैं, फिर ऐसे भी लोग हैं, जो ग्रामीण इलाक़ों में रहते हैं और अपनी

प्राचीन प्रथाओं का बहुत सख़्ती से पालन करते हैं। हमने कर्नाटक में हासन और चित्रदुर्ग जिले में गोल्लरहट्टी' की यात्रा की, ताकि उनके दृष्टिकोण और मासिक धर्म के बारे में प्रथाओं को समझा जा सके।

यात्रा के दौरान हमने छह अलग-अलग हट्टी के ३०० से अधिक महिलाओं और पुरुषों के साथ बातचीत की और मासिक धर्म प्रथाओं के पीछे के मूल कारणों का पता लगाया जैसे कि मासिक धर्म के दौरान अलग से बैठने के लिए झोपड़ियों का निर्माण क्यों होता है तथा गोल्ला महिलाओं की बताई हुई बातों को उनके ही आवाज़ में चित्रित किया गया। हमने पाया कि विभिन्न गोल्ला समुदायों के बीच भी मासिक धर्म एकांत की प्रथा का पालन करने के कारण भिन्न-भिन्न थे जिनमें से अधिकांश कारण व्यावहारिक थे।

## एकांत और स्वास्थ्य के लिए मासिक धर्म झोपड़ियाँ

हमारी पहली यात्रा, तिपघट्टा गोल्लरहट्टी की थी, जो पुरेहल्ली गाँव में है। यह हासन जिले के अरसीकेरे तालुका में पड़ता है। हमने तत्कालीन पंचायत अध्यक्ष की मदद से उस समुदाय के कुछ पुरुषों और महिलाओं से बात की। पुरुषों ने शुरुआत में ही बताया कि उन्हें दूसरे लोगों के बहुत क़रीब खड़े होने में अजीब लगता है, क्योंकि उनसे भेड़-बकरी की तरह गंध आती है। इस समुदाय के लोग अकसर छोटे घरों में संयुक्त परिवार के रूप में रहते हैं, जिसमें १० से १५ परिवार सदस्य एक ही छत के नीचे रहते हैं। उसी जगह को थोड़ा बढ़ाकर भेड़ बकरियों को रखने के लिए भी इस्तेमाल किया जाता है। जब किसी महिला का मासिक धर्म शुरू होता है, तो उसके लिए परिवार के अन्य पुरुष सदस्यों के साथ, समान स्थान पर रहना बहुत असुविधाजनक होता है। उन्होंने यह भी कहा कि मासिक धर्मवाली महिलाओं की प्रतिरोधक क्षमता कम होती है और यदि वे (भेड़-बकरियों से) समान स्थान साझा करती हैं, तो भेड़-बकरियों से उन्हें आसानी से रोग होने की संभावना होती है।

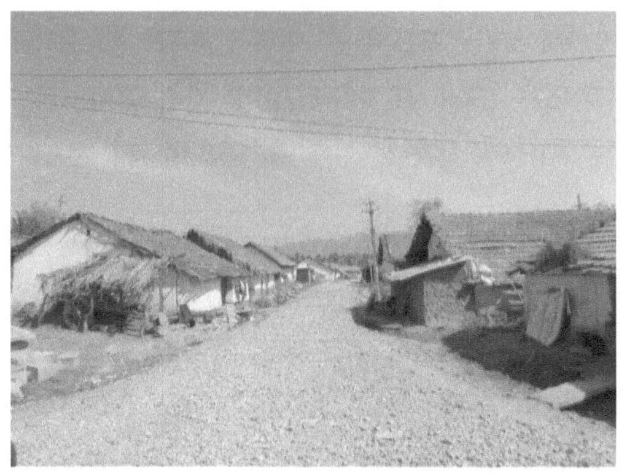

**चित्र ४:** हासन जिले के अर्सिकरे मे गोल्ला
समुदाय के लोगों के घर, वर्ष २०१६

इन कठिनाइयों से बचने के लिए समुदाय के लोगों ने सोच समझकर महिलाओं के लिए उनके मासिक धर्म के दौरान बैठने के लिए एक अलग जगह बनाने का फैसला किया, ताकि वे एकांत में रहें और उनके स्वास्थ्य से भी समझौता न किया जा सके। सिर्फ़ कोई ऐसी वैसी जगह नहीं, बल्कि सभी सावधानियाँ बरतते हुए बनाई गई मासिक धर्म झोपड़ी। यह झोपड़ी उस समुदाय से परिचित औषधीय पौधों और जड़ी-बूटियों के साथ बनाई जाती थी। उपयोग में लाई जाने वाली पत्तियाँ और पौधे न केवल मासिक धर्मवाली महिलाओं को ऊबदार रखते थे, बल्कि साँप, ज़हरीले कीड़ों से भी उनकी रक्षा करते थे तथा उनके जीवाणुरोधी और फफूँदरोधी (एंटीफंगल) गुणों के माध्यम से संक्रमण को भी रोकते थे। मासिक धर्म झोपड़ी का उपयोग उन महिलाओं द्वारा भी किया जाता था, जिनके अभी-अभी प्रसव हुआ हो और बच्चे को जन्म दिया हो, इस स्थिति में माँ और शिशु पहले तीन महीनों तक उस झोपड़ी में रहते थे। ऐसा माना जाता है कि झोपड़ी का वातावरण उन्हें जल्दी ठीक होने में मदद करता था और नवजात शिशु को भेड़ जनित बीमारियों से संक्रमित होने से बचाता था। हालाँकि हमें बताया गया था कि

महिलाएँ अब इस समुदाय में मासिक धर्म के लिए बनी झोपड़ियों में नहीं जाती हैं, लेकिन अपनी मासिक धर्म दौरान की अवधि के लिए अपने घरों के पिछवाड़े में रहकर एकांत का पालन करना जारी रखती हैं। स्थानीय भाषा में मासिक धर्मवाली महिलाओं और उन महिलाओं को, जिन्होंने अभी - अभी शिशु को जन्म दिया है, वे 'सूतक' अवस्था में होती हैं, ऐसा कहते है। जब स्थानीय लोग कहते हैं कि एक महिला सूतक में है, तो इसका मतलब है कि वह एक ऐसे स्थिति में है, जहाँ उसे आराम और विशेष देखभाल की आवश्यकता है। सूतक शब्द का अँग्रेज़ी में अनुवाद करने के प्रयासों के साथ नकारात्मक अर्थ आया, जिसके परिणामस्वरूप सूतक का अर्थ अशुद्धता या वर्जना का संकेत देते हैं। मासिक धर्म और बच्चे के जन्म के ठीक बाद के महीनों में प्राण की हानि होती है, ऐसी समझ है। इस हानि से उभरकर पुनः स्वस्थ होने के उद्देश्य से एकांत प्रथाएँ बनाई गईं। मासिक धर्म झोपड़ियों के निर्माण के लिए विशिष्ट औषधीय पौधों का उपयोग किया जाता है, जिससे महिला/शिशु को विशिष्ट देखभाल मिलती है। यह संभावना है कि इन उपायों से प्राण के नुक़सान की भरपाई होगी और महिला को जल्द ठीक होने में मदद होगी।

## पुरुषों के साथ संवाद करने के लिए मासिक धर्म झोपड़ी

अगले दिन हमने चित्रदुर्ग जिले के दोड्डेरी गाँव के हाट्टी के मुखिया श्री रुद्रप्पा से बातचीत की और उन्होंने हमारी मुलाक़ात कस्तूरी थिमनहल्ली और देवरा ऊरूकुंटे गाँव की महिलाओं से करवा दी, जो उनके साथ थीं। इस समुदाय में भी न केवल मासिक धर्मवाली महिलाओं के लिए अलग झोपड़ी बनाई जाती है, बल्कि उसमें नवमाताएँ, जिनके अभी अभी प्रसव हुआ है, वे भी रहती हैं। श्री रुद्रप्पा के अनुसार गोल्ला समुदाय के पुरुष, खानाबदोश चरवाहा होने के कारण भेड़ों को चराने के लिए लंबे समय तक चले जाते थे। कभी

- कभी वे एक या दो महीने के बाद ही लौटते थे। जब पुरुष लौटते थे, तो उन्हें नहीं पता होता था कि उनकी पत्नी की क्या स्थिति होगी, क्योंकि उन दिनों में मोबाइल फोन नहीं था। पुरुष के लिए अपनी पत्नी को मासिक धर्म झोपड़ी में देखने का मतलब था कि वह उससे अपनी दूरी बनाए रखे और जब तक वह झोपड़ी से बाहर न आ जाए, तब तक यौन गतिविधियों में शामिल न हो। इस समुदाय में यह समझा जाता है कि मासिक धर्म के दौरान या महिला के प्रसव के तुरंत बाद संभोग करना हानिकारक होता है। यह भी आयुर्वेद ग्रंथों में वर्णित बातों के अनुरूप है।

## महिला क्या चाहती है

हमारी अगली बातचीत, इस अध्याय की शुरुआत में वर्णित की गई महिला के साथ थी, जो चित्रदुर्ग जिले के चल्लकेरे गाँव के काटप्पनहट्टी गोल्लरहट्टी की है। शहर में होने के कारण जिन घरों में ये महिलाएँ रहती थीं, वे कम आय वाले क्षेत्रों के लिए संकरे स्थान थे। हम जिन महिलाओं से मिले, वे बहुत धार्मिक थीं और उनके पति पुजारी थे। उनके घर, एक मंदिर से सटे हुए थे और इसलिए मासिक धर्म दौरान एकांत में रहने की प्रथा उनमें अभी भी प्रचलित थी, क्योंकि उनका दृढ़ विश्वास था कि हम महिलाओं को मासिक धर्म दौरान मंदिर के पास नहीं होना चाहिए (इस प्रथा को इस पुस्तक के भाग २ में समझाया गया है)। यहाँ महिलाओं ने मासिक धर्म के दौरान घर से बाहर रहने से होने वाली परेशानियों को लेकर बात की। और गाँवों के खुले स्थानों के विपरीत, यहाँ जब महिलाएँ मासिक धर्म के दौरान घर से बाहर बैठने निकलती हैं, तो वे सचमुच सीधे सड़क पर ही होती हैं, जहाँ उनके पास अपनी इस अवधि का प्रबंधन करने के लिए न तो गोपनीयता (एकांतवास) होता है, न ही अन्य सुविधाएँ होती है। इन कठिनाइयों के बावजूद, महिलाओं का इन प्रथाओं को बंद करने का कोई इरादा नहीं था। इसके बजाय उन्होंने हमें आवश्यक

सुविधाओं के साथ विशेष कमरे बनाने का अनुरोध किया, जहाँ वे मासिक धर्म के दौरान रह सकें।

यह जानना दिलचस्प है कि एक समय राज्य सरकार और स्थानीय निर्वाचित प्रतिनिधीयों ने उनके अनुरोध पर विचार किया और मासिक धर्मवाली महिलाओं के लिए 'कृष्ण कुटीर' नामक कमरे बनाए, लेकिन, जब सरकार बदली, तब यह पद्धति अंधश्रद्धा है, ऐसा कहकर खारिज कर दिया गया और कृष्ण कुटीर को आँगनवाड़ी या अन्य किसी कार्य के लिए उपयोग मे लाया गया। मगर जहाँ पर इस तरह का रूपांतरण नहीं हुआ था, जैसा कि हमने देखा की येरोबहल्ली गाँव की मासिक धर्मवाली महिलाएँ उस जगह का उपयोग एकांतवास और आराम के लिए करती हैं। येरोबहल्ली में कृष्ण कुटीर गाँव के ठीक बाहर बनाया गया था, क्योंकि गाँव में एक मंदिर था। भले ही वह अब उपयोग के लिए उपयुक्त नहीं है, फिर भी मासिक धर्मवाली महिलाएँ कुटीर के नज़दीक जाती हैं और उसके ठीक बाहर झाड़ियों में रहती हैं। कहने की ज़रूरत नहीं है कि वे हर महीने स्वयं को जोखिम में डालती हैं।

यहाँ तक कि जब मैं, जनवरी २०२० में इस पन्ने को लिख रही हूँ, कर्नाटक सरकार ने अंधविश्वास विरोधी क़ानून पेश किया है, जिसका उद्देश्य कुछ अन्य प्रथाओं के साथ साथ गोल्ला समुदाय की महिलाओं की मासिक धर्म दौरान एकांतवास में रहने की प्रथाओं को समाप्त करना भी है। जब सरकार और कार्यकर्ता, महिलाओं को इस प्रथा को समाप्त करने के लिए मज़बूर करने पर दृढ हैं, तो गोल्ला महिलाओं के अनुभवों और उनके विकल्पों पर विचार भी नहीं किया जाता है, जैसा कि किसी विषय पर प्रकाशित एक लेख में इन महिलाओं में से एक द्वारा दिए हुए बयान से संकेत मिलता है: २४ साल की थायम्मा ने बताया,[1]

"मैं उन लोगों में से एक थी, जो रूढ़िवादी प्रथा से बाहर आए थे, लेकिन जल्द ही मैं बीमार पड़ गई और गाँव के

पुजारप्पा (पुजारी) ने मुझे सुझाव दिया कि मुझे ठीक होने के लिए, मासिक धर्म के दौरान, गाँव से बाहर अलग रहना चाहिए। और यह तरीक़ा काम कर गया।"

जिन महिलाओं ने मासिक धर्म के दौरान एकांतवास का पालन न करने से होने वाले स्वास्थ्य के प्रभावों को अनुभव किया है, वे इसे जारी रखना चाहती हैं और दूसरी तरफ़ एक ऐसी प्रणाली है, जो इस प्रथा को समाप्त करने के लिए दृढ़ निश्चयी है। यहाँ तक कि प्रथा का पालन करने वाले लोगों की पसंद का सम्मान करने की भी परवाह नहीं करते हैं, जो उन महिलाओं को बचाने का इरादा रखते हैं।

## क्या प्रतिबंध सही उत्तर है?

नवंबर, २०१८ में तमिलनाडु की १६ वर्षीय एक लड़की की मौत की कहानी सामने आई थी, जो गजा चक्रवात के दौरान मासिक धर्म झोपड़ी में फँस गई थी। बी.बी.सी. ने गजा चक्रवात, इस शीर्षक के साथ एक कहानी लिखी - "साइक्लोन गजा: पीरियड्स के दौरान अलग की गई भारतीय लड़की की मौत"।[२] नेपाल की इसी तरह की कहानियों ने बहुत अधिक शोर, विशेषत: अंतरराष्ट्रीय समुदाय में मचाया। नेपाली सरकार पर बाहरी दबाव इतना ज्यादा था कि उन्हें नेपाल में चौपदी नामक प्रथा का अपराधीकरण करना पड़ा। आखिरकार, ऐसी कहानियाँ मीडिया में सनसनी पैदा करती हैं और मासिक धर्म संबंधी कार्य करने वाली कार्यकर्ताओं को व्यस्त रखती हैं।

जबकि यह वास्तव में दुर्भाग्यपूर्ण है कि मासिक धर्म के दौरान एकांत और आराम पाने के लिए बनाई गई झोपड़ी में युवा लड़की की मृत्यु हो गई, लेकिन यह सोचना गलत है कि किसी प्रथा पर प्रतिबंध लगाने से यह समाप्त हो जाएगा। प्रतिबंद लगाने से तो मासिक धर्मवाली महिलाओं को एकांत में रहने की प्रथा को, बुनियादी

सुविधाएँ न होने के कारण भूमिगत होने धकेल दिया जाता है, जैसा कि हमने गोल्ला महिलाओं के मामलें में देखा था। इन सब बातों से निपटने का अधिक समझदार तरीक़ा यह होगा कि अपनी परंपरा का पालन करने के लिए महिलाओं की पसंद का सम्मान किया जाए और उन्हें, उसे सुरक्षित तरीके से पालन करने में मदद की जाए। इस समस्या की जड़ मासिक धर्म का एकांतवास नहीं है; इस समस्या की जड़ ग़रीबी है।

मासिक धर्म के दौरान एकांतवास में रहने की प्रथा का पालन करने वाली महिलाएँ अगर विकासशील देशों की ग़रीब महिलाएँ न होतीं, तो उनके झोपड़ों को 'रेड टेंट्' (लाल तंबू) कहकर सराहना की जाती। वर्तमान में, पश्चिमी देशो में रेड टेंट्स एक आंदोलन है, जहाँ महिलाएँ समय निकालकर अपनी कहानियों को साझा करने, आराम करने और एक-दूसरे को सुनने के लिए सार्वजनिक स्थानों पर लाल रंग के तंबू में एकत्रित होती हैं। यह एकत्रीकरण चंद्र कैलेंडर के आस-पास, अमावस्या या पूर्णिमा पर आयोजित किया जाता है। जो लोग रेड टेंट्स में जाते हैं, वे हालाँकि स्वयं इस बात से शायद अवगत नहीं होंगे कि अमावस्या या पूर्णिमा के आस-पास मिलने का कारण यह है कि पारंपरिक रूप से, मासिक धर्म का रक्तस्राव, चंद्रमा चक्र के साथ जुड़ा हुआ है। यूरोप में महिलाओं के लिए अपने निकटतम रेड टेंट को खोजने के लिए एक ऑनलाइन शब्दकोष www.redtentdirectory. com नाम से उपलब्ध है।[3] वर्ष २०१६ तक इस वेबसाइट ने पूरे इंग्लैड, वेल्स और उत्तर आयरलैंड के ५७ समूहों को सूचीबद्ध किया। माना जाता है की रेड टेंट्स महिलाओं को उनके मासिक धर्म/स्त्री चक्र का सम्मान करने में मदद करते हैं। यदि आप पश्चिम (यूरोप की) किसी महिला को माथे पर लाल बिंदी, हाथों में चूड़ियाँ, आदिवासी संगीत पर थिरकते हुए और सजावट के लिए हिंदू देवताओं के चित्रों का उपयोग करते हुए देखें, तो आश्चर्यचकित न हो।

मासिक धर्म की सांस्कृतिक स्वीकृति से वंचित, आधुनिक पश्चिमी दुनिया के लिए रेड टैंट्स जैसे आंदोलन, एक आकर्षक अनुभव जैसे हैं। भारतीय और नेपाली महिलाएँ, जिन्हे वास्तव में इन प्रथाओं के पालन की आवश्यकता है और जो उन्हीं के द्वारा बनाई गई है, तथा वह उनका बुनियादी अधिकार है, उसे महिला सशक्तिकरण नाम पर छीन लिया जाता ह।

# References for Chapter 4


1. Pailoor, Anitha. It's period: Karnataka's anti-superstition law ends Kadugolla custom. Deccan Herald, January 24, 2020
2. BBC News. 'Cyclone Gaja: India girl segregated during period dies'. 21 Nov 2018
3. Telegraph: Why Women Are Gathering In 'Red Tents' across the UK, by Cathy Wallace (2 Feb 2016)

# अध्याय - ५

# खेल और मासिक धर्म: यह दर्दनाक क्यों नहीं होना चाहिए

एक आधुनिक खिलाड़ी महिला, लगभग ३० से ३५ वर्ष की आयु तक अपने खेल करियर के शीर्ष पर बनी रहती है। उसके बाद, उसका शरीर थकने लगता है। इसकी तुलना में एक महिला कलरीपायट्टु (केरल की पारंपरिक युद्ध कला) कलाकार, अपनी बढ़ते उम्र के साथ भी अच्छा प्रदर्शन जारी रखती है। पद्मश्री पुरस्कार विजेती ७६ वर्षीय मीनाक्षी अम्मा, अभी भी तलवार चलाती हैं, यह उदाहरण इसका प्रत्यक्ष प्रमाण है।[१] इसी तरह भरतनाट्यम जैसे पारंपरिक नृत्य में प्रशिक्षित महिलाएँ ८० वर्ष की आयु में भी रंगमंच पर अच्छा प्रदर्शन करने के लिए जानी जाती हैं।

पारंपरिक और आधुनिक खेलों/नृत्य प्रकारों में बड़ा अंतर बस यही है - भारत में उत्पन्न होने वाले सभी पारंपरिक युद्ध (खेल) प्रकार (मार्षल आर्ट) और नृत्य रूपों ने आग्रहपूर्वक कहा है कि महिला खिलाड़ी/कलाकार मासिक धर्म के दौरान विश्राम लें। आधुनिक खेलों में महिलाओं से कहा जाता है कि वे उस वक्त भी परिश्रम करें और पुरुषों की बराबरी करें। परिणामस्वरूप, लगातार चोट, अनियमित मासिक धर्मचक्र, बच्चे के जन्म के दौरान कठिनाई और चुने हुए खेल में प्रदर्शन की कमी में यह दिखाई देता है।

मासिक धर्म, उन महिलाओं के लिए बाधा नहीं होना चाहिए, जो खेल या अन्य शारीरिक रूप से आवश्यकता वाले करियर में हैं। यह कालावधि उनके लिए अधिक फ़ायदेमंद बन सकती है, बशर्ते, प्रबंधक और प्रशिक्षक, महिला और पुरुषों के शरीर एक समान हैं, ऐसा मानकर व्यवहार करना बंद कर दें। इसके बजाय वे महिला खिलाड़ियों को उनके मासिक धर्म के साथ तालमेल बैठाने के लिए प्रोत्साहित करें।

२०१६ में मैंने यह जानने का बीड़ा उठाया कि खेल मासिक धर्म को कैसे प्रभावित करता है और क्या मासिक धर्म, खेल प्रदर्शन को प्रभावित कर सकता है। इस बात की गहरी समझ प्राप्त करने के लिए, मैंने एथलेटिक्स, लंबीकूद, पावरलिफ्टिंग, जिमनास्टिक खेल, बाइक रेसिंग, कबड्डी और पारंपरिक खेल प्रकार जैसे केपोइरा (capoeira), कलरिपयट्टू (kalaripayattu), सिलम्बम (silambam) आदि विविध खेल पृष्ठभूमियों की महिलाओं से संवाद किया। इस विषय को आयुर्वेद के दृष्टिकोण से समझने के लिए बेंगलुरु स्थित आयुर्वेदिक चिकित्सक डॉ. रम्या भट्ट से सलाह ली गई। मैंने जो समझा और आधुनिक महिला खिलाड़ी, उनके पसंद के करियर का उनके स्वास्थ्य पर नकारात्मक प्रभाव न पड़ने देने के लिए क्या कर सकती हैं, इसके बारे में इस अध्याय में संक्षेप में बताया है।[२]

## दोष, प्रदर्शन को कैसे प्रभावित करते हैं

यदि आपने 'मासिक धर्म प्रथाओं को आयुर्वेद द्वारा समझना' यह अध्याय पढ़ा है, तो आप अब तक जान गए होंगे कि प्रत्येक महिला का मासिक धर्मचक्र और व्यक्तित्त्व उनके दोष प्रकृति के लिए विशिष्ट होता है। यह बात महिला खिलाड़ियों के लिए भी सच है।

**वात प्रकृतिवाली महिला खिलाड़ी** - जिन महिलाओं के शरीर की बनावट में वात दोष का प्रभुत्व होता है, उनमें मासिक धर्म की समस्याएँ और चोटें अधिक होती हैं, खासकर यदि वे मासिक धर्म के दौरान या उससे ठीक पहले शारीरिक गतिविधि में सहभागी होती हैं और वात की वृद्धि को रोकने के लिए आवश्यक सावधानी नहीं बरतती हैं। नतीजतन, वात प्रकृति वाली खिलाड़ी महिलाओं में मासिक धर्म में देरी होने की संभावना अधिक होती है, उस दौरान दर्द और बार-बार चोट लगने का खतरा होता है। अपने मन की दृढ़ इच्छा से वे मरोड़, दर्द और आत्मविस्मृति (disorientation) को भी दूर रख सकती हैं, लेकिन निरंतर बढ़े हुए वात के दीर्घकालिक प्रभाव के परिणामस्वरूप, गर्भधारण करने में कठिनाई, प्रसव के दौरान कठिनाई और समय से पहले अस्थिसुषिरता (osteoporosis) हो सकती है।

**पित्त प्रकृतिवाली महिला खिलाड़ी** - वात दोष में किसी भी तरह की वृद्धि से पित्त दोष में भी गड़बड़ी हो सकती है। पित्त प्रधान प्रकृति वाली महिलाओं को अपने मासिक धर्म की कालावधि के ठीक पहले शरीर में बहुत अधिक गर्मी और पसीना महसूस होता है और अत्यधिक शारीरिक व्यायाम इसे और बिगाड़ सकता है। आमतौर पर भारी मासिक धर्म रक्तस्राव, पित्त प्रकोप की विशेषता है, इसलिए रक्त की कमी (एनीमिया) होता है। जब खेल की बात आती है, तो पित्त प्रकृति की महिलाएँ अच्छी प्रतिस्पर्धी, अपने कार्य पर केंद्रित और दृढसंकल्पी होती हैं, लेकिन वे उत्तेजित हो जाती हैं और दूसरों की तुलना में जल्दी थक जाती हैं, यदि पित्त वृद्धि को रोकने के लिए आवश्यक सावधानी न बरती जाए।

**कफ प्रकृतिवाली महिला खिलाड़ी** - कफ प्रकृति की महिलाओं को वास्तव में खेलों से लाभ होता है, क्योंकि व्यायाम से वात और पित्त में वृद्धि होती है, जिससे कफ की प्रबल भावना को संतुलित किया जा सकता है। ऐसी महिलाओं को यह भी अनुभव होता है कि जब उनका

मासिक धर्म होता है, तो वे बेहतर प्रदर्शन करती हैं, जैसा कि मुझे एक खिलाड़ी (एथलीट) ने बताया था। कफ प्रकृति की महिलाओं में अधिक सहनशक्ति होती है और वे अपनी क्षमताओं को अधिक बढ़ाने के साथ प्रयोग कर सकती हैं, वे लंबी दौड़ (मैराथनर), तेज़ धावक (स्प्रिंटर्स) और पहलवान बन सकती हैं।

अधिकांश महिलाओं में एक प्रमुख दोष के साथ दो या दो से अधिक दोषों का संयोजन होता है। कफ-पित्त का संयोग खेल और तीव्र शारीरिक व्यायाम के लिए बहुत उपयुक्त हो सकता है, क्योंकि यह पित्त के ध्यान केंद्रित करने और प्रतियोगितात्मकता के साथ कफ की ताक़त और सहनशक्ति को जोड़ता है। महिला खिलाड़ियों के प्रमुख दोष और प्रकृति का निर्धारण, विशेष रूप से कम उम्र में होता, तो उनके अभ्यास, भोजन और यहाँ तक के उनके लिए योग्य खेल प्रकार की योजना बनाने में बहुत मददगार हो सकता है।

## महिला खिलाड़ियों में मासिक धर्म की कठिनाइयाँ

लंबी दूरी की एक ब्रिटिश धावक पाउल रैडक्लिफ ने एक बार कहा था कि खेलों ने सर्वोत्कृष्ट एथलीटों की मासिक धर्म की कालावधि को समझना सीखा नहीं है।[3]

आज के समय और काल में विज्ञान में सभी प्रगति के बावजूद महिला खिलाड़ियों पर होने वाले मासिक धर्म के प्रभाव को बहुत कम समझा जाता है। बहुत बार महिला खिलाड़ियों को बेहतर प्रदर्शन के लिए मासिक धर्म को स्थगित करने वाली गोलियों का उपयोग करके मासिक धर्म को दबाने, मरोड़ के लिए दर्द निवारक दवाओं का सेवन करने और यहाँ तक कि अपने शरीर को अधिक मर्दाना बनाने के लिए हार्मोन लेने के लिए कहा जाता है। इसके अलावा, खिलाड़ियों को इस तरह के दर्द और मासिक धर्म की कठिनाइयों का अनुभव करने के कारणों के बारे में ज्ञान की कमी, इस विषय को खिलाड़ियों के लिए

बेहद महत्वपूर्ण बनाती है। निम्नलिखित परिच्छेद महिला खिलाड़ियों की मासिक धर्म की समस्याओं, आयुर्वेद के अनुसार मासिक धर्म संबंधी कठिनाइयों के कारण और स्वदेशी ज्ञान प्रणालियों से उसका समाधान, जो महिलाओं को अपने (खेल) प्रदर्शन से समझौता किए बिना बेहतर स्वास्थ्य के लिए अपने मासिक चक्र के साथ काम करने में सक्षम बनाएगा, उसको रेखांकित करेगा।

आयुर्वेद के अनुसार वात, हार्मोन (अंतःस्राव) को गतिमान करने के वास्ते संकेत भेजने के लिए जिम्मेदार है, जो अंडोत्सर्ग और मासिक धर्म का कारण बनता है, हालाँकि, अगर वात विकृत हो जाता है, तो अंतःस्राव को संकेत भेजने और प्राप्त करने के लिए बाधा उत्पन्न हो सकती है, जिससे विभिन्न मासिक धर्म विकार होंगे। आइए हम अलग-अलग मासिक धर्म संबंधी विकारों पर एक नज़र डालें और यह महिला खिलाड़ियों को कैसे प्रभावित करता है, यह देखें।

## १. रजोरोध (amenorrhea) - छह महीने या उससे अधिक की कालावधि के लिए मासिक धर्म में आया अवरोध

मेरी कैन जिन्होंने १७ साल की उम्र में २०१३ विश्व प्रतियोगिता के लिए योग्यता प्राप्त की थी और जिन्हें उनकी पीढ़ी की स्टार खिलाड़ी माना जाता था, उनका उदाहरण एक दुर्भाग्यपूर्ण उदाहरण है, जिसे महिला खिलाड़ियों को सहना पड़ता है। मेरी कैन के पुरुष कोच (जो नाइकी प्रशिक्षण कार्यक्रम का हिस्सा थे) ने उसको यकीन दिलाया कि मेरी को और पतला होना है, और आखिर उसका शरीर टूटना शुरू हो गया। उसका मासिक धर्म तीन साल की अवधि के लिए रुक गया। अस्थिसुषिरता के कारण उसकी पाँच अलग-अलग हड्डियाँ टूट गईं

और आत्महत्या करने के प्रयास में उसने अपनी कलाई काट ली। उन्हीं के शब्दों में,

"मैं अब ओलिंपिक में जगह बनाने की कोशिश भी नहीं कर रही थी, मैं बस जीवित रहने की कोशिश कर रही थी।"

सार्वजनिक रूप से नीचे लिखे शब्द कहने के लिए उसने साहस और दर्द सहा होगा,

"वे स्वीकार ही नहीं कर रहे हैं कि यह एक सर्वांगी संकट है, जिसमें युवा लड़की के शरीर को भावनात्मक और शारीरिक रूप से अपमानजनक प्रणाली द्वारा तहस-नहस किया जा रहा है।"[४]

जबकि मेरी कैन ने अंतत: इस सर्वांगी दुर्व्यवहार के विरूद्ध बात की, कई महिला एथलीट अभी भी चुप हैं कि कैसे खेल ने उनके शरीर को बदल दिया है। रजोरोध महिला खिलाड़ियों में एक आम समस्या है और यह अत्यधिक व्यायाम का परिणाम है। हाल के अध्ययनों में उल्लेख किया गया है कि एथलेटिक एमेनोरिया (रजोरोध) की घटना विशेषरूप से अधिक है।[५] सामान्य महिलाओं में यह दर २ से ५ प्रतिशत रहती है। इसकी तुलना में एथलीटों, नर्तकियों और लंबी दूरी धावकों में यह दर ६५ से ६९ प्रतिशत है।[६] आधुनिक चिकित्सा में एथलेटिक एमेनोरिया का अंतर्निहित तंत्र अज्ञात है, हालाँकि आयुर्वेद की सहायता से इसका कारण समझना संभव है।

मासिकधर्म चक्र के पहले और दूसरे सप्ताह के दौरान, (यानी मासिक धर्म के बाद का सप्ताह), जिसके बाद अंडोत्सर्ग होता है, उस दौरान एस्ट्रोजन (oestrogen) अंत:स्राव के स्तर में वृद्धि होती है। इस समय अधिक व्यायाम के कारण बढ़ा हुआ वात, मासिक धर्म चक्र को निम्नलिखित तरीक़ों से प्रभावित कर सकता है

✦ यदि पहले सप्ताह की शुरुआत में वात पहले से ही बाधित है, तो एस्ट्रोजन का स्तर अपेक्षित रूप से नहीं बढ़ता है, जिसके परिणामस्वरूप अंडोत्सर्ग नहीं होता है।

✦ यदि दूसरे सप्ताह के दौरान 'वात' में गड़बडी (विकृति) होती है, तो यह एस्ट्रोजन की मात्रा को कम करने के संकेतों को भेजे जाने से रोकता है (एस्ट्रोजन का स्तर अंडोत्सर्ग के बाद चरम पर होता है और उसके बाद वह कम होना चाहिए)। इसलिए एस्ट्रोजन का स्तर बढ़ता रहता है और मासिक धर्म नहीं होता है। इसके परिणामस्वरूप रजोरोध होता है। आयुर्वेद में रजोरोध को वात विकृति से होने वाला रोग माना गया है। शरीर में चरबी की कमी और बहुत अधिक व्यायाम के कारण ऐसा हो सकता है। यही कारण है कि एथलीट महिलाएँ, कई बार अपना नियमित मासिक धर्म प्राप्त करने में विफल रहती हैं।

## २. कष्टार्तव (मासिक धर्म मरोड़/दर्द/बेचैनी)

जब चीनी तैराक फू युआनहुई (Fu Yuanhui) ने २०१६ के ओलंपिक खेलों में महिलाओं की १०० मीटर बैकस्ट्रोक के लिए कांस्य पदक जीता, तो उसने दुनिया को यह बताकर सुर्खियाँ बटोरीं कि उस दिन उसका मासिक धर्म चल रहा था।[७] एक साक्षात्कारकर्ता ने उसे अपना पेट पकड़े और दर्द से कराहते हुए पाया। उसने फू से पूछा कि क्या वह दर्द में है, जिस पर उसने जवाब दिया,

"वास्तव में मेरा मासिक धर्म कल रात को शुरू हुआ था, इसलिए मैं बहुत कमज़ोर और सच में थका हुआ महसूस कर रही हूँ।"

और इसे दुनिया ने सराहा, क्योंकि लोगों को लगा की ज़ाहिर तौर पर उसने मासिक धर्म के बारे में सार्वजनिक रूप से बात करके

एक वर्जना को तोड़ा। क्या किसी को पता नहीं था कि उसके दर्द का शायद मासिक धर्म के दौरान तैरने से कोई लेना-देना था? सराहना के बजाय, उसे एक ऐसी व्यवस्था से मदद की ज़रूरत थी, जो मासिक धर्म के दौरान तैराकी के प्रभाव को समझ सके। दूसरा उदाहरण लंबी कूद की ब्रिटिश खिलाड़ी जैस्मिन सॉयर्स (Jazmin Sawyers) का है, जिन्हे दीर्घकालीन दर्द के कारण प्रतियोगिता से बाहर आना पड़ा।

भारत की एक पूर्व एथलीट (जो लंबी कूद में दक्षिण एशियाई खेलों की विजेता थी) के साथ मेरे साक्षात्कार में, उन्होंने कहा,

"एशियाई चैंपियनशिप के दौरान दो बार मैं स्वर्णपदक जीतने की उम्मीद कर रही थी, लेकिन मेरे मासिक धर्म के कारण मैं उतनी अच्छी से कूद नहीं सकी, जितनी मैंने उम्मीद की थी और केवल कांस्य पदक जीत सकी। मासिक धर्म दौरान मेरा शरीर सामान्य दिनों की तुलना में जल्दी थक जाता है। प्रशिक्षण के दौरान यह ज़्यादा अहम मुद्दा नहीं था, लेकिन प्रतियोगिताओं के दौरान यह पूरी तरह से निरूत्साहित करने वाला था।"

आधुनिक चिकित्सा में, महिला खिलाड़ियों में कष्टार्तव की समस्या का ज्ञान, और इसे कैसे रोका जा सकता है, यह जानकारी नहीं है। जैसा कि जाझमिन सॉयर्स ने कहा,

"मेरे पास दर्द निवारक और उत्तेजना विरोधी दवाओं के मिश्रण हैं, जिसके बारे में मैं ईमानदारी से कहती हूँ, वे आमतौर पर काम करते हैं और कभी-कभी नहीं भी करते। हम अभी भी नहीं जानते कि दर्द इतना बुरा क्यों है और हम अभी भी इसके अनुकूल, प्रबंधन योजना बनाने का प्रयास कर रहे हैं।"

आयुर्वेद के दृष्टिकोण से कष्टार्तव का कारण समझा जा सकता है। वात दोष के पाँच उपप्रकार हैं,१० जो शरीर के विभिन्न भागों में हलचल को नियंत्रित करते हैं। उपप्रकार, जो पेशाब, मल उत्सर्जन, मासिक धर्म का रक्तप्रवाह और बच्चे के जन्म दौरान शरीर के नीचे की ओर गति के लिए जिम्मेदार हैं, उसे अपान वायु कहते हैं। यह शरीर के निचले हिस्से में जननांगों के पास स्थित होता है। मासिक धर्म के दौरान, रजोस्राव को बाहर निकालने की सुविधा के लिए अपान वायु नीचे की ओर जाती है। कष्टार्तव का परिणाम निम्न में से किसी भी कारण से हो सकता है:

- ✦ मासिक धर्म के ठीक पहले या दौरान अनुचित आहार - मासिक धर्म के दर्द और ऐंठन (मरोड़) से पीड़ित अधिकांश महिलाओं में कष्टार्तव मासिक धर्म के ठीक पहले या उसके दौरान, अस्वास्थ्यकर भोजन के सेवन और अधूरे पाचन के कारण होता है, जो जठरसंबंधी समस्याओं का कारण बनता है। जब अपान मासिक धर्म के दौरान नीचे की ओर कार्य कर रहा होता है, तो यह शरीर में जमा विषाक्त पदार्थों और अत्यधिक गैस को बाहर निकालता है। यदि विषाक्त पदार्थ और अस्वास्थ्यकर भोजन की आदतों के कारण अधिक होते हैं, तो मासिक धर्मवाली महिलाओं को अधिक दर्द और ऐंठन का अनुभव होता है।

- ✦ मासिक धर्म के ठीक पहले या उसके दौरान अत्यधिक शारीरिक व्यायाम - महिला खिलाड़ियों में वात का बढ़ना मुख्य रूप से मासिक धर्म से ठीक पहले या उसके दौरान, अत्यधिक शारीरिक व्यायाम के कारण होता है। चूँकि वात गति से जुड़ा हुआ है, इसलिए अत्यधिक गति वात के प्राकृतिक संतुलन को बिगाड़ देती है। मासिक धर्म एक ऐसी प्रक्रिया है, जिसमें प्राकृतिक रूप से वात की प्रधानता

होती है। इसलिए मासिक धर्म के दौरान अत्यधिक शारीरिक व्यायाम करने से शरीर में वात बढ़ जाता है, जिससे मासिक धर्म में परेशानी होती है।

✦ अपान की रूकावट या ऊपर की ओर गति (संचार): मासिक धर्म के दौरान यदि महिलाएँ ऐसी गतिविधियाँ करती हैं, जो अपान की नीचे की दिशा को बदल देती है या अस्थायी रूप से नीचे की ओर गति (बहने वाले प्रवाह) को रोक देती है, तो उन्हें अपान के अवरुद्ध या विपरीत दिशा में खींचे जाने के कारण मासिक धर्म में ऐंठन का अनुभव होने की काफी संभावना है। उदाहरण के लिए तैरना या लंबे समय तक पानी के नीचे रहना, मासिक धर्म प्रवाह को अस्थायी रूप से रोक देगा (इसका अनुभव हम लंबे समय तक स्नान करने पर भी देख सकते हैं)। योगासन या जिमनास्टिक के दौरान उलटे अंगविन्यास, अपान को विपरीत दिशा में कर सकते हैं, लंबी छलांग जैसी गतिविधियाँ मासिक धर्म के दौरान अस्थायी रूप से गुरूत्वाकर्षण के विरुद्ध उठती हैं, जिसके कारण अपान भी गुरूत्वाकर्षण के विपरीत कार्य करता है, जिससे मासिक धर्म में दर्द होता है।

## ३. अत्यार्तव (अत्यधिक मासिक धर्म स्राव) और ख़ून की कमी

२०१५ में ब्रिटेन के विश्वविद्यालयों में 'सर्वोत्कृष्ट और ग़ैर सर्वोत्कृष्ट वर्ग के एथलीटों के बीच भारी मासिक धर्म रक्तस्राव की व्यापकता और प्रभाव' इस शीर्षक के तहत शोध अध्ययन किया गया।[११] उन्होंने २०१५ लंडन मैराथन में सहभागी ७८९ प्रतिभागियों का ऑनलाइन सर्वेक्षण और प्रत्यक्ष साक्षात्कार के माध्यम से १०७३ का अध्ययन किया। परिणामों से पता चला कि ऑनलाइन सर्वेक्षण के माध्यम से ५४% सहभागियों ने भारी मासिक धर्म रक्तस्राव की सूचना दी

और साथ में ३७% सर्वोत्कृष्ट एथलीटों ने भी भारी मासिक धर्म रक्तस्राव होने की बात कही। कुल मिलाकर व्यायाम करने वाली ३२% महिलाओं ने ख़ून की कमी (एनीमिया) के इतिहास की सूचना दी। चिकित्सा सलाह केवल २२% अल्प संख्या महिलाओं ने माँगी थी।

आयुर्वेद के अनुसार, अतिरिक्त स्राव और ख़ून की कमी, ये ऐसी स्थितियाँ हैं, जो पित्त दोष के विकृत होने के कारण होती हैं। मांस, गर्म, मसालेदार, खट्टा, नमकीन भोजन, अधिक उष्ण होने के कारण, पित्त विकृत हो सकता है, जिसके परिणामस्वरूप पाचन अनुचित होता है। जो महिलाएँ नियमित रूप से मांसाहारी भोजन का सेवन करती हैं, उनमें भारी मासिक धर्म रक्तस्राव की संभावना अधिक होती है क्योंकि मांसाहारी भोजन, पित्त को बढ़ाता है। वात में कोई भी विकृति, पित्त को बढ़ा सकती है। इस प्रकार मांस आधारित आहार के साथ अत्यधिक व्यायाम, विशेष रूप से मासिक धर्म से ठीक पहले या दौरान के दिनों में, भारी मासिक धर्म रक्तस्राव का कारण हो सकता है। पित्त प्रकृति वाली महिलाओं में इसकी संभावना अधिक होती है।

पित्त प्राबल्य के परिणामस्वरूप, पोषण की कमी से ख़ून की कमी (एनीमिया) हो सकती है, यानी हीमोग्लोबिन की संख्या १२ mg/dL से कम होना। ऐसे मामलों में बढ़े हुए पित्त के परिणामस्वरूप पोषक तत्वों का अनुचित अवशोषण होता है, जिसके परिणामस्वरूप रक्त में लौह तत्व की कमी हो जाती है। ख़ून की कमी, कमज़ोरी, थकावट और एकाग्रता की कमी का कारण बन सकता है। आयुर्वेद में एनीमिया के उपचार में पित्त को शांत और संतुलित करना भी अंतर्भूत है, ताकि शरीर भोजन के पोषक तत्वों को अवशोषित करने में सक्षम हो, भले ही लोहे की खुराक का सेवन न किया जाए।

## ४. बहुगंठीय डिम्बग्रंथी लक्षण (Polycystic Ovarian Syndrome, PCOS)

'महिला खिलाड़ियों के लिए टेस्टोस्टेरोन की भूमिका' नामक शीर्षक के लेख में, प्रशिक्षिका और लेखिका, एम्बर लार्सन ने महिलाओं के टेस्टोस्टेरोन पर व्यायाम के प्रभाव पर किए गए शोध को प्रस्तुत किया है। वे लिखती हैं,[२३]

"पोस्ट टेस्टोस्टेरोन (post-testosterone) सांद्रता, व्यायाम के बाद अधिक होने के साथ, व्यायाम के लिए मुख्य प्रभावकारी घटक हुआ, हालाँकि व्यायाम के पहले और ३० मिनट पूर्व वह अलग नहीं था। व्यायाम के तुरंत बाद सभी टेस्टोस्टेरोन हार्मोन सांद्रता, आधार रेखाओं से बहुत अधिक हो गए (...) तो मूल रूप से जब आप व्यायाम करते हैं, तो आपका शरीर या तो अधिक टेस्टोस्टेरोन बनाता है या शरीर से कम नष्ट हो रहा है। जो भी हो, व्यायाम करने के ठीक बाद टेस्टोस्टेरोन अधिक हो जाता है।"

डॉ. रम्या भट्ट के अनुसार टेस्टोस्टेरोन में वृद्धि तब हो सकती है, जब महिलाएँ पुरुष प्रधान खेलों जैसे कुश्ती या भारोत्तोलन में सहभागी हों, जिसके लिए मांसपेशियों की शक्ति की अधिक आवश्यकता होती है। टेस्टोस्टेरोन यह मांसपेशियों की ताक़त और महिलाओं के लिए यौन कामेच्छा में महत्त्वपूर्ण भूमिका निभाने के लिए जाना जाता है। आमतौर पर टेस्टोस्टेरोन का स्तर केवल अंडोत्सर्ग के दौरान ही चरम पर होता है और तब भी यह पुरुषों के टेस्टोस्टेरोन के स्तर की तुलना में बहुत कम होता है। लेकिन जब टेस्टोस्टेरोन अन्य समय सक्रिय किया जाता है, तो बढ़े हुए टेस्टोस्टेरोन के परिणामस्वरूप PCOS के लक्षण हो सकते हैं, जो

चेहरे पर अत्यधिक बाल, मर्दाना आवाज़ और बांझपन या दूसरे शब्दों में हाइपरएंड्रोजेनिज़्म (Hyperandrogenism) के लक्षण हैं।

अध्ययनों से संकेत मिलता है कि ओलंपिक की महिला खिलाड़ियों में PCOS अत्यधिक देखा जाता है, जिससे उनमें प्रजनन संबंधी शिथिलता होती है। लेकिन इसे एक समस्या के रूप में मानने और महिला खिलाड़ियों को प्रजनन समस्याओं का अनुभव करने से रोकने के तरीके खोजने के बजाय, खेल दुनिया यह समझाने की कोशिश में व्यस्त है कि बढ़े हुए टेस्टोस्टेरोन के स्तर से महिला खिलाड़ियों के बीच खेल प्रदर्शन बेहतर क्यों होता है।[13] आश्चर्यजनक रूप से ऐसे अध्ययन हैं, जो सुझाव देते हैं कि PCOS जैसे हाइपरएंड्रोजेनिज़्म के सौम्य रूप भी शारीरिक प्रदर्शन के लिए फ़ायदेमंद हो सकते हैं और स्पर्धात्मक खेल गतिविधियों में महिलाओं की सहभागिता बढ़ाने में भूमिका निभा सकते हैं।[14]

महिलाओं के शरीर को न केवल ग़लत समझा गया है, बल्कि अनुचित और अपमानजनक रूप से उसका शोषण भी किया गया है और उसमें प्रजनन को प्राथमिकता देने का कोई विचार नहीं है।

## ५. मासिक धर्म के दौरान चोट लगना

एमी लुइस के बी.बी.सी[15] के लिए लिखे एक लेख में कई महिला खिलाड़ियों ने अपना अनुभव साझा करते हुए कहा कि कैसे मासिक धर्म के दौरान आई हुई चोटों ने उनके खेल प्रदर्शन को प्रभावित किया। लेख में लिखा है,

२००९ में एनी कियोथावोंग (Anne Keothavong) १६ साल की उम्र में दुनिया के शीर्ष ५० खिलाड़ियों में स्थान पाने वाली पहली ब्रिटिश महिला बनीं, लेकिन मासिक धर्म के दौरान घुटने में आई चोटों के कारण उनका करियर संकट में था।

३१ वर्षीय एनी बताती हैं, "इसमें कोई संदेह नहीं है कि मासिक धर्म आपके खेल प्रदर्शन को प्रभावित करता है, मेरे दोनों घुटनों में ACl चोट लगी थी और मुझे लगता है कि दोनों बार वह मेरे माहवारी का समय था।"

अध्ययनों से पता चलता है कि पुरुषों की तुलना में महिला खिलाड़ियों को खेल की चोटें आना अधिक आम बात है।[१६] महिलाओं के शरीर में अधिक चरबी, अधिक लचीलापन, विस्तृत श्रोणि, नाजुक हड्डी और मांसपेशियों की ताक़त कम होती है और पुरुषों की तुलना में मिसेरबेल मॉलाइनमेंट सिंड्रोम (miserable malalignment syndrome) के लक्षण होने का अधिक खतरा होता है।[१७] विशेष रूप से, अपर्याप्त ऊर्जा उपयोग, हड्डियों की हानि और मासिक धर्म की गड़बड़ी के कारण महिला एथलीटों को अधिक खेल चोटों का सामना करना पड़ता है।[१८] ऐसा क्यों है, यह आयुर्वेद बता सकता है।

मासिक धर्म के दौरान अत्यधिक शारीरिक व्यायाम करने पर महिलाओं को चोट लगने की संभावना अधिक होती है। ऐसा इसलिए होता है, क्योंकि व्यायाम, मासिक धर्मवाली महिलाओं में पहले से ही प्रभावी वात को बढ़ा देता है। स्वस्थ महिलाओं में वात दोष, ऊतकों के संतुलन, हड्डियों के घनत्व और जोड़ों की ताक़त को बनाए रखता है। ऐसे उदाहरणों के दौरान जब वात स्वाभाविक रूप से प्रबल होता है, जैसे वह मासिक धर्म के दौरान होता है, तब चोट लगने की संभावना अधिक हो जाती है। डॉ. रम्या भट्ट का कहना है कि जिन लड़कियों को ६ या ७ साल की उम्र में खेलों में लाया जाता है और अगर तब उन्हें वात वृद्धि को रोकने के उपायों पर निर्देशित नहीं किया जाता है, तो वे १८ या २० साल की उम्र तक कमज़ोर जोड़ों और चोटों के लिए अतिसंवेदनशील हो जाती हैं।

यही कारण है कि क्यों भारत में शास्त्रीय नर्तकियों या महिला मार्शल आर्ट कलाकारों (खिलाड़ियों) के लिए मासिक धर्म की छुट्टी सख़्ती से निर्धारित की गई थी। परंपरागत रूप से अधिकांश संस्कृतियों में मासिक धर्मवाली महिलाओं को अत्यधिक शारीरिक व्यायाम में सहभागी नहीं होने के लिए कहा जाता था। किसी तरह आधुनिक होने का मतलब है कि हम सब प्राचीन बातों को बिना गहरी जाँच किए खारिज कर देते हैं। इसलिए यह चलन रहा है कि पुरुषों के बराबर होने की दौड़ में महिलाओं को ऐसे कार्य करने के लिए प्रशिक्षित किया जा रहा है, जैसे उनका शरीर पुरुषों से अलग नहीं है।

## ६. मासिक धर्म के दौरान स्थितिभ्रान्ति (disorientation)

संतुलन क्षमता को खेल के दौरान आई हुई चोटों से जुड़े अनेक घटकों में एक बताया गया है।[१९] शारीरिक संतुलन विभिन्न प्रणालियों जैसे संवेदी (sensory), प्रेरक (motor) और केंद्रीय तंत्रिका प्रणाली से प्रभावित होता है। लिंग अंत: स्राव (sex hormones) रिसेप्टर्स (ग्राही) हड्डी, कंकाल की मांसपेषी, स्नायुबंधन और तंत्रिका तंत्र में पाए जाते हैं।[२०] महिलाओं में संतुलन क्षमता और हार्मोनल परिवर्तन के बीच संबंधों को समझना, चोट की रोकथाम के संदर्भ में महत्त्वपूर्ण है। अध्ययनों से संकेत मिलता है कि मासिक धर्मचक्र, महिलाओं के स्थिर संतुलन को प्रभावित करता है और मासिक धर्म चक्र के दौरान चोट की रोकथाम के लिए महिलाओं में संतुलन अभ्यास की प्रबलता को सावधानीपूर्वक नियंत्रित किया जाना चाहिए।[२१]

मासिक धर्म के समय, संवेदी अंगों को प्रभावित करने वाले इस पहलू को आयुर्वेद में अच्छी तरह से समझा गया है। वात, मासिक धर्म के दौरान संवेदी धारणा और इंद्रियों के समन्वय को नियंत्रित

करता है। यहाँ तक कि कार चलाने जैसी सरल गतिविधियाँ भी थोड़ी कठिन लगती हैं, क्योंकि वात दोष के प्राबल्य के कारण दूरियों का आकलन करने की क्षमता अस्पष्ट हो जाती है। मासिक धर्म के दौरान एक महिला खिलाड़ी से अच्छा प्रदर्शन करने की उम्मीद करना, जेट लैग का अनुभव होने पर हमसे ऐसा ही करने की अपेक्षा करने के समान है।

मैंने ऐश्वर्या मन्नीवन्नन जो राष्ट्रीय और अंतरराष्ट्रीय सिलंबम[२२] विजेता है, उनसे पूछा कि क्या उन्हें मासिक धर्म के दौरान हाथ और आंखों के समन्वय में किसी कठिनाई का सामना करना पड़ा, तो इसके जवाब में उनका कहना था,

"मुझे मासिक धर्म के दौरान अब तक किसी विशेष समस्या का सामना नहीं करना पड़ा है। मुझे लगता है कि थकान और शरीर में दर्द कभी-कभी एकाग्रता की कमी का कारण बनता है। सिलंबम खेल में ध्यान में एक पल की चूक से भी चोट लग सकती है और व्यक्ति स्वयं को चोट पहुँचा सकता है। इसलिए, मेरी मासिक धर्म के अवधि के दौरान मुझे कभी-कभी ऐसी परिस्थितियों का सामना करना पड़ा है, जहाँ मैंने थकान के कारण एकाग्रता खो दी है और अपनी नियमित लय को बनाए रखने में विफल रही हूँ।"

ऐश्वर्या मन्नीवन्नन जैसी अन्य महिला खिलाड़ियों, जिनका साक्षात्कार लिया गया था, उन्होंने मासिक धर्म के दौरान बहुत कम एकाग्रता या समन्वय की कमी की बात नहीं की, हालाँकि उन्होंने उसका अनुभव किया होगा। इस अस्थायी आत्मविस्मृति को दूर करने के लिए उनके द्वारा किए जाने वाले मानसिक प्रयास और दृढ संकल्प, वास्तव में प्रशंसनीय हैं।

अधिकांश महिलाएँ मासिक धर्म के दौरान समग्र थकान और संवेदी स्थितिभ्रान्ति जैसी विशिष्ट समस्याओं के बीच अंतर नहीं करती

हैं। इसके अलावा, आधुनिक विज्ञान में इसका समर्थन करने वाले पर्याप्त सबूतों के अभाव के कारण, मासिक धर्म के दौरान होने वाली आत्मविस्मृति की तरफ़ काफ़ी हद तक किसी का ध्यान नहीं जाता है, जो कि आश्चर्य की बात नहीं है, लेकिन इस बारे में सोचें कि यह बात उस खेल को कितनी प्रभावित कर सकती है, जिसमें हाथ और आँख का समन्वय या दूरियों का आकलन, जीत और हार में अंतर कर सकता है।

## ७. मासिक धर्म को स्थगित करने वाली गोलियों के दुष्प्रभाव

आइए, नज़र डालते हैं उस घटना पर जो ब्रिटिश मध्यम गति धावक जेसिका जूड (Jessica Judd) के साथ हुई, जो २०१३ में मास्को विश्व चैंपियनशिप की ८०० मीटर स्पर्द्धा के सेमीफाइनल में जगह बनाने में नाकाम रही थीं। ऐसा इसलिए हुआ, क्योंकि ब्रिटिश खिलाड़ियों के चिकित्सक ने उनकी मासिक धर्म की अवधि की शुरुआत में विलंब करने के लिए नॉरिथीस्टेरोन (Norethisterone) गोलियां दीं। उनके अपने शब्दों में,

> "इससे ख़ूब तेज़ दौड़ सकती हूँ। मुझे लगता है कि मैं १.५८ आकार में हूँ, इसलिए मेरी राय में दो मिनट से अधिक दौड़ना सिर्फ़ एक आपदा है (...) वह एक भयानक स्थिति थी, जिसने मुझे बहुत कुछ सिखाया।"[3]

इस पर टिप्पणी करते हुए, पाउला रैडक्लिफ, जिन्होंने २००२ में मैराथन प्रतियोगिता में विश्व कीर्तिमान बनाया था, उन्होंने बी.बी.सी. स्पोर्ट्स को बताया,

> "ऐसा पहली बार नहीं हुआ था, जब उन्होंने (डॉक्टर) ने इसे किसी एथलीट को दिया था और जिससे कोई मदद नहीं मिली थी। मैं कहती हूँ की यह उनके सीखने की कमी है।

बहुत बार खेल क्षेत्र में पुरुष चिकित्सक होते हैं और वे इन बातों को समझ नहीं पाते।

मैं अनुभव से जानती थी कि नॉरिथीस्टेरोन दवा ने बातों को सौ गुना बिगाड़ दिया है। जो पेवी (Jo Pavey) को पता था कि दूसरों को यह बात मालूम है, लेकिन ऐसा लग रहा था कि ब्रिटिश एथलीटो में से किसी ने भी यह नहीं लिखा कि, 'हम इसे अन्य युवा एथलीटों को नहीं देंगे।' वे अभी भी उस दवा का प्रयोग कर रहे हैं और इसीलिए मैं निराश हूं।

उन्होंने उसे वही दवा देने की कोशिश की, क्योंकि चिकित्सा विज्ञान उन्हें, उस स्थिति में वही करने के लिए कह रहा था, लेकिन वे जानते थे कि इसका असर नहीं हो रहा था, क्योंकि एथलीटों ने उनसे कहा था कि उन्हें और बीमार महसूस हो रहा है, फिर भी जेस को वह दवा दी गई थी।"

लेख में आगे बताया गया है कि रैडक्लिफ ने महिला खिलाड़ियों के खेल प्रदर्शन पर होने वाले मासिक धर्म के प्रभाव विषय पर और अधिक अध्ययन करने का आह्वान किया- उसके और जो पेवी जैसे सर्वोत्कृष्ट एथलीट के अनुभव पर आधारित, जिन्होंने अपना करियर बनाने के लिए अपने मासिक धर्म की अवधि को उस पूरे कालावधि के लिए नियंत्रित करने की कोशिश की है।

मासिक धर्म स्थगित करने वाली गोलियाँ आमतौर पर उन महिला खिलाड़ियों के लिए प्रयोग में लाई जाती हैं, जिनका मासिक धर्म, खेल प्रतियोगिताओं के अवधि के साथ मेल खा सकता है। इन गोलियों में हार्मोन प्रोजेस्टेरोन का कृत्रिम संस्करण होता है। इस बात को याद रखें कि, माहवारी के लिए, प्रोजेस्टेरोन का स्तर स्वाभाविक रूप से गिर जाता है। इसलिए कृत्रिम रूप से प्रोजेस्टेरोन के स्तर को बनाए रखने से मासिक धर्म में तब तक विलंब होता है, जब तक गोली

का सेवन किया जाता है। चूँकि प्रोजेस्टेरोन PMS के प्रभावों से जुड़ा हुआ है, मासिक धर्म स्थगित करने वाली गोलियों के सेवन से सूजन और पेट में मरोड़ (ऐंठन) जैसे अल्पकालिक दुष्प्रभाव बन जाते हैं।

## ८. दीर्घकालिक प्रभाव

लगातार मासिक धर्म को स्थगित करने वाली गोलियों का बार-बार सेवन और मासिक धर्म दौरान अत्यधिक व्यायाम करने से स्वास्थ्य पर दीर्घकालीन प्रभाव हो सकते हैं, भले ही वह तुरंत स्पष्ट रूप से प्रकट न हों। वात बढ़ने से अस्थिसुषिरता के शुरुआती लक्षण दिख सकते हैं, क्योंकि वात, विकृत होने पर हड्डियों का घनत्व कम हो जाता है। एक महिला, जिसकी वात प्रकृति, विकृत हो गई है और वह अगर गर्भवती हो गई है, तो उसे प्रसव काल और प्रसव के दौरान कठिनाइयों का सामना करना पड़ सकता है। चूँकि अपान वायु की नीचे की ओर गति वह शक्ति है जो शिशु को गर्भ से बाहर धकेलती है; इसमें कोई भी गड़बड़ी या इसकी दिशा में परिवर्तन प्रसव को बहुत मुश्किल बना सकता है।

## महिला खिलाड़ियों में मासिक धर्म की कठिनाइयों को रोकना

जब महिलाएँ प्रतियोगिता में सहभागी होने वहाँ जाती हैं और अपने राष्ट्र के लिए खेलती हैं, तो वे अपने स्वास्थ्य को खतरे में डालती हैं। इसका समाधान महिला खिलाड़ियों ने खेलों में भाग नहीं लेना चाहिए, ऐसा कहने में नहीं हैं, बल्कि यह स्वीकार करने में है कि मासिक धर्म का स्वास्थ्य पर प्रभाव पड़ता है और महिला खिलाड़ियों के स्वास्थ्य जोखिमों को रोकने के उपाय करने चाहिए। आयुर्वेद का मासिक धर्म संबंधी ज्ञान महिला खिलाड़ियों का प्रदर्शन बेहतर करने में महत्त्वपूर्ण भूमिका निभा सकता है।

शरीर की प्राकृतिक बुद्धि को अलग-अलग तरीके से उपयोग में लाकर मासिक धर्म की कठिनाई को दूर किया जा सकता है। नर्तकियों और महिला मार्शल आर्ट कलाकारों को मासिक धर्म के दौरान आने वाली कठिनाइयों से उभरने के लिए मदद करनेवाली स्वदेशी ज्ञानप्रणाली, आधुनिक महिला खिलाड़ियों के लिए भी बहुत मददगार साबित हो सकती है। भारत की प्राचीन ज्ञान प्रणाली से ऐसे चार उदाहरण नीचे दिए गए हैं:

## १. वात प्रकोप को रोकना

अधिक व्यायाम करने के कारण महिला खिलाड़ियों के लिए सबसे अधिक संभावित दोष असंतुलित वात प्रकोप है। आयुर्वेद और पारंपरिक खेल प्रकार (मार्शल आर्ट) जैसे कलरीपायट्टु (Kalaripayattu) की सलाह है कि महिलाएँ अपने मासिक धर्म के दौरान ३-४ दिन व्यायाम करने से परहेज़ करें। एक आदर्श दुनिया वह होगी, जहाँ महिलाओं के लिए कार्यक्रमों की योजना बनाने से पहले उनके शरीर को ध्यान में रखा जाता है, हालाँकि अधिकांश खेल आयोजनों में महिलाओं की माहवारी को ध्यान में नहीं रखा जाता और जब कभी भी प्रमुख खेल प्रतियोगिताएँ रहती हैं, तो महिला खिलाड़ियों को उनके माहवारी दौरान भी खेलना पड़ता है। लेकिन, जब तक ऐसी आदर्श स्थिति नहीं आती, तब तक अपने मासिक धर्म के दौरान खेल अभ्यास से बचना सबसे अच्छा है। मासिक धर्म के दौरान व्यायाम करने से आसानी से चोट लग सकती है। इसलिए, यदि मासिक धर्म किसी बड़ी प्रतियोगिता से ठीक पहले आता है, तो बेहतर होगा कि महिला खिलाड़ी प्रशिक्षण से दूर रहें, कहीं ऐसा न हो कि प्रशिक्षण दौरान आई हुई चोटों कारण प्रतियोगिता के दौरान प्रदर्शन करने से रुकना पड़े।

डॉ. रम्या भट्ट ने महिलाओं को व्यायाम के दौरान, वात वृद्धि को रोकने के लिए निम्नलिखित सलाह दी है (वात प्रकृति महिलाओं के लिए यह विशेष रूप से महत्त्वपूर्ण है),

✦ वात को बढ़ावा देने वाले भोजन से बचें। ठंडा, कच्चा, सूखा भोजन वात को बढ़ाता है, इसलिए अच्छी तरह से पका हुआ भोजन करने की सलाह दी जाती है।

✦ मासिक धर्म से ठीक पहले सप्ताह के दौरान आप क्या खाते हैं, इस पर अधिक ध्यान देने की आवश्यकता है, क्योंकि इस दौरान वात और पित्त में वृद्धि होती है। इस दौरान वात कम करने वाले भोजन करने की सलाह दी जाती है।

✦ वात की वृद्धि और उसके परिणामस्वरूप होने वाली चोटों को रोकने के लिए आयुर्वेद एक अच्छे उपाय के रूप में तेल मालिश का सुझाव देता है, हालाँकि उसे मासिक धर्म के दौरान नहीं करना चाहिए।

✦ कुश्ती और कलरीपायट्टु जैसे पारंपरिक खेलों में, खिलाड़ी खेल के अभ्यास के पहले अपने शरीर पर तेल लगाते हैं और मालिश करते हैं। तेल लगाने से शरीर अधिक लचीला और कोमल बनता है, जोड़ों को चिकनाई मिलती है और उसके कारण वात वृद्धि रोकी जाती है। कलरीपायट्टु में विशिष्ट मोच का इलाज़ करने के लिए पूरे शरीर की तिल का तेल या विशेष औषधीय तेलों से मालिश की जाती है और अत्यधिक पित्त को शांत करने के लिए सिर की नारियल तेल से मालिश की जाती है। ध्यान दें कि मासिक धर्म के दौरान तेल मालिश की सिफ़ारिश नहीं की जाती है, क्योंकि यह मासिक धर्म के दौरान वात और पित्त के प्राकृतिक प्रभुत्व में हस्तक्षेप कर सकता है।

विशिष्ट प्रकार के शरीर रचना के लिए भोजन के प्रकार और मालिश के लिए उपयुक्त तेलों की सटीक जानकारी के लिए अनुभवी आयुर्वेदिक चिकित्सक से परामर्श करना सबसे अच्छा रहता है।

## २. व्यायाम करना: कितना करना बहुत अधिक है?

आयुर्वेद का कहना है कि शारीरिक व्यायाम व्यक्ति को केवल अपनी आधी क्षमता तक ही करना चाहिए। जब कोई पुरुष/महिला अपने मुँह से साँस लेना शुरू करता है, तो यह उसे रुकने का संकेत देता है। दिलचस्प बात यह है जिन महिला खिलाड़ियों का मैंने साक्षात्कार लिया, वे नियमित रूप से इस नियम का उल्लंघन करती थीं। आधुनिक काल में खेल प्रशिक्षण, एथलीटों को अपनी क्षमता से अधिक करने के लिए प्रेरित करता है और ऐसा मानता है कि ऐसा करने से ही सहनशक्ति बनाई जाती है। केरल के कलरीपायट्टु प्रशिक्षक कुट्टी कृष्णन गुरुक्कल, जो इस प्राचीन खेल प्रकार में गत २५ से अधिक वर्षों से छात्रों को प्रशिक्षण दे रहे हैं, उन्होंने सहनशक्ति बढ़ाने के लिए प्रशिक्षण का बेहतर तरीक़ा समझाया। उन्होंने मुझे टेलीफ़ोन साक्षात्कार के दौरान बताया:

"कलरीपायट्टु में व्यक्ति को केवल ५० प्रतिशत क्षमता से ही व्यायाम करवाते हैं, जबकि आधुनिक खेलों में यदि वह एक किलोमीटर दौड़ सकता है, तो हम उसे तब तक दौड़ने के लिए कहते हैं, जब तक कि वह थक न जाए। कलरीपायट्टु खेल में हम पहले पैरों को प्रशिक्षित करते हैं, फिर उपरी शरीर को तैयार करते हैं और इसी तरह फिर अंत में आपके पूरे शरीर को एक ऐसी अवस्था में लाते हैं, जहाँ वह बिना थके खेल में प्रदर्शन कर सकता है। लेकिन हम बच्चे को तब तक दौड़ते रहने के लिए मज़बूर नहीं करते, जब तक कि वह स्वयं को थका न दे। अगर शरीर को ३ से ४ घंटे लड़ने के लिए तैयार

करना है, तो कम कालावधि के प्रशिक्षण में लोगों को थका देने वाले व्यायाम करवाने से यह नहीं हो सकता।"

## ३. भोजन: मांसाहारी या शाकाहारी?

कुछ शाकाहारी आधुनिक खिलाड़ी भी मांस आधारित आहार की ओर यह मानते हुए रुख करते हैं कि यह आवश्यक पोषण, विशेष रूप से प्रोटीन प्रदान करता है। लेकिन क्या ये वास्तव में एक थके हुए शरीर की ज़रूरत हैं? शरीर की स्थिति का विचार किए बगैर पोषण पदार्थों का अविवेकी सेवन, ज़्यादा नुक़सानदेह हो सकता है। इस पहलू को स्वदेशी खेल प्रकार में माना जाता है। कुट्टी कृष्णन गुरुक्कल के शब्दों में:

"आधुनिक खेलों में कोई खिलाड़ी जब थक जाता है और शक्तिहीन हो जाता है, तो हम उसे स्ट्रेचर पर लाते हैं और उसे तुरंत ब्रायलर चिकन खिलाते हैं। उस समय आपके शरीर को जिस चीज़ की ज़रूरत होती है, वह है ग्लूकोज। उन्हें तब मांस खिलाकर हम शरीर और पाचनतंत्र को अतिरिक्त काम पर लगा देते है। इसलिए कलरी खेल में परंपरागत रूप से हम उन्हें पाल कंजी (मीठा दूध और चावल की खीर) देते हैं, जिससे आवश्यक ग्लूकोज की आपूर्ति होती है। लेकिन अगर हम उन्हें मांस देते हैं, तो उनके लिए वह पचाना मुश्किल होता है और वे आसानी से बीमारी के शिकार हो जाते हैं।"

कलरीपायट्टु में शाकाहारी आहार निर्धारित है, मछली खाने की अनुमति है, लेकिन मांस निषिद्ध है और पाचन को आसान बनाने के लिए सब कुछ घी में पकाया जाता है। महिलाओं के लिए विशेष रूप से मासिक धर्म के एक सप्ताह पहले और उसके दौरान शाकाहारी आहार अधिक महत्त्वपूर्ण है क्योंकि मांस का सेवन वास्तव में

पित्त को बढ़ाकर तबीयत को खराब कर सकता है और पाचनतंत्र पर अनुचित दबाव डाल सकता है। इसके साथ-साथ जैसा कि डॉ. रम्या भट्ट कहती हैं, "महिला खिलाड़ियों को यह सुनिश्चित करने की आवश्यकता है कि उन्होंने पर्याप्त मात्रा में लौह (आयरन) और कैल्शियम का सेवन किया हो, क्योंकि मासिक धर्म के परिणामस्वरूप लौह और कैल्शियम की कमी हो सकती है।"

## ४. खेल चिकित्सा: विशेषज्ञों के समूह पर निर्भर रहने के बजाय खिलाड़ी को आत्मनिर्भर कैसे किया जाए?

आधुनिक चिकित्सा का तरीक़ा सब कुछ विभाजित करना है। इसके परिणामस्वरूप शरीर के हर हिस्से के लिए एक विशेषज्ञ होता है, जो अपनी व्यक्तिगत विशेषज्ञता की कठोर सीमाओं के भीतर रहना पसंद करता है। इसलिए, आज खेल चिकित्सा या स्पोर्ट्स मेडीसिन (sports medicine) में विशेष चिकित्सकों और शल्य चिकित्सकों, एथलेटिक प्रशिक्षकों, भौतिक चिकित्सक, पोषण विशेषज्ञ, मनोवैज्ञानिक, कोच अन्य कर्मचारी और खिलाड़ी, इन सबकी एक टीम सहभागिता होती है। खेल चिकित्सा के विशेषज्ञों में हृदयरोग विज्ञान, पल्मोनोलॉजी (pulmonology), विकलांग शल्य चिकित्सा, मनोरोग चिकित्सा, व्यायाम शरीर विज्ञान, जैव यांत्रिकी (biomechanics) और सदमा चिकित्सा शामिल हो सकते हैं।

आश्चर्यजनक ढंग से कलरी चिकित्सा का तरीक़ा आधुनिक तरीके से अलग है। कलरीपायट्टु प्रशिक्षण के अंतिम चरण में छात्र को कलरी चिकित्सा या मर्मचिकित्सा में प्रशिक्षित किया जाता है। छात्रों को उनके शरीर के बारे में सिखाया जाता है कि घाव/चोट का इलाज़ कैसे किया जाता है, और दर्द तथा मोच से उभरने के लिए एक विशेष मालिश कैसे की जाती है। एक कलरीपायट्टु विशेषज्ञ, अच्छे स्वास्थ्य और चोटों को ठीक करने के लिए आत्मनिर्भर होता है।

प्रतिद्वंद्वी के शरीर और दिमाग़ को समझना और साथ में अपने दिमाग़ और शरीर को भी प्रशिक्षित करना, कलरीपायट्टु का एक अनिवार्य हिस्सा है। कलरीपायट्टु और कुश्ती, भले ही प्रकृति में अधिक घातक हों, छात्र को मन के नियंत्रण में रहने के लिए प्रशिक्षित करते हैं, जबकि आधुनिक खेल आक्रामकता को बढ़ावा देते हैं। नियंत्रित आक्रामकता वास्तव में नासमझ और अशांत आक्रामकता से अधिक उपयोगी हो सकती है।

इस प्रकार कलरीपायट्टु में हरसंभव विशेषता को समग्र रूप से सिखाया जाता है, जो छात्रों को हर स्थिति से, चाहे वह शारीरिक हो या मानसिक, निपटने के लिए तैयार करती है। कल्पना कीजिए कि क्या होगा यदि हम आधुनिक खिलाड़ियों, विशेषकर महिलाओं को उसी तरह प्रशिक्षित करें?

## मासिक धर्म - महिला खिलाड़ियों के लिए लाभ

वाडोकई ऐकीडो (Wadokai Aikido) के प्रशिक्षक और एक्युपंचर विशेषज्ञ डेविड बॉक (David Bock) 'महिला युद्धकला खिलाड़ी और ऋतुरोध'२४ नामक लेख में लिखते हैं:

"महिला युद्धकला खिलाड़ी, अन्य सभी महिला एथलीटों की तरह अपने पुरुष समकक्षों से एक बहुत ही महत्त्वपूर्ण क्षेत्र में लाभान्वित हैं, वह है मासिक धर्मचक्र।

हर महीने होने वाली यह घटना, महिला को अपने शरीर के कामकाज में झाँकने का एक मौक़ा प्रदान करती है। मासिक धर्मचक्र का नियमित अवधि में आना, उसका सुचारू रूप से कार्य करना, शरीर की कई आंतरिक अवयवों के सुचारू रूप से कार्य करने का संकेत देता है। तीव्र मरोड़, अत्यधिक रक्तस्राव और असंगत या मासिक धर्म का न होना, इस

बात का संकेत हो सकता है कि शरीर अपनी पूरी क्षमता के साथ प्रदर्शन नहीं कर रहा है (...)।

पुरुषों के पास इतने स्पष्ट संकेत मिलने का कोई ज़रिया नहीं है और इसलिए अत्यधिक प्रशिक्षण के कारण उनके स्थायी क्षति से ग्रस्त होने की आशंका अधिक है।"

मासिक धर्म, महिला खिलाड़ियों के लिए उनके समग्र स्वास्थ्य और उनके खेल प्रदर्शन, दोनों के लिए फ़ायदेमंद हो सकता है। आधुनिक महिलाओं को मासिक धर्म को एक असुविधा के रूप में अनदेखी करना सिखाया जाता है और अपने पेशेवर (करियर) और व्यक्तिगत सफलता की सीढ़ी चढ़ने के लिए उसे अलग रखना सिखाया गया है। साक्षात्कार में एक महिला खिलाड़ी ने कहा, "मेरे हिसाब से, यह मासिक धर्म की बात ओवररेटेड (overrated) है।"

पुरुषों के विपरीत, जिन्हें केवल नुक़सान होने के बाद पता चलता है, वहीं महिलाओं को मासिक धर्म के माध्यम से जल्दी और स्पष्ट संकेत मिल जाते हैं। खराब स्वास्थ्य के इन शुरुआती लक्षणों की पहचान करने के लिए आवश्यक ज्ञान, महिला खिलाड़ियों को शरीर की क्षति को रोकने और खेल प्रदर्शन में सुधार करने में अत्यधिक लाभ देगा - बशर्ते वे अपने माहवारी अवधि के संकेतों को समझें।

महिला खिलाड़ियों के लिए मासिक धर्म दर्दनाक बाधा नहीं बनना चाहिए और उन्हें अपने मासिक धर्म चक्र की लय के साथ तालमेल बैठाना सिखाया जा सकता है, लेकिन इसे वास्तव में लागू करने के लिए खेल प्रबंधन से लेकर प्रशिक्षकों, खेल चिकित्सिकों और स्वयं महिला खिलाड़ियों तक के सभी स्तरों पर बड़े पैमाने पर बदलाव की आवश्यकता है। जैसा कि कहा जाता है, "खेल को जीतने के लिए प्रयास करने पड़ते हैं, लेकिन खेल को बदलने के लिए साहस चाहिए।"

# References for Chapter 5


1. Six decades on, 74-year-old Padma Shri awardee Gurukkal still swirling the sword. Hindustan Times. 29 January 2018.

2. This chapter originally appeared as an article in www.indiafacts.com, written by the author, titled 'Sports and Menstruation: Exploring Indigenous Knowledge', Part I and II. It has been reproduced here with modifications and additions.

3. Paula Radcliffe: Sport has not learned about periods. BBC Sport, 22 Jan 2015

4. Mary Cain. I was the fastest girl in America, Until I joined Nike. Nov 7, 2019.

5. Xiong RH, Wen SL, Wang Q, Zhou HY, Feng S. Morphological and molecular variations induce mitochondrial dysfunction as a possible underlying mechanism of athletic amenorrhea. Exp Ther Med. 2018 Jan;15(1):993-998. Epub 2017 Nov 8.

6. Warren MP and Perlroth NE: The effects of intense exercise on the female reproductive system. J Endocrinol 170: 3-11, 2001.

7. Uninhibited Chinese Swimmer, Discussing her Period, Shatters another barrier. New York Times, Aug 2016.

8. Jazmin Sawyers: period pain forced me to pull out of Boston long jump. The guardian. Jun 2017.

9. Jazmin Sawyers. "This is important. Period". www.worldathletics.org, 25 Jan 2018

10. See the Notes section titled "Subtypes of *Doṣa*" to know more about the *vāta* sub-types

11. Bruinvels G, Burden R, Brown N, Richards T, Pedlar C (2016). The Prevalence and Impact of Heavy Menstrual Bleeding (Menorrhagia) in Elite and Non-Elite Athletes. PLoS ONE 11(2): e0149881.

12. Hagmar M, Berglund B, Brismar K, Hirschberg AL. Hyperandrogenism may explain reproductive dysfunction in female Olympic athletes. Med Sci Sports Exerc. 2009;41:1241–1248.

13. Wood RI, Stanton SJ. Testosterone and sport: current perspectives. Horm Behav. 2012;61:147–155.

14. Stéphane Bermon, Eric Vilain, Patrick Fénichel, Martin Ritzén, Women With Hyperandrogenism in Elite Sports: Scientific and Ethical Rationales for Regulating, The Journal of Clinical Endocrinology & Metabolism, Volume 100, Issue 3, 1 March 2015, Pages 828–830

15. Lewis, Aimee. Curse or Myth – do periods affect performance? BBC, 22-Jan-2015

16. Ristolainen L, Heinonen A, Waller B, et al.: Gender differences in sport injury risk and types of injuries: a retrospective twelve-month study on cross-country skiers, swimmers, long-distance runners and soccer players. J Sports Sci Med, 2009, 8: 443–451.

17. Casey E, Hameed F, Dhaher YY: The muscle stretch reflex throughout the menstrual cycle. Med Sci Sports Exerc, 2014, 46: 600–609.

18. Barrack MT, Gibbs JC, De Souza MJ, et al.: Higher incidence of bone stress injuries with increasing female athlete triad-related risk factors: a prospective multisite study of exercising girls and women. Am J Sports Med, 2014, 42: 949–958

19. Nadler SF, Malanga GA, DePrince M, et al.: The relationship between lower extremity injury, low back pain, and hip muscle strength in male and female collegiate athletes. Clin J Sport Med, 2000, 10

20. Griffin LY, Agel J, Albohm MJ, et al.: Noncontact anterior cruciate ligament injuries: risk factors and prevention strategies. J Am Acad Orthop Surg, 2000, 8: 141–150.

21. BJ Lee, KH Cho, WH Lee. The effects of the menstrual cycle on the static balance in healthy young women. Journal of physical therapy science. 2017

22. Silambam is a weapon-based traditional martial art from Tamil Nadu, India

23. Larsen, Amber. The role of testosterone for the female athlete. www.breakingmuscle.com

24. Bock, David. Female Martial Artists and Amenorrhea. www.fightingarts.com

# अध्याय - ६

# मासिक धर्मचक्र पर खगोलीय प्रभाव

मासिक धर्म किससे प्रभावित होता है और किस कारण से होता है? क्या इसका कोई निश्चित ढाँचा है?

इन सवालों ने मुझे सालों से परेशान किया है। अधिकांश लोग जो मासिक धर्मचक्र का अध्ययन करते हैं, वे शायद ही कभी आधुनिक चिकित्सा विज्ञान द्वारा दिए गए अस्पष्ट उत्तरों के परे देखते हैं। स्त्री रोग विशेषज्ञ के अनुसार, एक महिला की मासिक अवधि २१ से ३५ दिनों के बीच और किशोर लड़कियों की २१ से ४५ दिनों के बीच कभी भी हो सकती है। मासिक धर्म चक्र में आने वाली व्यापक और अस्पष्ट भिन्नता बहुतों को परेशान नहीं करती है। शायद इसलिए क्योंकि, अनियमित मासिक चक्रों को सामान्य माना जाता है। लेकिन अगर इसे आयुर्वेद और स्वदेशी विज्ञान के नज़रिए से देखें तो मासिक धर्म चक्र में नियमितता और पूर्वानुमेयता अत्यंत महत्वपूर्ण है। यदि मासिक धर्म अपेक्षित कालावधि में नहीं आता है, तो यह मासिक धर्म या अन्य स्वास्थ्य समस्याओं के लिए एक प्राथमिक (प्रारंभिक) संकेतक है, जो इसे रोकने के लिए कुछ भी नहीं करने पर रोग के रूप में प्रकट हो सकता है। महिलाओं को अपने मासिक धर्म चक्र के पैटर्न का निरीक्षण करना क्यों सीखना चाहिए, इसका यही कारण है।

अब तक मैंने जितने भी अध्याय लिखे हैं, उनमें से यह सबसे जटिल था। कठिनाई इसलिए है क्योंकि इसके लिए हमें न केवल

सूक्ष्म विवरणों पर ध्यान देने की आवश्यकता है, बल्कि हमें स्थूल विवरणों को भी समझने की आवश्यकता है जो मानव के दिन-प्रतिदिन के कामकाज़ पर प्रभाव डालते हैं। दूसरे शब्दों में कहना हो, तो हमें महिला के मासिक धर्मचक्र पर खगोलीय प्रभाव को समझने की आवश्यकता है, जिसमें सूर्य का प्रभाव, चंद्रमा, अन्य ग्रह, नक्षत्र और उनके संक्रमण समाविष्ट है।

जब मासिक धर्म चक्रों पर खगोलीय प्रभाव के बारे में जानकारी की बात आती है तो कुछ लोग कहते हैं कि स्वस्थ रहने के लिए महिलाओं की माहवारी अमावस्या के समकालीन (निकट) होनी चाहिए। इसी तरह, कुछ ऐसे भी लोग हैं, जो कहते हैं कि पूर्णिमा के नज़दीक होने का मतलब सही समय है। मैंने स्वयं अपने अध्ययन के विभिन्न बिंदुओं पर पहले या दूसरी बात को सच माना था। हालाँकि, जब मैंने पिछले १६ महीनों में अपने मासिक धर्मचक्र की सारणी बनाना प्रारंभ किया और अन्य महिलाओं के मासिक धर्म चक्र के पैटर्न को देखा, तो मुझे पता चला कि हर महिला का मासिक धर्म चक्र पूर्णिमा, अमावस्या और चन्द्रमा की इन दो कलाओं के बीच की कई तिथियों से गुजरता है। हमें कुछ और भी सटीक चाहिए, जिसके द्वारा हर महिला के लिए उसके विशिष्ट रक्तस्राव के पैटर्न को समझने के लिए अनुकूलित किया जा सके।

कुछ साल पहले किसी ने मुझसे कहा होता कि ज्योतिषशास्त्र, मासिक धर्म की हमारी समझ को गहरा करने के लिए महत्त्वपूर्ण उत्तर दे सकता है, तो मैंने उसका उपहास किया होता। हममें से बहुत से लोग ज्योतिष को राशिचक्र की विशेषताओं का व्यापक अनुमान मानते हैं, जैसा कि अक्सर पश्चिमी ज्योतिषीय विवेचन में होता है, लेकिन ज्योतिष शास्त्र, जो भारतीय ज्योतिष विज्ञान है, वह अलग है। यह एकमात्र ऐसा विज्ञान है, जहाँ ऐसे उत्तर मिल सकते हैं, जो मासिक धर्म के रक्तस्राव के पैटर्न में बदलाव का स्पष्टीकरण करने

में मदद करते हैं और सभी महिलाओं के मासिक चक्रों को एक समान रूप से देखे बिना भविष्यवाणी के तरीक़ों का प्रस्ताव देते है।

ज्योतिषशास्त्र एक विस्तृत विज्ञान है, जो खगोल विज्ञान और ज्योतिष के अध्ययन और ज्योतिषीय ढाँचे की परस्पर क्रिया में निहित है। इसे अत्यधिक गणितीय आधार प्राप्त है, जो सटीकता और पूर्वानुमेयता प्रदान करता है। पश्चिमी ज्योतिष और भारतीय ज्योतिषशास्त्र के बीच महत्त्वपूर्ण अंतर यह है कि पहला चल राशि के साथ, सौर आधारित प्रणाली है, जबकि भारतीय ज्योतिषशास्त्र चंद्रमा या चंद्र आधारित प्रणाली है, जिसमें निश्चित राशि, २७ नक्षत्र और दशा के आधार पर एक आकलन है, जो विभिन्न ग्रहों की विभिन्न राशियों से गुज़रने और वास्तविक समय में उनके प्रभाव की अवधि को दर्शाता है। इस प्रकार भारतीय प्रणाली में हम खगोल विज्ञान (आकाशीय पिंडों की स्थिति, गति और गुणों का अध्ययन) और ज्योतिष (आकाशीय पिंडों की स्थिति, गति और गुण मानव को कैसे प्रभावित करते हैं, इसका अध्ययन) को एक साथ आते देखते हैं। मासिक धर्म चक्र पर खगोलीय प्रभावों का अध्ययन करते समय यह ज्ञान महत्त्वपूर्ण हो जाता है।

## मासिक धर्म प्रतिमान (पैटर्न)

मासिक धर्म को समझने के संदर्भ में मैंने माहवारी तिथियों का दस्तावेज़ीकरण प्रारंभ किया। मैंने १६ महीने की अपनी तारीखों का दस्तावेज़ीकरण किया है और तुलनात्मक समझ प्राप्त होने के उद्देश्य से तीन अन्य महिलाओं की तारीखें भी एकत्र की हैं। एकत्रित आँकड़ों के साथ निम्नलिखित पहलुओं पर गौर किया गया:

1. मासिक धर्म प्रतिमान पर चंद्रमा चक्र का प्रभाव
2. मासिक धर्म प्रतिमान पर सूर्य चक्र का प्रभाव
3. मासिक धर्म प्रतिमान पर अन्य ग्रहों का प्रभाव

मैंने ज्योतिषशास्त्र के अनुसार, मासिक धर्म तिथियों का अध्ययन और स्पष्टीकरण करने के लिए बेंगलुरु में रहने वाले अन्नपूर्णा भट्ट जी से मदद और मार्गदर्शन माँगा। नीचे जो प्रस्तुत किया गया है, वह किसी भी तरह से औपचारिक व्यापक अध्ययन नहीं है। अन्नपूर्णा भट्ट जी के अनुसार, किसी भी निर्णायक उत्तर तक पहुँचने के लिए लगभग दो साल तक मासिक धर्म संबंधी बिना किसी स्पष्ट विकार वाली कम से कम २०० महिलाओं के हर महीने उनके मासिक धर्म शुरू होने की सही तारीख़ और समय को नोट करना होगा।

हालाँकि, नीचे दी गई प्रस्तुति में, पालन की गई प्रक्रिया और अवलोकन फिर भी महत्त्वपूर्ण हैं, क्योंकि वे मासिक धर्म को एक अद्वितीय दृष्टिकोण से समझने के लिए दिशा-निर्देष प्रदान करते हैं। भविष्य में इस विषय में रुचि रखने वाले इन आधारों पर औपचारिक अध्ययन कर सकते हैं।

## चंद्रमा के चक्र का प्रभाव

गद्य में हो या कविता में, महिलाओं की तुलना कई बार चंद्रमा से की जाती है और महिलाओं के भावनात्मक उतार-चढ़ाव की तुलना चंद्रमा के ढलने और घटने से की गई है। इस तुलना का कारण केवल रचनात्मक स्वतंत्रता से भी अधिक हो सकता है।

खगोलीय दृष्टि से चंद्रमा और पृथ्वी के बीच की दूरी लगभग २,३८,८५५ मील है। चंद्रमा, पृथ्वी का एक चक्कर लगभग २७.३२ दिनों में पूरा करता है। चंद्रमा की परिधि ६७८३ मील है। एक चंद्र दिवस लगभग २४ घंटे ५४ मिनट का होता है (चंद्रोदय से चंद्रोदय तक) शुक्ल प्रतिपदा (अमावस्या के बाद का पहला दिन) से अगली अमावस्या तक एक चंद्रमास २९ दिन १२ घंटे ४४ मिनट २ सेकंड का होता है। इसे संयुति मास (synodic month) के रूप में भी जाना जाता है। वहीं नक्षत्र मास के मापदंड के अनुसार चंद्रमा २७ दिन ७

घंटे ४३ मिनट १२ सेकंड में एक महीना पूरा करता है। इसे नक्षत्र मास (sidereal month) के रूप में भी जाना जाता है। नक्षत्र मास की अवधि और एक महिला के मासिक चक्र की अवधि समान होती है।[१]

भारतीय ज्योतिष का प्राचीन पाठ, बृहत जातक[२] सूर्य को आत्मा और चंद्रमा को कालपुरुष[३] के मन के रूप में संदर्भित करता है। चंद्रमा को एक स्त्री ग्रह के रूप में वर्गीकृत किया गया है, क्योंकि यह माता का कारक है और चौथे घर (कर्क) का शासक है, जो मातृत्व पोषण गुणों का प्रतिनिधित्व करता है। कहा जाता है कि चंद्रमा मानवीय भावनाओं को प्रभावित करता है; जैसे-जैसे इसका चक्र बदलता है, मानवीय भावनाओं में भी परिवर्तन होते देखा गया है। महिलाओं में ये परिवर्तन उनके मासिक धर्म चक्र के प्रतिमान (पैटर्न) के रूप में प्रकट होते हैं।

मेरे अपने निरीक्षणों के साथ-साथ अन्य महिलाओं के अनुसार भी जब मासिक धर्म की तारीख़ अमावस्या के साथ मेल खाती है, तो मासिक धर्म का अनुभव पूर्णिमा के साथ मेल खाने की तुलना में अधिक भावनात्मक उथल-पुथल के साथ आता है। ज्योतिषीय रूप से, पूर्णिमा के समय चंद्रमा को सबसे बलवान माना जाता है, क्योंकि इस समय चंद्रमा और सूर्य के बीच में पृथ्वी आ जाती है। अमावस्या के समय चंद्रमा सबसे कमज़ोर होता है, क्योंकि वह उस समय पृथ्वी और सूर्य के बीच आता है; सूर्य से उसकी निकटता उस समय उसे कमज़ोर बनाती है।

आयुर्वेद में हम कहते हैं कि पूर्णिमा वह समय होता है, जब शरीर की प्राकृतिक प्रतिरोधक क्षमता अपने चरम पर होती है और ओजस अधिक होता है, जिससे पूर्णिमा के समय होने वाला मासिक धर्म सुचारु हो जाता है। वहीं अमावस्या के समय शरीर सबसे कमज़ोर होता है और फलस्वरूप अमावस्या के साथ रक्तस्राव भावनात्मक रूप

से थका देने वाला मामला हो सकता है। मेरे काम के दौरान गाँवों में मैंने ऐसे कई उदाहरण देखे हैं, जब किसान आज भी अमावस्या पर छुट्टी लेते हैं और बुवाई नहीं करते, क्योंकि इस दौरान पौधों की अच्छी तरह से वृद्धि नहीं होती है, यह उनका अनुभव है। भारत में कृषि गतिविधि की योजना बनाने के लिए किसान, चंद्र कैलेंडर (दिन-दर्शिका) देखते हैं।

यदि अमावस्या के साथ रक्तस्राव (माहवारी) होना, सबसे अच्छा मासिक धर्म अनुभव नहीं है, तो इसे अक्सर अच्छे प्रजनन स्वास्थ्य का संकेत क्यों कहा जाता है?

इसका उत्तर गर्भधारण करने के सर्वोत्तम समय को समझने में है। भारतीय विज्ञान चौथे दिन से (मासिक धर्म के तुरंत बाद का चौथा दिन) बारहवें दिन (अंडोत्सर्ग के निकट) तक, गर्भधारण के लिए आदर्श समय मानता है। यदि महिलाओं का मासिक धर्म, अमावस्या के साथ होता है, तो गर्भाधान शुक्ल पक्ष में और पूर्णिमा के क़रीब हो सकता है। यह कालावधि समग्र स्वास्थ्य और जीवन शक्ति के लिए बेहतर माना जाता है। इसलिए महिलाओं के सक्रिय प्रजनन वर्षों में अमावस्या के साथ या उसके निकट माहवारी को बेहतर स्वास्थ्य का संकेतक कहा जाता है, जिसका अर्थ है कि अमावस्या में मासिक धर्म के बाद, पूर्णिमा के निकट या उसके दौरान गर्भ धारण करना स्वास्थ्यप्रद है।

दूसरी तरफ़ जब महिलाएँ गर्भधारण करने का प्रयास नहीं करती हैं या जब वे आध्यात्मिक पथ का अनुसरण कर रही होती हैं और उनका मासिक धर्मचक्र पूर्णिमा साथ या निकट होता है, तो वह उनके लिए अधिक लाभदायी होता है। जब पूर्णिमा के दिन, स्त्रियों का रक्तस्राव होता है, तो अमावस्या का समय उन्हें साधना के लिए उपलब्ध होता है। यह तथ्य श्री अमृतानंद नाथ सरस्वती के निम्नलिखित शब्दों में सबसे अच्छी तरह से समझाया गया है। उनका जीवनचरित्र 'देवी और गुरु' इस दिशा में कई अंतर्दृष्टि प्रदान करते हैं:

"अमावस्या अत्यंत पवित्र होती है। तब चंद्रमा की सारी कलाएँ वापस सूर्य की ओर चली जाती हैं। अमावस्या के दिन सूर्य और चंद्रमा का मिलन पूर्ण होता है। वह जब होता है, तब सुषुम्ना मार्ग सक्रिय होता है। राग और वैराग्य पूरी तरह से एक हो जाते हैं। कुंडलिनी केंद्रीय मार्ग से बहती है, जब यह होता है। अमावस्या के दिन देवी पूर्ण रूप से शिव के साथ मिल जाती हैं। तब उसे काली कहा जाता है। पूर्णिमा के दिन देवी, शिव से पूरी तरह अलग होती हैं। तब वह ललिता के नाम से पहचानी जाती हैं।"

आध्यात्मिक पथ पर चलने वालों के लिए सुषुम्ना नाड़ी की भूमिका महत्त्वपूर्ण है, क्योंकि यह आध्यात्मिक ऊँचाइयों तक पहुँचने का प्रमुख मार्ग है। कहा जाता है कि अमावस्या के दौरान सुषुम्ना नाड़ी को सक्रिय करना आसान होता है, जिससे आध्यात्मिक साधक के लिए महीने का यह समय महत्त्वपूर्ण हो जाता है।

## सूर्य चक्र का प्रभाव

बृहत जातक का पहला श्लोक सूर्य की बात करता है, जो चंद्रमा को रूप देता है। चंद्र दिनदर्शिका में हम चंद्रमा के चरणों को देखकर समय निर्धारित करते हैं, लेकिन एक अतिमहत्त्वपूर्ण समझ यह है कि चंद्रमा की इन कलाओं का कारण सूर्य बनता है। जैसे ही सूर्य संक्रांति और विषुव से गुज़रता है, यह हमारे चक्र में बदलाव का कारण बनता है। भारत में सौर संक्रांति द्वारा चिह्निनत सूर्य के चक्र को अयन के रूप में जाना जाता है। उत्तरायण शीतकालीन संक्रांति और ग्रीष्म संक्रांति के बीच के महीनों को (लगभग २२ दिसंबर से २१ जून तक), और दक्षिणायन ग्रीष्म संक्रांति और शीतकालीन संक्रांति के बीच के महीनों को (लगभग २२ जून से २१ दिसंबर तक) संदर्भित करता है। भारत में विषुव २० मार्च और २२ सितंबर के आस-पास आता है।

दिए गए चार्ट में, यह देखते हुए कि मासिक धर्म की तारीखों वाली रेखा अमावस्या और पूर्णिमा तिथियों वाली रेखाओं को कैसे काटती है। और हम देख सकते हैं कि कैसे मासिक धर्म तारीख संक्रांति और विषुव के करीब बदलता है।

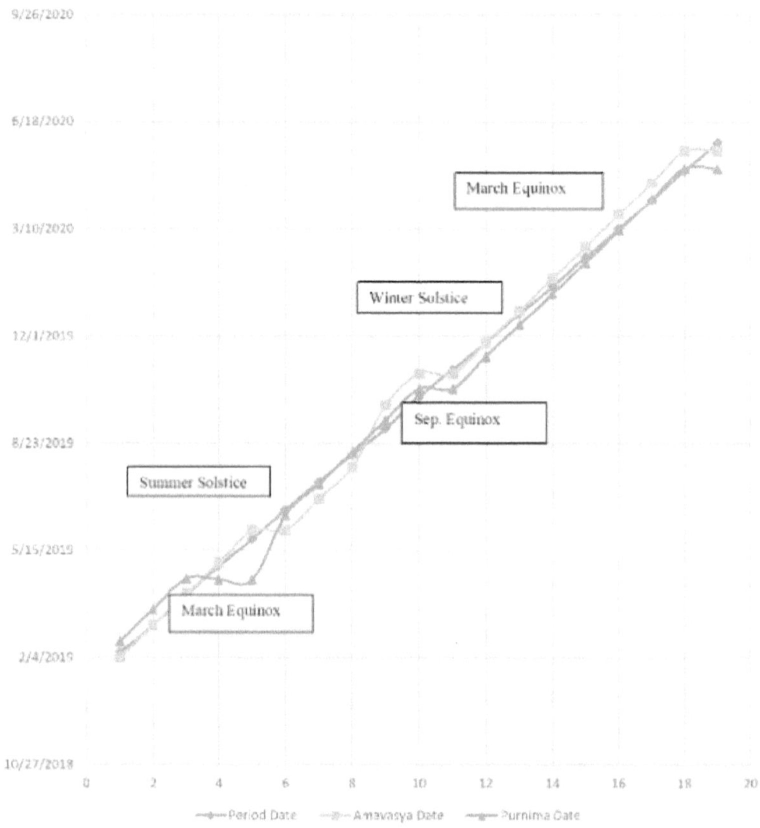


SINU'S MONTHLY CHART
(FEB 2019-MAY 2020)
9/26/2020
6/18/2020
March Equinox
3/10/2020
Winter Solstice
12/1/2019
Sep. Equinox
8/23/2019
Summer Solstice
5/15/2019
March Equinox
2/4/2019
10/27/2018
0
2
4
6
8
10
12
14
16
18
20
Period Date
Amavasya Date
Purnima Date

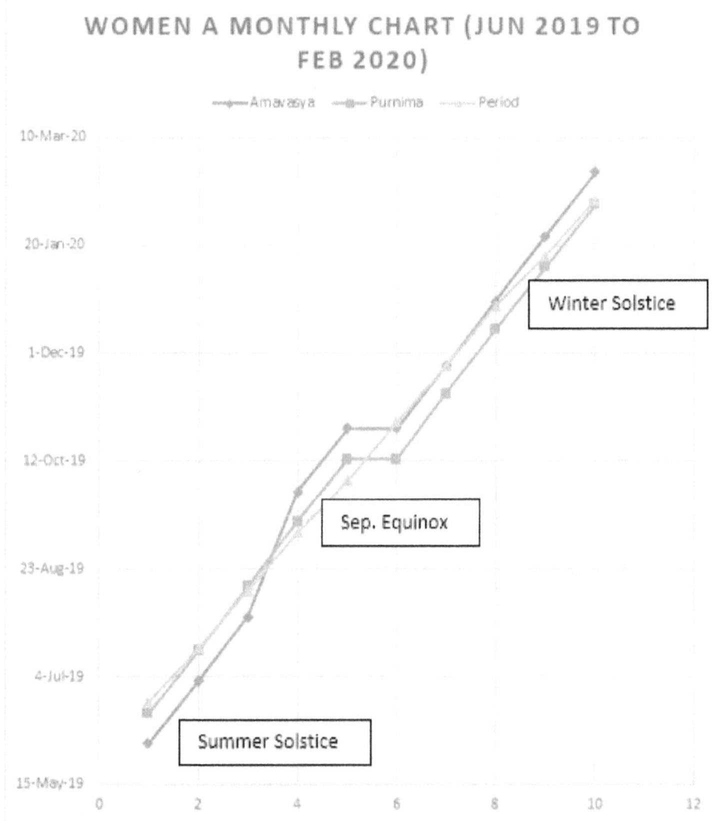


WOMEN A MONTHLY CHART (JUN 2019 TO FEB 2020)
Amavasya
Purnima
Period
10-Mar-20
20-Jan-20
1-Dec-19
12-Oct-19
23-Aug-19
4-Jul-19
15-May-19
0
2
4
6
8
10
12
Winter Solstice
Sep. Equinox
Summer Solstice

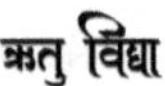

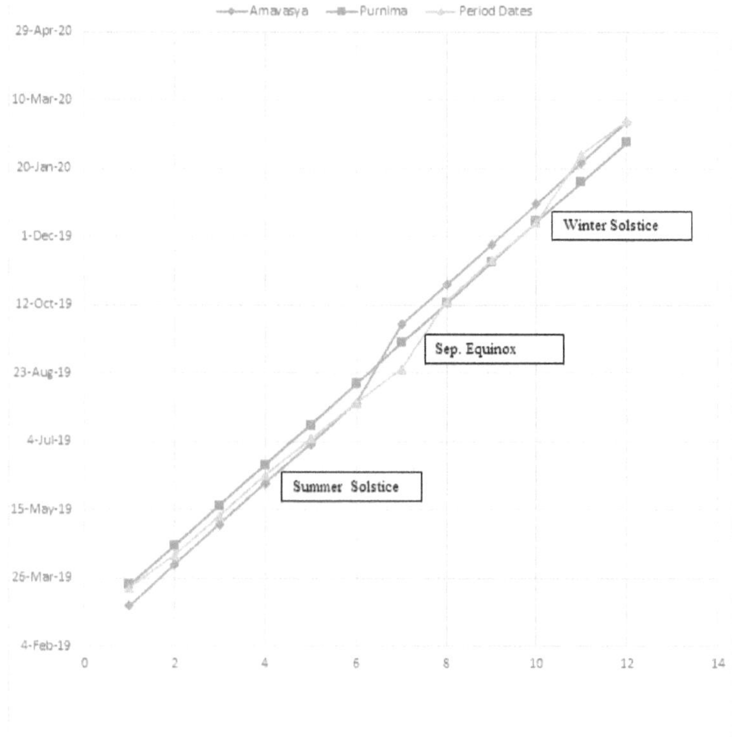

WOMAN B MONTHLY CHART
(MAR 2019 TO FEB 2020)
Amavasya
Purnima
Period Dates
29-Apr-20
10-Mar-20
20-Jan-20
1-Dec-19
12-Oct-19
23-Aug-19
4-Jul-19
15-May-19
26-Mar-19
4-Feb-19
0
2
4
6
8
10
12
14
Winter Solstice
Sep. Equinox
Summer Solstice

✦ मेरे चार्ट और 'A' महिला के चार्ट में माहवारी रेखा लगभग सीधी है, जबकि 'B' महिला के चार्ट में यह थोड़ा टेढ़ा है (अगस्त में); उन्होंने उस समय अपने मासिक चक्र में कुछ गड़बड़ी की सूचना दी।

✦ मेरे चार्ट में ९ फरवरी को होने वाली मासिक धर्म अवधि रेखा अमावस्या (४ फ़रवरी) के क़रीब होने के साथ शुरू होती है, फिर यह ६ मार्च २०१९ की मासिक धर्म तिथि पर अमावस्या के साथ मेल खाती है। मार्च में विषुव के बाद, यह ४ अप्रैल को होने वाली अमावस्या के क़रीब आना जारी रखती है।

✦ मई के महीने में मासिक धर्म की दो तिथियाँ थीं। १ मई और २६ मई। पहली तारीख अमावस्या के क़रीब हुई (४ मई) और दूसरी पूर्णिमा (१८ मई) और अगली अमावस्या (३ जून) के बीच की थी। यहाँ हम ग्रीष्म संक्रांति के निकट अमावस्या से पूर्णिमा तक की पारी को देखते हैं।

✦ अगली तिथि (२२ जून) २१ जून २०१९ को ग्रीष्म संक्रांति के बाद पूर्णिमा के पास आती है। अगस्त में माहवारी तिथि (१३ अगस्त) पूर्णिमा तिथि (१५ अगस्त) के बहुत क़रीब है।

✦ जैसे ही सितंबर विषुव निकट आता है, माहवारी की तारीख पूर्णिमा (१३ अक्टूबर) से दूर हो जाती है, और ६ अक्टूबर और ३१ अक्टूबर को होने से अमावस्या (२७ अक्टूबर) के क़रीब जाने लगती है। यह नवंबर २५ में फिर से अमावस्या के साथ मेल खाता है और २२ दिसंबर को होने वाली अगली अमावस्या (दिसंबर २५) के क़रीब होता है। २२ दिसंबर २०१९ को शीतकालीन संक्रांति के बाद यह फिर से पूर्णिमा की ओर बढ़ता है और वार्षिक पैटर्न बदलता है।

✦ ध्यान दें कि यदि तिथियाँ जनवरी २०१९ में अमावस्या के आस-पास होती है, तो यह जनवरी २०२० में पूर्णिमा

के आस-पास होगी, फिर जनवरी २०२१ में अमावस्या में और इसी तरह। २ साल की अवधि के लिए तारीख़ों का पता लगाने से हम एक पूरा चक्र देख पाएँगे। इसी तरह का दो साल का पैटर्न तब भी देखा जाएगा जब हमने इसे ज्योतिषीय रूप से देखा, जैसा कि हम अगले भाग में देखेंगे।

✦ 'A' महिला का चार्ट मेरे जैसा ही है। 'B' महिला के चार्ट में भी समान चक्र है, हालाँकि थोड़ा विलंबित है।

१२ वर्ष की एक किशोरवय लड़की, जिसका जून २०१९ में प्रथम रजोदर्शन हुआ, उसका चार्ट नीचे दिखाया गया है। उसका चार्ट यह दर्शाता है कि कैसे उसने जून २०१९ में अमावस्या के क़रीब प्रथम मासिक धर्म की शुरुआत की और दिसंबर २०१९ में वह पूर्णिमा में स्थानांतरित हो गई, जो स्पष्ट रूप से संक्रांति के प्रभाव को दर्शाता है। बीच में भिन्नता शायद इस वज़ह से है कि एक किशोरवय लड़की का प्रारंभिक मासिक धर्म चक्र स्थिर होने की कोशिश कर रहा है।

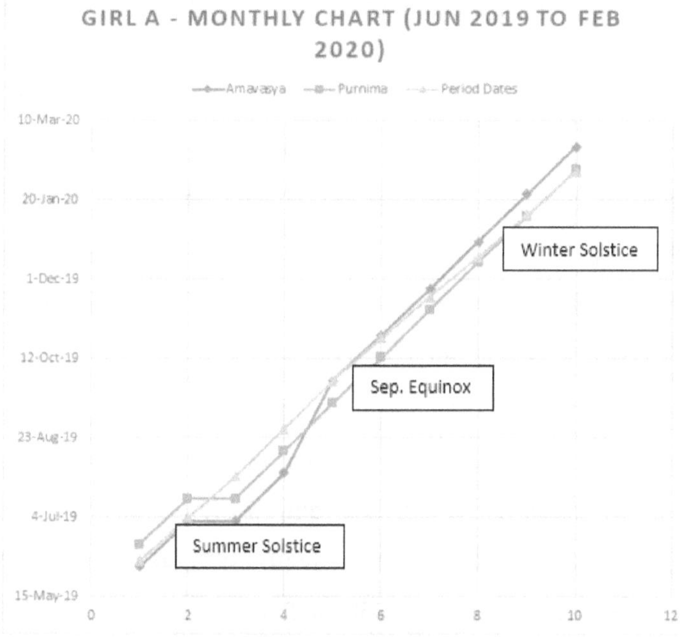



यह महत्त्वपूर्ण है कि जो लोग इसे औपचारिक अध्ययन के रूप में लेते हैं, उनमें स्वस्थ मासिक धर्मचक्र और न्यूनतम अन्य स्वास्थ्य समस्याओं वाली महिलाओं को सहभागी करना चाहिए, ताकि पैटर्न को वैसा ही देखा जा सके, जैसा उन्हें होना चाहिए। इस कार्य को करने के उद्देश्य से मैं अध्ययन की अवधि के दौरान अपने स्वास्थ्य के प्रति अत्यंत सतर्क थी, योगासन, प्राणायाम का नियमित अभ्यास कर रही थी और शाकाहारी आहार ले रही थी और मुझे कोई अन्य प्रमुख स्वास्थ्य समस्या नहीं थी। जिन महिलाओं ने अपने मासिक धर्म की तारीखें साझा की थी, वे लगभग चालीस के आसपास की आयु की थीं।

## अन्य ग्रहों का प्रभाव

अब यह विषय वास्तव में दिलचस्प हो जाता है। अब हम चंद्रमा और सूर्य चक्रों के सामान्यीकरण से आगे बढ़कर मासिक धर्म होने के

कारणों की सुनिश्चित सूक्ष्मताओं की ओर बढ़ेंगे। इसके लिए किसी अनुभवी ज्योतिषी का मार्गदर्शन महत्त्वपूर्ण हो जाता है। एक विद्वान ज्योतिषी को ढूँढना, जो प्राचीन विज्ञान से अच्छी तरह जानकारी रखता हो, अपने आप में एक मुश्किल बात है। एक ऐसी महिला को ढूँढना जो एक विद्वान ज्योतिषी हो, घास के ढेर में सुई खोजने के समान है। नीचे जो प्रस्तुत किया गया है, वह अन्नपूर्णाजी की सहायता के बिना संभव नहीं हो सकता था। इस अभ्यास में मार्गदर्शन करने के लिए मैं उनकी आभारी हूँ।

महिलाओं के शरीर के भीतर, मासिक धर्म वह समय होता है, जब पित्त प्रबल होता है। पित्त, उष्णता और परिवर्तन की ऊर्जा का सूचक है। मैं हमेशा सोचती थी कि क्या किसी ग्रह विशेष के प्रभाव के कारण हर महीने मासिक धर्म के कारण पित्त प्रधानता की स्थिति हो सकती है। और मेरे आश्चर्य की सीमा नहीं रही, जब मैंने देखा कि वराह मिहिर (५०५ ईस्वी में जन्मे) द्वारा लिखित प्राचीन ग्रंथ 'बृहत जातक' चंद्रमा के साथ-साथ, मासिक धर्म के कारण के रूप में मंगल (कुज नाम से भी परिचीत) ग्रह की बात करता है।

मंगल लाल गर्म ग्रह है, जिसका तत्त्व अग्नि है और जिसका भाव पित्त है। ज्योतिषशास्त्र के अनुसार मंगल रक्त पर शासन करता है, जबकि चंद्रमा, महिलाओं के शारीरिक द्रव्य पर शासन करता है। कहा जाता है कि मंगल और चंद्रमा का एक साथ आना हर महीने मासिक धर्म का कारण बनता है। बृहत जातक के अध्याय ४ श्लोक १ में अग्रलिखित श्लोक लिखे गए हैं। उसका अनुवाद भी दिया गया है।

कुजेन्दुहेतु प्रतिमासमार्तवं गते तु पीडर्क्षमनुण्णदीधितौ।

अतोन्यथास्थे शुभपुंग्रहेक्षिते नरेण संयोगमुपैति कामिनी॥१॥

"एक महिला का मासिक धर्म जो मंगल और चंद्रमा की परस्पर क्रिया के कारण होता है, वह हर महीने तब निश्चित होता है, जब चंद्रमा लग्न से अनुपचय स्थान (१, २, ४, ५, ७, ८, ९, या १२ घर) में होता है, लेकिन अगर चंद्रमा एक अलग स्थिति में है, अर्थात वह उपचय स्थान (३, ६, १० या ११ घर) है और लाभकारी पुरुष ग्रह से है (अर्थ बृहस्पति), तो महिलाएँ प्रेम से पुरुष के साथ मिलती हैं।"

उपरोक्त श्लोक का अर्थ मासिक धर्म की तारीख़ों की गणना और उस विशेष तिथि पर वह होने के कारण मीमांसा के उदाहरणों के साथ निम्नलिखित अनुच्छेदों में समझाया गया है। यह ध्यान रखना महत्त्वपूर्ण है कि उपरोक्त श्लोक गर्भाधान के संदर्भ में लिखा गया है, अर्थात स्वस्थ गर्भाधान की अधिक संभावना के लिए महिलाओं का आदर्श रूप से मासिक धर्म कब होना चाहिए।

यदि आप भारतीय ज्योतिष को नहीं जानते हो, तो आगे बढ़ने से पहले आप निम्नलिखित बुनियादी परिभाषाओं और शब्दावली से स्वयं को परिचित करा सकते है। मैंने केवल उन परिभाषाओं को समाविष्ट किया है, जो हमारे मासिक धर्म के पैटर्न की गणना में प्रासंगिक हैं। अधिक जानकारी के लिए वी. सुब्रमण्यम शास्त्री द्वारा किया गया 'बृहत जातक' का अँग्रेज़ी अनुवाद एक अच्छा संदर्भ है।

✦ **राशि** - यह राशि चक्र को दर्शाता है। राशि चक्र ग्रहण संबंध (एकलिप्टिक) के साथ सूर्य के दृश्यमान पथ का १२ गुना विभाजन है। पाश्चात्य ज्योतिष के समान ही मेष से मीन तक १२ राशियाँ होती हैं।[7] इन्हें जन्म कुंडली में १२ घरों द्वारा दर्शाया गया है। ज्योतिषशास्त्र में चंद्र राशि को महत्त्व दिया गया है, जो जन्म के समय राशि के संबंध में चंद्रमा की स्थिति है। चंद्रमा १२ राशियों को स्थानांतरित करता है, उनमें से प्रत्येक पर लगभग दो-ढाई दिनों तक

रहता है। मासिक धर्म की गणना के लिए प्रत्येक मासिक धर्म तिथि के लिए चंद्र राशि को माना जाता है।

+ **नक्षत्र** - यह चंद्र नक्षत्र को संदर्भित करता है। कुल २७ नक्षत्र हैं, जिनमें से प्रत्येक का मापन (कालावधि) १३.२ डिग्री (१३ डिग्री और २० मिनट) है। इसके प्रत्येक भाग को पद कहते हैं। प्रत्येक पद में मेष राशि से लेकर मीन तक की राशियों की अपनी अपनी विशेषताएँ होती हैं। चंद्रमा प्रत्येक नक्षत्र में एक दिन से थोड़ा अधिक समय व्यतीत करता है। प्रत्येक मासिक धर्म की तारीख के लिए (ज्ञात मासिक धर्म की शुरुआत के समय के साथ) यदि हम संबंधित नक्षत्र पर ध्यान दें, तो हम महीने दर महीने होने वाली गतिविधि एक विशेष क्रम को देख सकते हैं।

+ **ग्रह** - यह ग्रह को संदर्भित करता है। ज्योतिषशास्त्र में १२ राशियों को अपेक्षाकृत स्थिर माना जाता है, जबकि नक्षत्रों की पृष्ठभूमि पर ग्रह गतिमान पिंड है। केवल ९ ग्रहों को ध्यान में रखा जाता है, अर्थात क्रमष: सूर्य, चंद्रमा, मंगल, बुध, बृहस्पति, शुक्र, शनि, और राहु और केतु (चंद्रमा के उत्तर और दक्षिण छोर) यूरेनस, नेपच्यून और प्लूटो आदि खुली आँखों को दिखाई नहीं देते हैं और ज्योतिषशास्त्र में इन्हें माना नहीं जाता है।

+ **लग्न** - जन्म के समय आकाश के पूर्वी क्षितिज पर स्थित बिंदु, लग्न है। सारिणी में लग्न शरीर और बुद्धि का प्रतिनिधित्व करता है, चंद्रमा भावनाओं और मानसिक शक्ति का प्रतिनिधित्व करता है तथा सूर्य, व्यक्ति की आत्मा का प्रतिनिधित्व करता है।

+ **अनुपचय और उपचय** - अनुपचय १, २, ४, ५, ७, ८, ९, १२ इन घरों को सारिणी में संदर्भित करता है। बचे हुए घर अर्थात ३, ६, १९, ११ को उपचय घर कहा जाता है।

✦ **होरा** - यह एक घंटे को संदर्भित करता है। सप्ताह के सात दिनों में से प्रत्येक पर सूर्योदय या सूर्यास्त के समय से सात ग्रहों द्वारा शासित २४ होरा होते हैं। इसलिए, प्रत्येक ग्रह में एक दिन में दो या तीन होरा हो सकते हैं। होरा का उपयोग उस सटीक घंटे को निश्चित करने के लिए किया जाता है, जिसके दौरान किसी विशेष ग्रह का प्रभाव प्रमुख होता है। मासिक धर्म की घटना का अध्ययन करने के लिए हमें मंगल ग्रह का होरा देखने की आवश्यकता है क्योंकि यह उस समय के साथ मेल खाता है, जब हर महीने, मासिक धर्म शुरू होता है।

✦ **गोचर** - इसका तात्पर्य (संदर्भ) ग्रहों के संक्रमण (गुज़रने) से है। प्रत्येक मासिक धर्म की तारीख के लिए मंगल और चंद्रमा का गोचर माना जाता है।

✦ **स्वरूप (पहलू) भाव** - यह उस कोण (angle) को संदर्भित करता है, जो ग्रह एक-दूसरे के साथ बनाते हैं। यदि मंगल अपने चौथे, सातवें या आठवें भाव में चंद्रमा को देखता है, तो वह यह सूचित करता है कि अब मासिक धर्म हो सकता है। जब ग्रह एक ही भाव में हों तो इसे युति कहते हैं।

इस बुनियादी जानकारी के साथ अब हम ज्योतिषशास्त्र के अनुसार मासिक धर्म के पैटर्न और निरीक्षणों को अधिक विस्तार से समझने के लिए आगे बढ़ सकते हैं। मासिक धर्म की तारीखों की गणना का दस्तावेज़ीकरण जैसा होना चाहिए वैसा हो रहा है कि नहीं, यह देखने के लिए निम्नलिखित कदम उठाएं गए।

**पहला चरण** - जिस महिला के मासिक धर्म चक्र का अध्ययन करना था, उसकी जन्मकुंडली ज्योतिषी की मदद से तैयार की गई। किसी सॉफ्टवेअर का भी उपयोग इसके लिए किया जा सकता है। इसके लिए महिला के जन्म का सही समय और जन्मस्थान (अक्षांश

और देशांतर रेखा) की आवश्यकता होती है। 'अ' महिला के लिए नीचे दिए गए चार्ट का संदर्भ लें। ज्योतिषशास्त्र के अनुसार राशि निश्चित है और १ से १२ तक की संख्या है, जिसमें पहले स्थान पर मेष और १२ वें स्थान पर मीन है। जन्म के समय नौ ग्रहों की स्थिति भी प्रत्येक घर में दिखायी जाती है।

| | | | |
|---|---|---|---|
| १२ | १ | २ | ३<br><br>राहु |
| ११ | | | ४ |
| १०<br><br>चंद्र<br>लग्न | अ महिला का<br>राशि चार्ट | | ५ |
| ९<br><br>मंगल<br>केतु | ८<br><br>सूर्य<br>बुध<br>शुक् | ७<br><br>बृहस्पति<br>शनि | ६ |

**दूसरा चरण** - ऊपर की जन्म कुंडली से चंद्रमा कि स्थिति (घर संख्या १० में) लिखी जाती है। मासिक धर्म की तारीख के सत्यापन के लिए अनुपचय और उपचय घरों की गिनती करते समय यह घर नंबर एक बन जाता है। अनुपचय घर (१, २, ४, ५, ७, ८, ९, १२) नीचे दिए गए चार्ट में रंगीन प्रतिनिधित्व करते हैं। यह इस बात को सूचित करता है कि चंद्रमा, अपने संक्रमण के दौरान किसी भी अनुपचय स्थान में होना चाहिए, जिससे मासिक धर्म होगा (जिससे मासिक धर्म के बाद सफल गर्भाधान हो सकता है)।

<table>
<tr><td>३<br>मीन</td><td>४<br>मेष</td><td>५<br>वृषभ</td><td>६<br>मिथुन</td></tr>
<tr><td>२<br>कुम्भ</td><td colspan="2" rowspan="2">अ महिला का चन्द्रमा<br>अनुपचय स्थान</td><td>७<br>कर्क</td></tr>
<tr><td>१<br>चन्द्रमा<br>मकर</td><td>८<br>सिंह</td></tr>
<tr><td>१२<br>धनु</td><td>११<br>वृश्चिक</td><td>१०<br>तुला</td><td>९<br>कन्या</td></tr>
</table>

**तीसरा चरण -** मासिक धर्म की प्रत्येक तिथि के लिए हम जाँच करते हैं कि क्या यह चंद्र राशि में हो रही है, जो अनुपचय घर में है। यदि हाँ, तो तिथि सही है। उदाहरण के लिए नीचे 'अ' महिला के चार्ट में २२ जून २०१९ चंद्रमा के कुंभ राशि में गोचर के दौरान होता है, जो अनुपचय घर २ में है और इसलिए सही है। जहाँ ३ अक्टूबर, २०१९ को वृश्चिक राशि में होता है, जो उपचय घर ११ में है और इसलिए मासिक धर्म के बाद गर्भाधान के संबंध में अच्छी तारीख़ नहीं है। ज्योतिषी की मदद से या किसी विश्वसनीय सॉफ्टवेयर या वेबसाइट के माध्यम से प्रत्येक तिथि की चंद्र राशि की जाँच की जा सकती है।

**चौथा चरण -** यदि मासिक धर्म अनुपचय स्थान में है, तो जाँच कर लें कि उस दिन मंगल और चंद्रमा के बीच कोई संबंध है या नहीं।

इसका मतलब है कि निम्नलिखित दिए गए, एक या अधिक मानदंडों को पूरा करने की आवश्यकता है।

a. यदि उस दिन मासिक धर्म शुरू होने के समय, मंगल गोचर का कोई विशिष्ट समय हो

b. यदि उस तिथि में मंगल और चंद्रमा की युति (एक ही घर में) हो तो

c. यदि मंगल, स्वयं को चतुर्थ, सातवें और आठवें भाव में चंद्रमा को देखता हो, तो मंगल के गोचर में तथा चंद्रमा की निश्चित तिथि के लिए जाँच की जानी चाहिए

d. यदि उस दिन मंगलवार है तो मंगल का प्रभाव रहेगा

e. यदि राशि का स्वामी मंगल है, जैसे मेष या वृश्चिक, तो मंगल का प्रभाव होगा

'अ' महिला के लिए प्रत्येक तिथि की जानकारी वाली एक तालिका नीचे प्रस्तुत की गई है। यह जानकारी अधिक सटीक होगी, यदि महिलाएँ हर महीने मासिक धर्म के प्रारंभ समय को अंकित कर रखें, क्योंकि चंद्रमा एक राशि में लगभग ढाई दिन और एक नक्षत्र में लगभग २.३ दिन रहता है। महिला 'अ' ने बताया कि उसका मासिक धर्म दिन के दौरान होता है। इसलिए उसके राशि, नक्षत्र और होरा की गणना उसके स्थान के अनुसार की गई है, जो कि भारत के तामिलनाडु प्रांत के कोयंबटूर में है।

## तालिका ६: 'अ' महिला के मासिक धर्म की तारीख का विश्लेषण

| मासिक धर्म तारीख | चंद्र राशि | नक्षत्र और उनका क्रम | घर (स्थान) | विवरण |
|---|---|---|---|---|
| २२ जून २०१९ | कुंभ | धनिष्ठ (२३) | अनुपचय स्थान २ | चंद्रमा अनुपचय स्थान में है। सुबह ८.११ से ९.१४ तक मंगल होरा है। इसलिए तारीख सही है। |
| १७ जुलाई २०१९ | मकर | उत्तर अषाढ़ा (२१) | अनुपचय स्थान १ | चंद्रमा अनुपचय स्थान में है। सुबह १०.२२ से ११.२५ तक मंगल होरा है। मंगल की दृष्टि सातवें घर में भी है। इसलिए तारीख सही है। |
| १३ अगस्त २०१९ | धनु | श्रावण (२२) | अनुपचय स्थान १२ | चंद्रमा अनुपचय स्थान में है। मंगल होरा सुबह ६.१५ से ७.१७ तक है। मंगलवार होने के कारण मंगल का भी प्रभाव है। इसलिए तारीख सही है। |
| ९ सितम्बर २०१९ | धनु | उत्तर आषाढ़ (२१) | अनुपचय स्थान १२ | चंद्रमा अनुपचय स्थान में है। मंगल होरा सुबह ९.१७ से १०.१८ तक है। इसलिए तारीख सही है। |
| ३ अक्टूबर २०१९ | वृश्चिक | अनुराधा (१७) | उपचय स्थान ११ | चंद्रमा उपचय स्थान में है, जिसके कारण तारीख ग़लत होती है, लेकिन सुबह ७.१३ से ८.१३ तक मंगल होरा है, इसलिए उस समय मासिक धर्म हो सकता है। |

| मासिक धर्म तारीख | चंद्र राशि | नक्षत्र और उनका क्रम | घर (स्थान) | विवरण |
|---|---|---|---|---|
| ३० अक्टूबर २०१९ | वृश्चिक | अनुराधा (१७) | उपचय स्थान ११ | चंद्रमा उपचय स्थान में है, जो इसे ग़लत तारीख़ बनाता है, लेकिन मंगल होरा १०.०९ से ११.०७ तक है, जिसके कारण मासिक धर्म हो सकता है। |
| २५ नवंबर २०१९ | तुला | स्वाति (१५) | उपचय स्थान १० | चंद्रमा उपचय स्थान में हैं, जो इसे ग़लत तारीख़ बनाता है, लेकिन मंगल होरा सुबह ९.१७ से १०.१७ तक है। |
| २३ दिसंबर २०१९ | तुला | वृश्चिक (१६) | उपचय स्थान १० | चंद्रमा उपचय स्थान में है, जो इसे ग़लत तारीख़ बनाता है, हालाँकि इस तिथि पर चंद्रमा और मंगल की युति होती है, जो मासिक धर्म को प्रभावित करती है। |
| १५ जनुअरी २०२० | सिंह | उत्तरा फाल्गुनी (१२) | अनुपचय स्थान ८ | चंद्रमा अनुपचय स्थान में है। मंगल होरा सुबह १०.३७ से ११.३४ तक है। |
| १० फेब्रुअरी २०२० | सिंह | माघ (१०) | अनुपचय स्थान ८ | चंद्रमा अनुपचय स्थान में है और मंगल होरा सुबह ९.४२ से १०.४० तक है। |

**पाचवा चरण** - दिए गए मानदंडों के अनुसार मासिक धर्म की तारीखों के साथ एक चार्ट तैयार करें। 'अ' महिला का मासिक धर्म चार्ट नीचे जैसा दिखेगा। तुलना के लिए दो और महिलाओं के मासिक धर्म चार्ट नीचे दिए गए हैं।

<table>
<tr>
<td>३<br><br>मीन</td>
<td>४<br><br>मेष</td>
<td>५<br><br>वृषभ</td>
<td>६<br><br>मिथुन</td>
</tr>
<tr>
<td>२<br>२२-०६-२०१९<br><br>कुम्भ</td>
<td colspan="2" rowspan="2">अ महिला के<br>मासिक धर्म तरीक<br>(जून २०१९ से फेब्रुअरी २०१९)</td>
<td>७<br><br>कर्क</td>
</tr>
<tr>
<td>१<br>१७-०७-२०१९<br><br>चन्द्र<br>मकर</td>
<td>८<br>१५-०१-२०२०<br>१०-०२-२०२०<br><br>सिंह</td>
</tr>
<tr>
<td>१२<br>१३-०८-२०१९<br>०९-०९-२०१९<br><br>धनु</td>
<td>११<br>०३-१०-२०१९<br>३०-१०-२०१९<br><br>वृश्चिक</td>
<td>१०<br>२५-११-२०१९<br>२३-१२-२०१९<br><br>तुला</td>
<td>९<br><br>कन्या</td>
</tr>
</table>

| | | | |
|---|---|---|---|
| ७<br><br>०९-०२-२०१९<br>०४-०४-२०१९<br>०१-०५-२०१९ मीन | ८<br><br><br><br>मेष | ९<br><br><br><br>वृषभ | १०<br><br><br><br>मिथुन |
| ६<br><br>०६-०३-२०१९<br>२६-०५-२०१९<br><br>कुम्भ | सिनु के मासिक धर्म की तारीखें<br>(फेब्रुअरी २०१९ से मई २०२०) | | ११<br><br><br><br>कर्क |
| ५<br><br>२१-०६-२०१९<br>१८-०७-२०१९<br><br>मकर | | | १२<br><br>०६-०४-२०२०<br><br><br>सिंह |
| ४<br><br>१३-०८-२०१९<br>०६-१०-२०१९<br><br><br><br>धनु | ३<br><br>०६-०९-२०१९<br>३१-१०-२०१९<br><br><br><br>वृश्चिक | २<br><br>२५-११-२०१९<br>२२-१२-२०१९<br><br><br><br>तुला | १<br><br>११-०३-२०२०<br>१३-०२-२०२०<br>१७-०१-२०२०<br><br>चन्द्र<br>कन्या |

<table>
<tr>
<td>५<br>३०-०१-२०२०<br><br>मीन</td>
<td>६<br>१५-१०-२०१९<br><br>मेष</td>
<td>७<br>१४-११-२०१९<br>११-१२-२०१९<br>वृषभ</td>
<td>८<br>१२-०४-२०१९<br>१०-०५-२०१९<br>२६-०८-२०१९ मिथुन</td>
</tr>
<tr>
<td>४<br>२४-०२-२०२०<br><br>कुम्भ</td>
<td colspan="2" rowspan="2" align="center">'ब' महिला की मासिक धर्म तारीखें<br>(मार्च २०१६ से फ़रवरी २०२०)</td>
<td>९<br>०१-०८-२०१९<br><br>कर्क</td>
</tr>
<tr>
<td>३<br><br>मकर</td>
<td>१०<br>१९-०३-२०१९<br>०९-०६-२०१९<br>०६-०७-२०१९<br>सिंह</td>
</tr>
<tr>
<td>२<br><br>धनु</td>
<td>१<br>चन्द्र<br>वृश्चिक</td>
<td>१२<br><br>तुला</td>
<td>११<br><br>कन्या</td>
</tr>
</table>

# टिप्पणियाँ

- ✦ उपरोक्त सभी चार्ट में हम देख सकते हैं कि चार्ट के आधे हिस्से पर तिथियाँ जगह बना लेती है। 'अ' महिला और मेरे मामले में यह चार्ट का बायाँ हिस्सा है। 'ब' महिला के मामले में यह दायाँ आधा हिस्सा है। यह चक्रीयता को दर्शाता है और साथ में यह भी स्पष्ट करता है कि एक पूर्ण चार्ट को पूरा करने में दो साल लगते हैं। इसका मतलब है कि मासिक धर्म कि तिथियाँ दो साल में सभी राशियों को (कुछ बाहरी कारकों को छोड़कर) एक विशिष्ट क्रम में आच्छादित करती हैं।

✦ यदि हम केवल नक्षत्रों पर ध्यान दें, तो हम एक विशिष्ट क्रम में चलने का एक ही पैटर्न देख सकते है। यह 'अ' महिला के मासिक धर्म की तारीखों के सारणीबद्ध कॉलम में देखा जा सकता है, जब यह नक्षत्र संख्या २३ से १० (कुछ बाहरी कारकों को छोड़कर) के अवरोही (descending) क्रम में चलता है। यहाँ भी मासिक धर्म को सभी २७ नक्षत्रों को कवर करने में दो साल लगते हैं।

✦ तीनों चार्ट में चार तिथियाँ हैं, जो उपचय स्थान में आती हैं। मासिक धर्म के दौरान जब चंद्रमा उपचय स्थान में होता है, तो वह यह सूचित करता है कि वे विशेष महीने, मासिक धर्म के बाद, गर्भधारण के लिए आदर्श नहीं हैं।

जब हमरा मासिक धर्म चक्र, पूरी तरह से हमेशा की तरह से कार्य नहीं करता है, तो यह आमतौर पर प्रत्येक राशि के माध्यम से चक्रीय तरीके से आगे बढ़ने के बजाय २ - ३ राशियों को ऊपर और नीचे ले जाते हुए देखा गया। जब यह पैटर्न एक विशेष महिला ('ड' महिला का निम्नलिखित चार्ट देखें) के मासिक धर्म चक्र में देखा गया, तो मैंने पूछा कि क्या उसे माहवारी की कोई समस्या है? उसने कहा कि उसकी माहवारी ठीक थी और हर महीने होती थी, हालाँकि गहन पूछताछ पर मुझे पता चला कि वह तनावपूर्ण समय से गुज़र रही थी।

<table>
<tr>
<td>१०<br><br>मीन</td>
<td>११<br><br>मेष</td>
<td>१२<br><br>वृषभ</td>
<td>१<br><br>चन्द्र<br>मिथुन</td>
</tr>
<tr>
<td>९<br>२४-१२-२०१७<br>१९-०१-२०१८<br>कुम्भ</td>
<td rowspan="2" colspan="2">'ड' महिला की मासिक धर्म तारीखें<br>(जनवरी २०१७ से जनवरी २०१८)</td>
<td>२<br><br>कर्क</td>
</tr>
<tr>
<td>८<br><br>मकर</td>
<td>३<br><br>सिंह</td>
</tr>
<tr>
<td>७<br>२१-०२-२०१७<br>१०-०६-२०१७<br>०७-०७-२०१७<br>२५-१०-२०१७<br>२३-११-२०१७<br>धनु</td>
<td>६<br>२४-०६-२०१७<br>१९-०३-२०१७<br>१३-०४-२०१७<br>०३-०८-२०१७<br>३०-०८-२०१७<br>२५-०९-२०१७<br>वृश्चिक</td>
<td>५<br>१३-०४-२०१७<br><br>तुला</td>
<td>४<br><br>कन्या</td>
</tr>
</table>

उनकी ('ड' महिला) तरह, कई महिलाएँ यदि उनका मासिक धर्म हर महीने होता है, तो वे अपने चक्र को ठीक मानती हैं, लेकिन जब हम इसे ज्योतिषीय रूप से रेखांकित करते हैं, तो हमे ऐसे पैटर्न देखने मिलेंगे जो भविष्य की समस्या के शुरुआती संकेत हो सकते हैं। याद रखें चंद्रमा, मन और भावनाओं का सूचक है। इसलिए भावनात्मक तनाव चार्ट में सबसे पहले दिखाई देगा, इससे पहले कि यह मासिक धर्म के मामलों के रूप में प्रकट हो।

## निष्कर्ष

आप में से कुछ लोगों को उपरोक्त जानकारी ज्योतिष से अपरिचित होने से और इसमें समाविष्ट गणनाओं के कारण बहुत जटिल लग सकती है। यह बात मैं समझ सकती हूँ। आप कम से कम इतना समझ लीजिए कि महिलाओं के मासिक धर्म के पैटर्न होते हैं। इसका मतलब यह है कि हम यह जानने के लिए हर महीने सरल संकेतों को देख सकते हैं कि क्या हमारी माहवारी तय रूप से आ रही है या नहीं और यदि कोई कारक है, जैसे तनाव, तो क्या वह पैटर्न में बदलाव का कारण बन रहे हैं। इसका निरीक्षण करने के लिए हम शुरुआत में हर महीने मासिक धर्म होने की तारीख़ और समय को नोट करना शुरू कर सकते हैं। ध्यान देने वाली दिलचस्प बातों में से एक यह है कि हर महीने रक्तस्राव की शुरुआत उस घंटे के दौरान होती है, जब आपके स्थान पर मंगल का प्रभाव होता है। इसे एक स्थान - विशिष्ट दैनिक होरा चार्ट के साथ जाँचा जा सकता है। हम चंद्रमा के चरणों और सूर्य के चक्रों के संबंध में तिथियों के पैटर्न का भी निरीक्षण कर सकते हैं और देख सकते हैं कि यह कैसे हर दो साल में दोहराता है। इसके अलावा, एक ज्योतिषी की मदद से या ऊपर निर्धारित विधि का उपयोग करके, हम ज्योतिषशास्त्र के अनुसार अधिक सटीक विवरण देख सकते हैं। इन विधियों से परिचित होने के बाद, उचित सटीकता के साथ हर महीने मासिक धर्म की तारीख की भविष्यवाणी करना भी संभव है।

भारत में ग्रामीण महिलाएँ अपने मासिक धर्म चक्र को आदत के रूप में देखती हैं। न केवल वे अपने चक्रों का निरीक्षण करते हैं, बल्कि वे यह भी देखते हैं कि यह उनके समग्र स्वास्थ्य को कैसे प्रभावित करता है और अगर यह चक्र विचलित होता है, तो उसे तुरंत ठीक

करते है। उनके लिए मासिक धर्म चक्र, प्रजनन क्षमता के संकेतक से अधिक है और हमारे लिए भी वैसा ही होना चाहिए। हमारी मासिक धर्म की तिथियाँ हमारे स्वास्थ्य की संकेतक हैं। हमें बस इतना करना है कि इसे पढ़ना सीखना है।

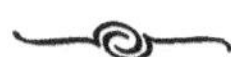

# References for Chapter 6


1. Chandrashekar Sharma. www.jyotishteaching.com, 2008.

2. Brihat Jataka by Varahamihira. Chapter 2, Sloka 1.

3. In Indian Astrology, the zodiac is represented by the body of the Kalapurusha

4. Solstice - The day that the Earth's North Pole is tilted closest to the Sun is called Summer Solstice. It is the day when the Sun reaches its highest point in the sky, resulting in the longest day in the year. The Winter Solstice, which is the shortest day in the year, happens when the Earth's North Pole is tilted farthest from the Sun. In the Northern Hemisphere (India), June marks the Summer Solstice. This is reversed for the Southern Hemisphere.

5. Equinox refers to the day when the Sun is exactly above the equator, making the length of the day and night to become equal.

6. Shastri, Subrahmanya V. Brihat Jataka English Translation, 2nd edition. 1956. Chapter 4, sloka 1.

7. Aries (*Meṣa*), Taurus (*Vṛṣabha*), Gemini (*Mithuna*), Cancer (*Karka*), Leo (*Simha*), Virgo (*Kanya*), Libra (*Tula*), Scorpio (*Vṛścika*), Sagittarius (*Dhanu*), Capricorn (*Makara*), Aquarius (*Kumbha*), Pisces (*Mīna*).

# अध्याय - ७

# मासिक धर्मचक्र का उपहार

मासिक धर्म की उम्र की महिलाएँ कभी - कभी पुरुषों की तुलना में स्वयं को कम मानती है। कई महिलाओं के लिए, मासिक धर्म एक असुविधा है जिसे सहन किया जाना चाहिए। महिलाओं को लगता है कि मासिक धर्म प्रजोत्पादन और पुरुषों के बराबर होने के रास्ते में आता है। लेकिन तथ्य यह है कि मासिक धर्म का यही पहलू महिलाओं को एक निर्णायक लाभ देता है - न केवल इसलिए कि मासिक धर्म आंतरिक प्रणालियों को साफ़ करता है और समग्र स्वास्थ्य को बनाए रखता है, बल्कि इसलिए भी कि मासिक धर्म चक्र महीने-दर-महीने नए सिरे से, शारीरिक और भावनात्मक रूप से पुन: प्रारंभ करने का अनूठा अवसर प्रदान करता है। यह ज्ञान महिलाओं को उनके काम में अधिक उत्पादकता लाने, जीवन के प्रति उनका दृष्टिकोण विशाल करने और तनावपूर्ण स्थितियों में कम से कम उथल-पुथल के साथ निपटने में मदद कर सकता है।

दोष न केवल मासिक धर्म के कुछ दिनों को प्रभावित करते हैं, बल्कि पूरे मासिक धर्म चक्र को भी प्रभावित करते हैं, जिसे ऋतुचक्र कहा जाता है। आधुनिक चिकित्सा, मासिक धर्म के चरणों पर, हार्मोन के संबंध में कुछ जानकारी प्रदान करती है, लेकिन हार्मोन दोषों से प्रभावित होते हैं। इसलिए मासिक धर्म चक्र के प्रत्येक चरण के दौरान, दोष और हार्मोन दोनों को समझना, यह हमारे शरीर के भीतर क्या हो रहा है, यह जानने का एक अच्छा तरीका है। मासिक धर्म

चक्र के प्रत्येक सप्ताह के दौरान एक विशेष दोष का प्राबल्य होता है। हर हफ़्ते इसके बारे में जागरूक होने से महिलाओं को अपने काम की बेहतर योजना बनाने और प्रकृति के उपहार का अधिकतम लाभ उठाने में मदद मिल सकती है।

## १. रजः स्राव काल (मासिक धर्म चरण) - पहले दिन से चौथे दिन तक (कभी कभी सातवें दिन तक)

आधुनिक चिकित्सा के अनुसार मासिक धर्म के दौरान हार्मोन एस्ट्रोजेन और प्रोजेस्टेरोन का स्तर कम होता है। अक्सर इस निम्न स्तर के हार्मोन को मासिक धर्म के समय अनुभव की जाने वाली शारीरिक ऊर्जा की कमी और थकावट की भावना के लिए जिम्मेदार ठहराया जाता है।

आयुर्वेद के अनुसार रजः स्राव काल मुख्य रूप से वात से प्रभावित होता है। यह सर्वविदित है कि किसी भी पदार्थ का एक स्थान से दूसरे स्थान पर जाना, वात दोष का कार्य है। मासिक धर्म प्रवाह को 'अपान' नामक वात के उपप्रकार का कार्य माना जाता है। मासिक धर्म के दौरान वात दोष प्रमुख होता है और इसके परिणामस्वरूप मासिक धर्म प्रवाह की कालावधि का असर शारीरिक और भावनात्मक दोनों तरह से होता है। जब स्वस्थ मासिक धर्म चक्र होता है, तो वही चरण आंतरिक चिंतन, आंतरिक सफ़ाई और मज़बूत अंतर्ज्ञान का समय बन सकता है, जो महिलाओं को जीवन में महत्त्वपूर्ण बदलाव लाने के लिए मार्गदर्शन करता है। इस समय अक्सर नए रचनात्मक विचार उभरकर आते हैं, क्योंकि वात सभी रचनात्मक कार्यों के लिए जिम्मेदार होता है। मेरे लिए इस पुस्तक को लिखने का विचार भी मासिक धर्म के दिन में ही सामने आया।

मासिक धर्म हर महीने महिलाओं को नए सिरे से शुरुआत करने की और पुन:नियोजन का मौक़ा देता है। यह एक ऐसा अवसर होता

है कि जो कुछ भी हमारे लिए काम नहीं कर रहा है, उसे छोड़ दें और एक नया अध्याय शुरू करने की तैयारी करें। यह वह समय होता है, जब शरीर शांत (स्थिर) होना चाहता है और हमें हमारे भीतर की आवाज़ सुनाई देने लगती है। मासिक धर्म की छुट्टी की परंपरा इस आंतरिक ज्ञान और रचनात्मकता में तालमेल बैठाने का एक सुनहरा तरीक़ा है। जब महिलाएँ अच्छे शारीरिक और भावनात्मक स्वास्थ्य में हों, तो मासिक धर्म अपने आप में एक 'साधना' समान हो सकता है।

## २. ऋतुकाल (अंडोत्सर्ग के साथ प्रजननशील चरण) - चौथे दिन से बारहवें दिन तक

मासिक धर्म के लगभग दस दिनों के बाद हार्मोन एस्ट्रोजन बढ़ना शुरू हो जाता है और अंडोत्सर्ग के समय अपने चरम सीमा पर पहुँच जाता है। एस्ट्रोजन गर्भावस्था की तैयारी में, गर्भाशय अंत: स्तर की परत को मोटा बनाता है और इसे महिलाओं में ऊर्जा के स्तर और सहनशक्ति में वृद्धि के लिए जिम्मेदार माना जाता है। इस समय टेस्टोस्टेरोन में भी वृद्धि होती है, हालाँकि वह पुरुषों की तुलना में बहुत कम होती है। टेस्टोस्टेरोन को यौन कामेच्छा में वृद्धि और मांसपेशियों की शक्ति में वृद्धि का कारण माना जाता है।

आयुर्वेद के अनुसार गर्भाशय अंत: स्तर के पुनर्निर्माण की प्रक्रिया का मतलब यह हो सकता है कि इस चरण में कफ दोष का प्राबल्य होता है।[१] यह चरण मासिक धर्म के ठीक बाद शुरू होता है और अंडोत्सर्ग के समय तक चलता है। इस समय महिलाएँ शारीरिक रूप से सबसे अधिक ऊर्जावान होती हैं, और भावनात्मक रूप से अधिक स्थिरता अनुभव करती हैं। इस समय कम भावनात्मक उथल-पुथल होती है और मासिक धर्म के बाद सप्ताह के दौरान महिलाओं में बेहतर सहनशक्ति और ताकत होगी। कफ दोष के कारण होने वाली रोग प्रतिरोधक क्षमता मासिक धर्म

के बाद त्वचा की चमक में दिखाई देती है। महिलाओं के लिए यह शारीरिक कार्य, बाहरी गतिविधि की योजना बनाने या कोई भी चुनौतीपूर्ण कार्य करने का आदर्श समय है। काम के मामलें में महिलाओं में इस समय अधिक सहनशक्ति और अधिक देर तक काम करने की क्षमता होगी।

आयुर्वेद इस कालावधि को गर्भधारणा के लिए भी आदर्श कालावधि के रूप में देखता है। कफ, महिलाओं की प्रजनन क्षमता सुधार करता है और प्राकृतिक प्रतिरक्षा प्रणाली को बढ़ाता है, जिससे यह गर्भधारणा के लिए एक आदर्श कालावधि बनता है।

## ३. ऋतु व्यतीत काल (स्राव चरण)

आधुनिक चिकित्सा के अनुसार, अंडोत्सर्ग के तुरंत बाद प्रोजेस्टेरोन के स्तर में वृद्धि होती है। प्रोजेस्टेरोन गर्भाशय अंतःस्तर के अस्तर की मोटाई बनाए रखता है। जब प्रोजेस्टेरोन का स्तर २८ दिनों के आस-पास गिर जाता है, तो गर्भाशय अंतःस्र (एंडोमेट्रीयम) अपनी परत को अनिषेचित (unfertilized) अंडे के साथ बहा देता है, जिसके परिणामस्वरूप स्राव होता है, जिसे हम मासिक धर्म कहते हैं। प्रोजेस्टेरोन में वृद्धि होना ही मासिक धर्म के शुरू होने के पहले दिखने वाले लक्षणों (PMS) का कारण हैं।

ध्यान दें कि माहवारी स्थगित करने वाली गोलियों में कृत्रिम (सिंथेटिक) प्रोजेस्टेरोन होता है, जो कृत्रिम रूप से प्रोजेस्टेरोन के स्तर को उच्च रखता है और एंडोमेट्रियम को बहने से रोकता है, जिससे मासिक धर्म नहीं होता है। जो महिलाएँ ऐसी गोलियों का सेवन करती है उन्हें PMS जैसे लक्षणों का अनुभव होगा। इस तरह के सिंथेटिक हार्मोन, संवेदनशील मासिक धर्म चक्र के साथ तबाही मचा सकते हैं, और इसलिए इनसे बचना सबसे अच्छा है।

आयुर्वेद में ऋतु व्यतीत काल के दौरान, धातु-अग्नि का कार्य बढ़ जाता है। अग्नि, पित्त का पंचभौतिक घटक है। इसलिए ऐसा कहा जा सकता है कि यह चरण पित्त दोष से प्रभावित होता है। इस चरण के दौरान अंडोत्सर्ग की परिवर्तनकारी प्रक्रिया में सहायता के लिए पित्त दोष बढ़ना शुरू हो जाता है। पित्त अपने साथ अंडोत्सर्ग के दौरान प्रकट होने वाले भावावेष, प्रबल प्रेरणा और यौन इच्छा गुण लाता है। महिलाएँ इस समय अपनी कामेच्छा के बारे में अधिक जागरूक हो जाती हैं। जैसे जैसे मासिक धर्म नज़दीक आता है, कुछ महिलाओं को पित्त प्राबल्य के कारण काम करने की क्षमता में वृद्धि महसूस हो सकती है, हालाँकि, इससे उन्हें जल्द ही थकावट भी अनुभव होगी। मासिक धर्म के ठीक पहले, पित्त दोष की प्रबलता से मासिक धर्म पूर्व लक्षण जैसे भूख और प्यास, शरीर में गर्मी, मुहाँसे, शारीरिक थकावट आदि में वृद्धि होती है। जब पित्त बढ़ जाता है, तो अचानक क्रोध का आवेश आना यह मासिक धर्म निकट आने का संकेत है।

यदि हम इस कालावधि में अपने जीवन की भागदौड़ कम करें और मासिक धर्म से ठीक पहले होने वाले परिवर्तनों पर ध्यान दें, तो हम देखेंगे कि यह स्वयं के बारे में अधिक जानने का चरण है, जिसमें वह सब कुछ जो हमारे अनुसार काम नहीं कर रहा है, वह स्पष्ट और प्रकट हो जाता है और कूटनीति का मुखौटा उतर जाता है। पित्त प्राबल्य के कारण, विचारों में स्पष्टता आती है, जिसका अर्थ है कि इस चरण में महिलाएँ उन चीज़ों का सामना करती हैं, जिन्हें अन्य समय में वह कूटनीतिक रूप से अंदर दबा देती है। यह वह समय है, जब महिलाओं को अब दूसरों की परिभाषा में फिट होने की आवश्यकता महसूस नहीं होती है और इसके बजाय वे अपने स्वयं के नियमों से जीवन जीने के लिए पर्याप्त साहसी बन जाती हैं। परिणामस्वरूप, संबंधो और कार्यक्षेत्र में बड़े परिवर्तन इस

कालावधि में प्रकट होंगे। दुर्भाग्य से आधुनिक महिलाओं को इन सहज भावनाओं को दबाने और सामान्य कार्य करने के लिए सिखाया जाता है या फिर PMS के रूप में उसका उपहास किया जाता है। यदि महिलाएँ उस पर भरोसा करना सीख जाती हैं, जो उनका PMS समय उन्हें बता रहा है, तो वे जीवन में बड़ी प्रगति करेंगी और भावनात्मक पीड़ा से बचेंगी।

## पृथ्वी का ऋतुचक्र

भारत में हम पृथ्वी को धरती माँ या प्रकृति माता कहते हैं। वह स्त्री वाचक है, इसमें हमें कोई संदेह नहीं। भारत में महिलाओं को स्वयं महा देवी की अभिव्यक्ति माना जाता है। यह केवल प्रतीकात्मक नहीं है। भारत में, छह ऋतुएँ और उनकी अवस्था, एक महिला के मासिक धर्म चक्र के समान चरणों का पालन करते हैं। जिस तरह महिला के शरीर के भीतर हर हफ़्ते दोष बदलते हैं, उन्हें अद्वितीय उपहार लाते हैं, वैसे ही धरती माता के शरीर के भीतर भी दोष हर मौसम में बदलते हैं, जो महिलाओं के मासिक धर्म और प्रजनन चक्र के समान होते हैं। मौसम में बदलाव के अनुसार हमें अपने भोजन, जीवनशैली और व्यायाम की दिनचर्या में बदलाव करने की ज़रूरत है। आयुर्वेद में इस ज्ञान को 'ऋतुचर्या' कहा जाता है - दैनिक दिनचर्या, जिसका पालन मौसमी परिवर्तनों को ध्यान में रखते हुए किया जाता है।

आयुर्वेद के अनुसार, वर्ष को सूर्य के गति की दिशा के आधार पर दो अवधियों में विभाजित किया जाता है, वह है उत्तरायण (उत्तर संक्रांति) जिसे अदान काल भी कहा जाता है और दक्षिणायन (दक्षिण संक्रांति), जिसे विसर्ग काल के रूप में भी जाना जाता है। प्रत्येक अयन तीन ऋतुओं से बना है। ऋतु यह संस्कृत शब्द मासिक धर्म के लिए भी उपयोग में लाया जाता है, जो पृथ्वी पर मौसमी परिवर्तनों और एक महिला के मासिक धर्मचक्र में घनिष्ठ संबंध का संकेत देता

है। उत्तरायण में शिशिर (सर्दी), वसंत और ग्रीष्म ऋतु होती हैं जबकि दक्षिणायन में वर्षा (मानसून), शरद और हेमंत ऋतु (देर शरद ऋतु) होती हैं। प्रत्येक मौसम में एक या एक से अधिक महाभूतों का एक अंतर्निहित प्रभुत्व होता है, जो विशिष्ट दोषों की वृद्धि या विशिष्टता का कारण बनता है। ऋतुचर्या के तहत निर्धारित दिनचर्या, उस मौसम में विपरीत गुणों को बढ़ाने के लिए निश्चित की जाती है, ताकि उस मौसम में दोष खराब होने की प्रवृत्ति को बेअसर किया जा सके और इस तरह बीमारी को रोका जा सके।

आगे दी गई तालिका में ऋतु, प्रभावी पंचमहाभूत और प्रत्येक मौसम से जुड़े रस, उनके मानव शरीर पर होने वाले प्रभाव और सुश्रुत संहिता और चरक संहिता[२,३] के अनुसार पालन किए जाने वाली दिनचर्या का सारांश दिया गया है।

| ऋतु और महीना | प्रबल पंचमहाभूत और रस | मानव पर परिणाम | ऋतुचर्या निर्धारित दिनचर्या |
|---|---|---|---|
| शिशिर<br><br>जनवरी मध्य से मध्य फ़रवरी तक | महाभूत - आकाश<br>रस - तिक्त (कड़वा) | ✦ वात का शीत, शुष्क प्रभाव प्रबल होता है।<br><br>✦ पिछले मौसम (हेमंत) से जमा हुई खांसी से साइनसाइटिस और कुछ लोगों को नाक बंद होने की समस्या हो सकती है।<br><br>✦ शक्ति कम होती है, कफ दोष का संचय होता है। आंतरिक ठंड के कारण उदर की अग्नि मंद हो जाती है और शरीर के रस को सुखा देती है। | ✦ आहार: अम्ल प्रधान भोजन के सेवन को प्रधानता। अनाज और दालें, गेहूँ, बेसन उत्पाद, नए चावल, मकई सेवन की सलाह दी जाती है। लहसुन, अद्रक, हरितकी (Terminalia chebula), पिप्पली (Piper longum) गन्ने के उत्पाद, दूध और दूध के उत्पाद का भोजन में समावेश।<br><br>✦ कटु, तिक्त, कसैला प्रधान रस के भोजन का सेवन टालें। लघु और शीत अन्न प्राशन न करने की सलाह दी जाती है।<br><br>✦ तेल/पावडर/पेस्ट से मालिष, गुनगुने पानी से स्नान, सूर्यप्रकाश में घूमना, गरम कपडे पहनने की सलाह दी जाती है।<br><br>✦ वात प्रकृति को बढ़ावा देने वाली जीवनशैली जैसे की ठंडी हवा में घूमना, अत्यधिक चलना, रात को देर से सोना टालें |

| ऋतु और महीना | प्रबल पंचमहाभूत और रस | मानव पर परिणाम | ऋतुचर्या निर्धारित दिनचर्या |
|---|---|---|---|
| वसंत<br>मार्च मध्य से मध्य मई तक | महाभूत - पृथ्वी और वायु<br><br>रस - कसैला | ✦ हेमंत के मौसम में शरीर की ठंडक के कारण शरीर में पहले से ही जमा हुआ शारीरिक कफ वसंत के दौरान (सूर्य और परिणामस्वरूप जीव की) गर्मी के फलस्वरूप बढ़ जाता है और कई बीमारियों को जन्म दे सकता है।<br><br>✦ व्यक्ति की शक्ति मध्यम मात्रा में रहती है, कफ दोष का शमन होता है और अग्नि मंद अवस्था में रहता है। | ✦ आसानी से पचने योग्य भोजन करना चाहिए। अनाजों में पुराने जौ, गेहूँ, चावल को प्राथमिकता दे सकते हैं। दालों में मसूर, मूंग ले सकते हैं। तिक्त, कटु और कसैले स्वाद के भोजन का सेवन कर सकते हैं। इसके अलावा शहद को भी आहार में समाविष्ट कर सकते हैं।<br><br>✦ पचने में कठिन भोजन का सेवन टालें। शीत, स्निग्ध, गुरु, आम्ल, मधुर रस का उपयोग न करें। नया अनाज, दही, ठंडे पेय का सेवन वर्ज्य करें।<br><br>✦ स्नान के लिए गरम पानी का उपयोग करें, वसंत ऋतु दौरान व्यायाम कर सकते हैं। चंदन (Santalum album) पाउडर, केसर (crocus sativus) और अन्य से उद्वर्तन (मालिष), कवळ (कुल्ला), धूम्र (धूम्रपान), अंजन (काजल) और निकासी उपाय जैसे की वमन (उबकाई), और नस्य करने की सलाह दी जाती है।<br><br>✦ इस मौसम के दौरान दिन में नींद लेने का सख़्ती से खंडन किया जाता है।<br><br>✦ इस मौसम में यौन सुख का आनंद लिया जा सकता है। |

| ऋतु और महीना | प्रबल पंचमहाभूत और रस | मानव पर परिणाम | ऋतुचर्या निर्धारित दिनचर्या |
|---|---|---|---|
| ग्रीष्म<br>मध्य मई से जुलाई मध्य | महाभूत - अग्नि और वायु<br><br>रस - कटु | ✦ व्यक्ति की ताक़त कम हो जाती है, वात दोष का संचय हो जाता है, लेकिन इस मौसम में उत्तेजित कफ दोष शांत हो जाता है। | ✦ मधुर स्वाद वाले और ठंडे पानक और मंथा (पेय पदार्थों के प्रकार) का भरपूर मात्रा में शक्कर के साथ सेवन कर सकते हैं।<br><br>✦ पाचन के लिए हल्के पदार्थ जैसे कि मधुर, स्निग्ध, शीत और द्रव उदा. चावल, मसूर की दाल का सेवन कर सकते हैं।<br><br>✦ लवण (नमक), कटु, आम्ल और उष्ण प्रकृति के पदार्थों का सेवन वर्ज्य करें।<br><br>✦ ठंडी जगहों पर रहना, शरीर पर चंदन और अन्य सुगंधित लेप लगाना, फूलों से सजना, हल्के कपडे पहनना और दिन के समय सोना सहायक होता है। रात में चाँद की ठंडी किरणों और शाम को चलनेवाली हवा का आनंद ले सकते हैं।<br><br>✦ शारीरिक व्यायाम, परिश्रम, गर्म और अत्यधिक सुखा देने वाली वस्तुओं से बचना चाहिए।<br><br>✦ इस मौसम में अत्यधिक यौन भोग और शराब पीना निषिद्ध है। |

| ऋतु और महीना | प्रबल पंचमहाभूत और रस | मानव पर परिणाम | ऋतुचर्या निर्धारित दिनचर्या |
|---|---|---|---|
| वर्षा<br>मध्य जुलाई से सितंबर मध्य तक | महाभूत - पृथ्वी और अग्नि<br><br>रस - आम्ल | ✦ व्यक्ति का शारीरिक वायु आमतौर पर मानसून के मौसम में शरीर की खराब स्थिति के कारण बढ़ जाता है, जिससे पाचन अग्नि की हानि होती है और साथ ही त्वचा रोंगटे जैसी हो जाती है।<br><br>✦ व्यक्ति की ताक़त फिर से कम हो जाती है, वात दोष उत्तेजित होता है, पित्त संचय बढता है।<br><br>✦ अग्नि भी उत्तेजित होती है। | ✦ इस मौसम में नई-नई उगाई जाने वाली शाक और सब्जियाँ अधिक रसदार होने के कारण पचने में आसान नहीं होती।<br><br>✦ शारीरिक दोषों की वृद्धि को कम करने के लिए कसैले, कड़वे और तीखे स्वाद के पदार्थों का सेवन करना चाहिए।<br><br>✦ भोजन गैर तरल होना चाहिए और न तो बहुत प्रषामक (वसायुक्त या चिकना) और न ही बहुत कठोर या सूखा होना चाहिए और उन पदार्थों से बना हुआ चाहिए, जो भूख और गर्मी पैदा करने की क्षमता रखता हो।<br><br>✦ पीने से पहले पानी को उबाल कर ठंडा कर लेना चाहिए और इसे शहद के साथ भी लिया जा सकता है।<br><br>✦ इस मौसम में शारीरिक व्यायाम, पानी, ओस, संभोग करने और सूर्य की किरणों (जिससे अपचन हो सकता है) से बचना चाहिए।<br><br>✦ इस मौसम में दिन में सोना और पिछला (पहले का) भोजन पचने से पहले भोजन करने से, निश्चित रूप से बचना चाहिए। |

| ऋतु और महीना | प्रबल पंचमहाभूत और रस | मानव पर परिणाम | ऋतुचर्या निर्धारित दिनचर्या |
|---|---|---|---|
| शरद मध्य सितंबर से नवंबर मध्य तक | महाभूत - आप और अग्नि<br><br>रस - लवण (नमकीन) | ✦ व्यक्ति की शक्ति मध्यम रहती है, बिगड़े हुए वात दोष और पित्त दोष का शमन होता है और इस मौसम में अग्नि की सक्रियता बढ़ जाती है।<br><br>✦ इस मौसम में पित्त कम करने के सभी उपाय करने चाहिए। | ✦ शरद ऋतु में कसैले, मीठे और कड़वे स्वाद की चीजें, दूध और गन्ने के रस के साथ-साथ शहद, साली चावल, मुद्गा की दाल, तेल और जंगली जानवरों (शुष्क भूमि के जानवर) के मांस के विभिन्न पदार्थों का उपयोग करना चाहिए।<br><br>✦ तीक्ष्ण, आम्ल, गर्म और क्षारीय पदार्थों के साथ साथ, सूर्य की किरणें, यौन भोग, दिन में सोना और रात को देर तक जगना प्रतिबंधित है।<br><br>✦ भूख लगने पर ही खाना खाने की सलाह दी जाती है। दिन में सूर्य की किरणों से शुद्ध किया जल और रात में चंद्रमा की किरणों से शुद्ध किया जल पीने और स्नान आदि के लिए लेना चाहिए। चंदन के लेप या कपूर से सुगंधित स्वच्छ और पतले वस्त्र, साथ ही पतझड़ के फूलों की माला धारण करनी चाहिए। |

| ऋतु और महीना | प्रबल पंचमहाभूत और रस | मानव पर परिणाम | ऋतुचर्या निर्धारित दिनचर्या |
|---|---|---|---|
| हेमंत<br>मध्य नवंबर से मध्य जनवरी तक | महाभूत - पृथ्वी और आप<br><br>रस - मधुर | ✦ व्यक्ति की शक्ति सबसे उच्च स्तर पर रहती है और उत्तेजित पित्त दोष शांत हो जाता है।<br><br>✦ अग्नि की गतिविधि बढ़ जाती है। | ✦ नमकीन, क्षारीय, कड़वे, अम्लीय और तीखे आहार में घी या तेल मिलाकर सेवन करने से लाभ होता है। भोजन को ठंडा नहीं करना चाहिए और तीक्ष्ण वस्तुओं से बने पेय (जैसे कि तेज़ शराब) ले सकते है, और शरीर पर अगुरू का लेप लगाना चाहिए।<br><br>✦ पूरे शरीर पर तेल लगाकर गुनगुने पानी से नहाना चाहिए। बड़े अपार्टमेंट (घर) जो पूरी तरह से चारों तरफ़ से कमरों से घिरा हुआ है और गर्मी उत्पन्न करने वाले वस्तुओं से (चिमनी के उद्देश्य को) पूरा करने वाले युक्त हो, उसमें चादरें रेशमी होनी चाहिए। शरीर पर्याप्त ऊनी कपड़ों से ढका हुआ हो।<br><br>✦ एक साथी के साथ यौन भोग और गर्म स्थानों पर रहने का सुझाव दिया जाता है।<br><br>✦ ठंडा भोजन नहीं खाना चाहिए और गर्म पेय जैसे तेज़ शराब का इस मौसम में सेवन किया जा सकता है। |

## बल परिवर्तन

ऋतुचर्या प्रथाएँ हमें अपने पूर्वजों की जीवनशैली की तरफ़ देखने की सुंदर अंतर्दृष्टि प्रदान करती हैं और हमें यह कल्पना करने में मदद करती हैं कि कैसे प्राचीन भारतीय समाज प्रकृति और उसके चक्रीय परिवर्तनों के साथ रहता था, ताकि ऋतुओं में बदलाव के कारण होने वाली बीमारियों को रोका जा सके। इन प्रथाओं ने प्रत्येक मौसम के लिए उपयुक्त आहार और जीवनशैली निर्धारित की। बल[५] पर ऋतु प्रभाव को जानने के लिए एक दिलचस्प सर्वेक्षण किया गया था, (जांगिड एट एल, २००९) जैसा कि चरक सूत्रस्थान में उल्लेख किया गया है।[५] अध्ययन में हेमंत, वसंत और वर्षा ऋतु दौरान ८५ स्वस्थ स्वयंसेवकों का निरीक्षण किया गया। परिणामों से पता चला कि हेमंत ऋतु में अधिकतम बल था, वसंत ऋतु में मध्यम और वर्षा ऋतु में न्यूनतम या सबसे कम बल पाया गया।

यदि हम संक्रांति के अनुसार इसे देखें, तो हम देखते हैं कि विसर्ग काल (दक्षिणी संक्रांति) की शुरुआत और अदान काल (उत्तरी संक्रांति) के अंत में, अर्थात ग्रीष्म और वर्षा ऋतु दौरान, बल सबसे कम होता है। संक्रांति के मध्य दौरान बल मध्यम श्रेणी में होता है और विसर्ग काल के अंत में और अदान काल की शुरुआत में, यानी हेमंत और शिशिर के दौरान, अधिकतम बल देखा जाता है।[६] यह एक महिला के मासिक धर्म चक्र या ऋतुचक्र से अद्भुत समानता दर्शाता है।

## धरती माता का मासिक चक्र

ग्रीष्म (गर्मी) ऋतु में देखें कि कैसे वायु और अग्नि का प्रभुत्व होता है, और कैसे इस प्रकार वात और पित्त दोष के गुण महिला के मासिक धर्म के दिनों से मिलते-जुलते हैं। व्यायाम, आहार और यहाँ तक कि यौन भोग के नियम मासिक धर्मवाली महिलाओं के लिए

ऋतुचर्या निर्धारित दिनचर्या के समान हैं। वास्तव में यही वह समय है, जब धरती माता को मासिक धर्म होता है।

पूर्वी भारत के असम राज्य में, अंबुबाची त्योहार देवी कामाख्या के मासिक धर्म का प्रतीक है। यह चार दिनों तक मनाया जाता है, जो आषाढ़ (जून का चंद्र मास) के सातवें से ग्यारहवें दिन से शुरू होता है और आमतौर पर २२ जून - २७ जून तक होता है। (देखें कि कैसे यह २१ जून को ग्रीष्म संक्रांति के एक दिन बाद शुरू होता है।) इसी तरह ओडिषा राज्य में राजप्रभा उत्सव, जून महीने में पृथ्वी माता के मासिक धर्म को चिह्नित करने के लिए मनाया जाता है। इन राज्यों में लोग पृथ्वी (धरती) माता के मासिक धर्म स्वीकार और मनाने के लिए ३ से ४ दिनों का समय निकालते हैं। इन तीन-चार दिनों में लोग खुदाई नहीं करते हैं। जहाँ तक संभव हो पृथ्वी पर क़दम नहीं रखते और पृथ्वी को छूते भी नहीं है। मासिक धर्म प्राप्त होने पर धरती माता को आराम करने की अनुमति दी जाती है। यह ठीक उसी तरह है, जैसे महिलाओं को मासिक धर्म होने पर आराम करने के लिए कहा जाता है।

## धरती माता का उपजाऊ अवधि (काल)

हेमंत ऋतु का निरीक्षण करें, जब बल अधिकतम होता है। इस समय पृथ्वी और आप का प्राबल्य होता है, जो कफ दोष के गुणों को दर्शाते हैं। ये इसे मासिक धर्म चक्र के ऋतु काल या प्रजनन चरण के समान बनाते हैं। यह गर्भधारण करने का आदर्श समय भी होता है। परिणामस्वरूप इस समय यौन भोग की सिफ़ारिश की जाती है, क्योंकि मानव शरीर इस समय कफ के कारण सबसे बलवान होता है। यह एक महिला को उसके मासिक धर्म चक्र के भीतर अनुशंसित जननक्षम दिनों के समान है। यह कोई संयोग नहीं है कि भारत में शादियों के लिए यह मौसम शुभ माना जाता है।[७]

इस प्रकार हम देखते हैं कि कैसे एक महिला का मासिक धर्म चक्र, धरती माता के चक्र के समान होता है। ग्रीष्म ऋतु में मासिक धर्म चरण से मेल खाता है, जब बल सबसे कम होता है और हेमंत ऋतु का मौसम जननक्षम चरण जैसे होता है, जब बल सबसे अधिक होता है। भारत में मौसमी परिवर्तनों से जुड़े कई त्योहार और सांस्कृतिक प्रथाएँ इसी ज्ञान से उत्पन्न होती हैं और इसका उद्देश्य मनुष्यों को स्वयं को धरती माँ के चक्र के साथ जोड़ने में मदद करना है।

## स्त्रीत्व का अर्थ

बहुत लंबी कालावधि से हमने नारीवादी होने को स्त्रीत्व के साथ भ्रमित किया है। दोनों बेहद अलग हैं। नारीवादी अक्सर यह मानते है कि महिला शक्ति दूसरे के हाथों में है, और इसलिए महिलांए पूरी तरह से कमजोरी और लाचारी की जगह से अधिकार मांगती हैं। महिला अधिकार आंदोलन, हमेशा दूसरों से महिलाओं को उनके अधिकार देने के लिए कहने के आस-पास केंद्रित होते हैं। इस तरह की विचार प्रक्रिया का विकृत संस्करण है FDA द्वारा अनुमोदित लाइब्रेल (Lybrel) जैसी दवाएँ, जो मासिक धर्म को दबाती हैं, क्योंकि इसे गैर मासिक धर्म वाले शरीर की सामान्य शारीरिक प्रक्रिया से विकृत माना जाता है। यह उस विशाल क्षमता और स्त्री की भूमिका का अपमान है, जो महिलाएँ दुनिया को दे सकती हैं। जब हम महिलाओं को नीचा देखते हैं, तो हम धरती माता के क्रोध को आमंत्रित करते हैं।

दूसरी ओर, स्त्रीत्व तब उभर आता है, जब महिलाएँ गहरे आंतरिक ज्ञान की समझ से काम करती हैं और वे धरती माता की तरह दूसरों को शक्ति देने की स्थिति में होती हैं। जब महिलाएँ ऐसी सोच से काम करती हैं, तो वे पालन-पोषण करने वाली, कर्ता, सामाजिक नेता और अचूक निर्णय लेने वाली बन जाती हैं, जिन्हें समाज स्वाभाविक

रूप से सम्मान से देखता है। मातृ सत्तात्मक समाजों में महिला के मासिक धर्म चक्र ने दिन-प्रतिदिन की गतिविधियों को निर्धारित करने का मार्ग प्रशस्त किया। जब महिलाओं को मासिक धर्म होता है, तो खेती सहित सभी गतिविधियाँ बंद हो जातीं। महिलाओं के मासिक धर्म की छुट्टियाँ ऐसा समय बन गया, जब सभी ने आराम किया। ऐसा इसलिए होता था, क्योंकि यह समझा गया था कि प्रकृति और मनुष्यों में होने वाली सभी सूक्ष्म प्रक्रियाएँ, एक महिला के शरीर में स्पष्ट रूप से प्रकट होती हैं। महिला के मासिक धर्म चक्र का सम्मान करना और उस चक्र के चरणों का पालन करना, जीवनयापन करने का सबसे समझदार और स्वस्थ तरीका समझा गया था।

महिलाओं के मासिक धर्म चक्र उन्हें स्वयं को जानने का उपहार देते हैं, और इसलिए महिलाओं के पास समाज का मार्गदर्शन करने का प्राकृतिक उपहार है। जब महिलाओं को अपने मासिक धर्म चक्र के उपहारों का अनुभव होगा, तो पूरी मानव जाति एक अधिक उद्देश्यपूर्ण और स्वस्थ जीवनशैली में रूपांतरित हो जाएगी, जो कि धरती माता के चक्र के अनुरूप है। महिलाओं को यह शक्ति कोई और नहीं दे सकता, यह पहले से ही हर महिला में निहित है, जिसे केवल जगाने की आवश्यकता है।

# References for Chapter 7


1.  Dr. Mrs. Arankalle Pournima Sandip. Stri-sharira in classics of Ayurveda: A Critical Review. Scholars Journal of Applied Medical Sciences (SJAMS), Sch. J. App. Med. Sci., 2014; 2(2D):876-881

2.  Thakkar J, Chaudhari S, Sarkar PK. Ritucharya: Answer to the lifestyle disorders. Ayu. 2011;32(4):466-471. doi:10.4103/0974-8520.96117

3.  Kunjlal, Kaviraj. Suśruta Saṃhitā. Uttara Tantra.

4.  In Āyurved, *bala* is not just physical strength, but has a much broader dimension. It refers to the total strength of a human body, at the physical as well as psychological level.

5.  Jangid C, Vyas HA, Dwivedi RR. Concept of Ritus and their effect on Bala. AYU Int Res J Ayurveda. 2009;30:11–5

6.  Rao Mangalagowri V, editor. Text Book of Svasthavritta. Varanasi: Chaukhamba Orientalia; 2007.

7.  *Aṣṭāṅgahṛdaya sūtrasthāna* prescribes the following regimen for frequency of sexual intercourse - During *hemanta* (late autumn) and *śiśira* (winter) the person can indulge in copulation (daily) as much as he likes after making use of aphrodisiacs (and obtaining strength); Once in three days in *vasanta* (spring) and *Śaradā* (autumn) and once a fortnight in *grīṣma* (summer) and *varṣā* (rainy).

भाग दूसरा

# धार्मिक परंपरा में मासिक धर्म

विद्‌या समस्तास्तव देवी भेदा:

स्त्रियः समस्तासकला जगत्सु


सभी विज्ञान देवी के रूप है, साथ ही सभी महिलाएं भी पूरे विश्व में, बिना किसी अपवाद के, देवी के रूप है।

- चंडी (मार्कंडेय पुराण)

# हिंदू धर्म - एक धर्म के रूप में

हिंदू होना, जीवन जीने का एक तरीका और एक धर्म, दोनों है। इस बात के उत्तरार्ध को काफी हद तक गलत समझा गया है और पूर्वार्ध को शायद ही कभी समझा जाता है। इस पुस्तक के दूसरे भाग में हम मासिक धर्म के संबंध में हिंदू धर्म और आध्यात्मिक विचार प्रक्रिया को समझने का प्रयास करेंगे।

अंग्रेजी भाषा दुनिया भर में संवाद (बोलचाल) की सबसे आम भाषा बन गई है। भाषा न केवल शब्दों का अर्थ बताती है, बल्कि अनजाने में विचार प्रक्रिया को भी प्रभावित करती है। परिणामस्वरूप एक भाषा, किसी संस्कृति और संबंधित धर्म की अच्छी तस्वीर को चित्रित कर सकती है या कलंकित भी कर सकती है। ऐसा करने से वह उस संस्कृति और धर्म की सही दृश्य कल्पना को प्रभावी ढंग से निर्माण करके या मूलतः उस भाषा में, वक्ताओं द्वारा प्रस्तुत की गयी विचार प्रक्रिया की कल्पना को उच्च स्तर पर रख सकती है, जो दूसरी संस्कृति और धर्म के लिए अलग हो सकती है। परिणामस्वरूप, हिंदुओं की सूक्ष्म विचार प्रक्रियाओं और सांस्कृतिक रूप से महत्वपूर्ण प्रथाओं के कई अच्छे विचारों को अंग्रेजी बोलने वाले लोगों को समझ में आने के लिए विकृत किए गये या संकुचित अर्थ के हो गये।

इस पुस्तक को लिखने के दौरान मैने कभी - कभी हिंदू विचार प्रक्रिया से संबंधित विचारों को पाठकों के समक्ष सरल तरीके से रखने के इरादे से अंग्रेजी शब्दों का उपयोग करने की गलती की है। लेकिन

भाषा के इस सरलीकरण के परिणामस्वरूप उन लोगों के लिए विचारों का विकृतिकरण हो सकता है जो हिंदू संस्कृति और धर्म से अपरिचित हैं। मैं जयंत जी की आभारी हूं कि उन्होंने इस पुस्तक की समीक्षा के दौरान मुझे इन त्रुटियों की ओर इशारा किया। मैंने इस तरह के कई शब्दों को संस्कृत या अन्य भारतीय भाषाओं के उपयुक्त शब्दों से बदलने का पूरा प्रयास किया है ताकि यह सुनिश्चित हो सके कि पाठकों के मन में विचार प्रक्रिया संकुचित या परिवर्तित न हो।

इससे पहले कि हम इस पुस्तक के दूसरे भाग में देखे, मुझे लगता है कि कुछ शब्दों पर ध्यान देना अनिवार्य है, जिनका अर्थ सचमुच अनुवाद करते समय खो गया है। किसी संस्कृति और/या धर्म की सच्ची समझ तब आसान हो जाती है जब किसी को उन शब्दों और विचारों के मूल अर्थ की समझ हो जिन्हें वास्तव में व्यक्त किया जाना था। निम्नलिखित परिच्छेदों में कुछ शब्द और विचार है जो आगे के अध्यायों में परिभाषित किए गए है, जिन्हें अंग्रेजी भाषा में उनका वर्णन करने के लिए हमेशा उपयोग किए जाने वाले शब्दों और/या विचारों से सही ढंग से और स्पष्ट रूप से अलग करने की आवश्यकता है। इन शब्दों और विचारों के बारे में अधिक जानकारी अगले अध्यायों में एक विशिष्ट संदर्भ में दिखाई देगी। (ध्यान दें कि पुस्तक का यह खंड विशेष रूप से अंग्रेजी पाठकों के लिए लिखा गया था क्योंकि मूल पुस्तक अंग्रेजी में लिखी गई थी।)

## १. तंत्र

शायद सबसे गलत समझा जानेवाला विज्ञान "तंत्र" का है। पश्चिमी देशों में यौन चरमोत्कर्ष की अवधि बढ़ाने की तकनीकों के रूप में प्रचारित तंत्र, गुप्त और गूढ यौन अनुश्ठानों का पर्याय बन गया है। तंत्र के अर्थ में यह कमी एक सामूहिक विचार प्रक्रिया का संकेत है

जो की लैंगिकता/कामुकता को बहुत महत्व देता है। तो तंत्र क्या है और उसकी उत्पत्ति क्यों हुई?

हिंदू धर्म में, मानव अस्तित्व को चार युगों या युगारंभ काल - सतयुग, त्रेतायुग, द्वापारयुग और कलियुग - संबंधित समझा जाता है। मोक्ष (आध्यात्मिक मुक्ति) जिसे मानव जन्म का अंतिम उद्देश्य माना जाता है, वह (मोक्ष) प्रत्येक युग में प्राप्त करने की मनुष्य की घटती क्षमता से जुड़ा है। तद्नुसार, प्रत्येक युग के लिए एक अलग प्रकार के शास्त्र को उचित कहा जाता है।

सतयुग के लिए श्रुति (जिसे सुना गया है) के रूप में शास्त्र निर्धारित किया गया है जिसमें वेदों में प्रतिपादित उच्चतम सत्य का सहस्योद्घाटन है और जिसे चेतना की गहरी अवस्थाओं में (समाधी) ऋषियों (द्रष्टाओं) द्वारा प्रकट किया गया है। त्रेता युग के लिए, स्मृति के रूप में (जिसे याद किया गया है) शास्त्र निर्धारित है। द्वापर युग के लिए, पुराण निर्धारित है जिनमें गहरे विचार और मोक्ष प्राप्ती के तरीकों को सरल कहानियों के रूप में समझाया गया है। कलियुग अर्थात वर्तमान युग के लिए आगम शास्त्र/तंत्रशास्त्र[1] निर्धारित है जो वेदों के सार का अनुभव करने के लिए आवश्यक नियमों, अनुष्ठानों, अनुशासन और साधना के तरीकों को निश्चित करता है। कलि युग में अधिकांश लोगों को कठोर अनुशासन का पालन करने या वेदों, स्मृति और पुराण में बताए अनुसार शास्त्र के गहरे अर्थ को समझने में असमर्थता को ध्यान में रखते हुए, नियम बनाए गए हैं।

हिंदू धर्म, जैसा आज अस्तित्व में है, उसे तंत्र शास्त्र के सही ज्ञान के बिना नहीं समझा जा सकता है। तंत्र शास्त्र को केवल बौद्धिक या पुस्तकों के पढ़ने से नहीं समझा जा सकता हैं। "तंत्रतत्व" के रचियता पंडित शिवचंद्र विद्यार्णव द्वारा सर जॉन वुडरॉफ को लिखे एक पत्र में वे लिखते है:[2]

"वर्तमान समय में आम जनता तंत्रशास्त्र के सिद्धान्तों से अनभिज्ञ है। इस अज्ञान का कारण यह तथ्य है कि तंत्र शास्त्र एक साधना शास्त्र है, जिसका अधिकांश भाग साधना द्वारा ही सुबोध हो जाता है। इस कारण से शास्त्र और उनके शिक्षकों ने उनके प्रचार पर रोक लगा दी। तंत्र शास्त्र को मोटे तौर पर तीन भागों में विभाजित किया गया है, अर्थात साधना, सिद्धि (जो साधना द्वारा प्राप्त की जाती है) और दर्शन।

तंत्र का विशेष गुण उसकी साधना पद्धति में निहित है। यह न केवल पूजा है और न ही प्रार्थना। यह देवता के सामने विलाप या पश्चाताप या प्रायश्चित नही है। यह साधना है जो प्रकृति (शरीर के भीतर का शक्ति तत्व) के साथ पुरूष (पुरूष तत्व) का मिलन है। इस तांत्रिक साधना का उद्देश्य आत्म तत्व (स्वराट) को सार्वभौमिक (विराट) में विलय करना है। इस साधना में एक व्यक्ति को सिद्ध तब माना जाता है जब वह कुंडलिनी को जगाने और छह चक्रों को भेदने में सक्षम होता है।"

कुलार्णव तंत्र कहता है कि केवल ज्ञान द्वारा ही आध्यात्मिक मुक्ति प्राप्त हो सकती है। ज्ञान, शास्त्र की भाषा में वास्तविक तत्काल अनुभव (साक्षात्कार) है। यह ज्ञान, तंत्र में साधना के रूप में निर्धारित विधियों और अनुशासन का पालन करने से प्राप्त किया जाता है। साधना शब्द "साध" इस मूल शब्द से बना है, जिसका अर्थ है "प्रयास करना"। इससे जुड़े परिणाम के आधार पर साधना कई प्रकार की होती है। हिंदू धर्म से जुड़े, अनुष्ठान और प्रथाएं जैसे पूजा, मंत्र जाप, योग के विभिन्न प्रकार, ध्यान इत्यादि विभिन्न प्रकार की साधना है। प्रायः धर्म किसी क्षेत्र की संस्कृति को प्रभावित करता है और इसके ठीक उल्टा भी होता है। इसलिए हिंदुओं की कई सांस्कृतिक प्रथाओं की नींव तंत्र में है।

तंत्र को कामभावना से खुले तौर पर जोड़ने का कारण यह है कि ऐसी कुछ प्रथाएं है जहां साधक को अपनी यौन ऊर्जा के साथ काम करना और उसे आध्यात्मिक उद्देश्य के लिए दिशानिर्देशित करना सिखाया जाता है। यौन गतिविधि को बढ़ावा देने के बजाय, ऐसी साधना व्यक्ति को बुनियादी यौन इच्छाओं को रोकना और आध्यात्मिक प्रक्रिया के हिस्से के रूप में कुंडलिनी को उच्च स्तर पर उठाने के लिए यौन ऊर्जा का उपयोग करना सिखाती है।

तंत्र के मूलग्रंथ जो इन प्रथाओं को निश्चित करते है, स्पष्टता से निर्देशित करते है कि कौन इस तरह के अभ्यास के लिए अयोग्य है (उदाहरण के लिए, जिसका अपनी यौन इच्छाओं पर कोई नियंत्रण नहीं है उसे ऐसी तकनीकों का प्रयास नहीं करना चाहिए)। इसके अलावा, इनमें से कोई भी अभ्यास, सच्चे गुरू के मार्गदर्शन के बिना प्रयास नहीं किए जाने चाहिए तथा इसका दुरुपयोग और भ्रांति को रोकने के लिए, सार्वजनिक रूप से इस पर चर्चा नहीं करनी चाहिए। तंत्र का व्यावहारिक अनुप्रयोग ऐसा है कि इसने कलियुग में मानव के मन को अच्छे से समझा है। अध्यात्म के मार्ग में यौन इच्छा को दूर रखना और संयमित करना सबसे कठिन है। इसलिए तंत्र केवल (सिर्फ) नैतिक अनुशासन और कामभावना से परहेज (संयम) को निश्चित करने की बजाय, उच्च आध्यात्मिक उद्देश्य के लिए यौन ऊर्जा को बदलने (रूपांतरित करने) के तरीके सिखाता है। केवल यौन संतुष्टि के लिए तंत्र का उपयोग इस बात का संकेत है कि कलियुग में मनुष्य किस हद तक पतित हो गया है। यौन कर्मकांडो के लिए तंत्र की अवनति करना, शास्त्र की सामूहिक अज्ञानता का संकेत है।

तंत्र किसी को भी अंधविश्वास करने या बिना पूछताछ के निर्देशों का पालन करने के लिए नहीं कहता है। इसके बजाय, यह सिखाता है कि यदि कोई किसी चीज का त्याग करना चाहता है तो उसके बारे में पूरी तरह से परिचित होने के बाद ही उसका त्याग करना चाहिए, यदि

कोई कुछ नया अपनाने की इच्छा रखता है, तो उसे गहरे पूछताछ के बाद ही ग्रहण किया जाना चाहिए - जो कि एक सिद्धांत है जो इस पुस्तक में लिखी गई हर बात पर लागू होता है।

## २. प्राण प्रतिष्ठा प्रतीकात्मक 'consecration' नहीं है

ऑक्सफर्ड डिक्शनरी (Oxford dictionary) में उल्लेख किया गया है कि किसी चीज को कंसेक्रेट (पवित्र करना) करने का अर्थ है "आधिकारिक तौर पर एक धार्मिक समारोह में यह कहना कि यह (चीज, वस्तू, मूर्ती) पवित्र है और धार्मिक उद्देश्यों के लिए इसका उपयोग किया जा सकता है।" अंग्रेजी में 'कंसेक्रेट' शब्द का प्रयोग अक्सर ईसाई विश्वास के साथ आता है, जहाँ मसीहा के शरीर और रक्त को रोटी और मदिरा मानते है (Holy Eucharist)। वह प्रक्रिया जो रोटी और मदिरा को मसीहा के शरीर और रक्त में बदल देती है, उसे काफी हद तक केवल प्रतीकात्मक माना जाता है और इसके परिणामस्वरूप कंसेक्रेट शब्द का अर्थ कुछ ऐसा हो गया है जो प्रतीकात्मक रूप से पवित्र है।

प्राण प्रतिष्ठा को कई बार हिंदू मंदिरों का वर्णन करने वाले कार्यो में कोनसेक्रेशन (consecration) के रूप में अनुवादित किया जाता है और इसलिए केवल प्रतीकात्मक अर्थ दिया जाता है, जो केवल कंसेक्रेट की लोकप्रिय पश्चिमी धारणा से परिचित है। जबकि आगम शास्त्र प्राण प्रतिष्ठा की तकनीक को एक ऐसी प्रक्रिया के रूप में वर्णित करता है जो प्राण (जीवन शक्ति) को एक विशिष्ट वस्तु या स्थान में प्रवाहित करती है। दूसरे शब्दों में, प्राण प्रतिष्ठा देवता शक्ति को न केवल प्रतीकात्मक या मानसिक रूप से, बल्कि एक ऐसे रूप प्रकट करने में सक्षम बनाता है जिसे मनुष्य अनुभव कर सकता है। यह प्राण प्रतिष्ठा की तकनीक है जो एक पत्थर की मूर्ति को देवता की विग्रह की जीवित उपस्थिति के रूप में बदल देता है।

इसका अर्थ यह नहीं है कि यह आध्यात्मिक अनुभव केवल मंदिर में संभव है या वह भगवान केवल मंदिर में उपस्थित है। हिंदू धर्म में भगवान के लिए सही शब्द है ब्रह्मन जो पूरे ब्रम्हांड को संदर्भित करता है। ब्रह्मन को निर्गुण के रूप में समझा जाता है जिसका अर्थ है बिना किसी रूप (या लिंग) के।

जब हमने कलियुग में प्रवेश किया, तंत्र शास्त्र समझ गया कि हममें से अधिकांश लोग बिना ठोस रूप के, ब्रह्मन की अमूर्त अवधारणा से संबंधित नहीं हो सकते है। और इसलिए, तंत्र ने हिंदू मंदिरों का प्रारंभ किया, जो विभिन्न विशेषताओं के साथ सगुण पहलू में ब्रह्मन की अभिव्यक्ती को सक्षम करते है। प्रत्येक को एक विशेष देव या देवी के रूप में नामांकित किया गया है। प्राण प्रतिष्ठा का विज्ञान और तकनीक इस अभिव्यक्ति को संभव बनाती है।

## ३. चैतन्य याने एनर्जी (energy) नहीं

सामान्यत: समझ की कमी के कारण अंग्रेजी भाषा में बोलनेवाले वक्ता, जब भी कुछ समझाना कठिन होता है, तो एनर्जी (energy) शब्द का उपयोग और दुरूपयोग करते है। इसलिए, हिंदू मंदिर में एनर्जी होती है ऐसा मोटे तौर पर कहा जाता है। कई भारतीय भाषाओं में जिस शब्द का प्रयोग प्राण प्रतिष्ठा की प्रक्रिया द्वारा आवाहन किया जाता है, उसकी प्रकृति को इंगित करने के लिए वह 'चैतन्य' के रूप में जाना जाता है। किसी विशेष हिंदू मंदिर की प्रकृति को समझने का सबसे अच्छा तरीका याने उस मंदिर में चैतन्य का अनुभव करना है - सूक्ष्म अनुभवों को समझने के लिए स्वयं को समायोजित करनेवालों द्वारा इस बात को माना जाता है, तो कभी-कभी उस विशिष्ट मंदिर में जाने के बाद उस प्रभाव को समझा जाता है।

सभी मंदिर एक जैसे नहीं होते, भले ही देवता एक ही रूप में हों। इसका संबंध, प्राण प्रतिष्ठा की प्रक्रिया दौरान किए गए संकल्प से है।

चैतन्य के स्वरूप को निश्चित किए गए मूल नियमों में आमतौर पर छेड़छाड़ नहीं की जाती है, क्योंकि प्राण प्रतिष्ठा करने वाले व्यक्ति को ही मालूम रहता है कि उन्होंने वहाँ किसकी स्थापना की है और कैसे उस मंदिर में चैतन्य बनाया रखा है। यही बात पद्धतियों को बदलने के बारे में भी है। भेट (चढ़ावा, बलि) के लिए वस्तु बदलना (उदाहरण के लिए पशु बलि की जगह, कद्दू जैसी सब्जी भेट चढ़ाना) यह करने के लिए भी एक योग्य अधिकारी व्यक्ति, जिसका आगम या तंत्र शास्त्र पर अधिकार है तथा जो चैतन्य और संकल्प की शक्ति को समझने में सक्षम हो, उसकी आवश्यकता होती है, ताकि प्रक्रिया को बिना हस्तक्षेप बदला जा सके।

## ४. उपासना याने वर्शिप (worship) नहीं है

मेरियम-वेबस्टर (Merriam-Webster) डिक्शनरी के अनुसार वर्शिप (worship) को एक दिव्य पद्धति या अलौकिक शक्ति का सम्मान करने की पद्धति के रूप में परिभाषित किया गया है। यह परिभाषा दो अलग-अलग पहलुओं के बीच के संबंध की ओर ध्यान खींचती है पूजा करने वाला और जिसकी उपासना की जाती है वह देवी, देवता, जिन्हें अलग अलग माना जाता है। पूजा करने वाला कभी भी स्वयं को पूज्य जैसा मानने की साहस नही करता।

दूसरी ओर उपासना, उस प्रक्रिया को संदर्भित करता है जो भक्त को देवता के निकट ले जाता है और अंततः भक्त को देवता के साथ एकत्व का अनुभव कराता है। ऐसा कहा जाता है कि एक बार भक्त अपने इश्टदेवता (भक्तद्वारा चुना गया देवता का पसंदीदा रूप) की नियमित उपासना करना प्रारंभ करता है तो परिणामस्वरूप, उपासक (उपासना करनेवाला) इश्ट देवता के रूप, रीति और समानता से जुड़ता है।

अपने इश्टदेवता के साथ संबंधों की निकटता का एक उदाहरण प्राचीन कविताओं और गीतों में खूबसूरती से व्यक्त किया गया है जहां

कवि क्रोधित होने का नाटक करता है या प्यार से अपने इष्टदेवता को छेड़ता है। १७ वी शताब्दी के तेलगु संगीतकार भद्रांचल रामदासु की रचनाएँ, जहाँ उन्होंने भगवान राम से पूछा, 'तुम्हारे शब्द सोने के समान दुर्लभ क्यों हो गए हैं?' ऐसी निकटता का लोकप्रिय उदाहरण है। इसी तरह, प्रसिद्ध कन्नड कवि पुरंदरदास ने देवता से अपनी निकटता प्रकट करने के लिए अपनी प्रसिद्ध रचना 'भाग्यदा लक्ष्मी बरम्मा' में देवी लक्ष्मी को चिढ़ाते हुए वेंकटरमण की अभिमानी रानी के रूप में वर्णन किया। हिंदू धर्म के अनुयायी, अक्सर उस देवता के प्रति प्रेम व्यक्त करता है जो आमतौर पर उस शख्स के बारे में कहा जाता है जो उसके बेहद करीब होता है। उपासना में उपास्य देवता को स्नान करवाना, सुगंधित फूलों के साथ पूजा करना, खिलाना और यहां तक कि आराध्य देवता के लिए लोरी गाकर उसे सुलाना, यह भी समाविष्ट है। एक उपासक की उपासना का उद्देश्य, अपने इष्ट देवता के साथ हर समय रहना, यह होता है।

कभी कभी वर्शिप (worship) शब्द का प्रयोग पूजा को सूचित करने के लिए किया जाता है। एक हिंदू मंदिर के संदर्भ में, पूजा उन अनुष्ठानों को संदर्भित करती है जो मंदिर में चैतन्य को बनाए रखने में मदद करती है। हिंदू मंदिर में पूजा करनेवाले व्यक्ति को पुजारी, पंडित, अर्चक, मेलशांति या तंत्री (अलग भारतीय भाषाओं में) कहा जाता है।

## ५. शक्ति मतलब गॉडेस (Goddess) नहीं

हिंदू देवताओं संबंधी अंग्रेजी भाषा में अध्ययन करनेवाले गॉडेस (Goddess) शब्द का उपयोग देवता के स्त्री रूप को संदर्भित करने के लिए और गॉड (God) शब्द को भगवान के पुरूष रूप को संदर्भित करने के लिए करते है। मेरियम-वेबस्टर डिक्शनरी में गॉडेस (Goddess) शब्द को एक महिला गॉड (God) के रूप में

परिभाषित किया है जो दर्शाता है कि गॉड (God) पुरूष है और गॉडेस (Goddess) उसका एक रूप है, और इसलिए पदानुक्रम में पुरूष गॉड (God) निम्नस्तर पर है। यह एक विचार प्रक्रिया का एक स्पष्ट प्रभाव है जो स्वाभाविक रूप से पितृसत्तात्मक है, यहां तक कि एक देवी को भी एक पुरूष भगवान की छाया की कक्षा में परिभाषित किया गया है।

हिंदू धर्म में स्त्री और पुरूष के सीमांकन की बजाय दो विपरीत सिद्धांत, पुरूष और प्रकृति की मान्यता है। ब्रह्मन् के अपरिवर्तनीय पहलू को पुरूष संदर्भित करता है, जबकि प्रकृति ब्रह्मन् के निरंतर बदलते गुण को, जो प्रकट होने की प्रतीक्षा करता है, उसे संदर्भित करती है। पुरूष स्थिर चेतना है जो अपने आप उत्पन्न नहीं कर सकता, जबकि प्रकृति गतिशील रचनात्मक शक्ति है जो अपने आप में सचेत नहीं हो सकती है। इसलिए सांख्य दर्शन के अनुसार पुरूष और प्रकृति के एक साथ आने के परिणामस्वरूप सृजन होता है। इस विचार को सरल बनाने की प्रक्रिया में, पुरूष को मर्दाना तत्व और प्रकृति को स्त्री तत्व के रूप में संदर्भित किया जाने लगा। इन अवधारणाओं के और अधिक दृढीकरण के परिणामस्वरूप, शिव और शक्ति यह नाम आए, जिसमें शिव की रचनात्मक पहलू का शक्ति के नाम से उल्लेख आया। शक्ति के कई नामों में महामाया, विष्णुमाया, पराशक्ति आदि समाविष्ट है। शक्ति के कई रूप है जिन्हे हम देवी कहते है।

कहा जाता है कि ब्रह्मन् के कई रूपों में प्रकट होने की इच्छा के कारण निर्मिती संभव हुआ। यह इच्छा ही शक्ति है। शक्ति अलग नहीं है, न ही शक्ति को ब्रह्मन् से अलग किया जा सकता है। ब्रह्मन् का शक्ति के रूप में ब्रम्हांड में प्रकटन या प्रसार है। शक्ति ही प्राथमिक कारण है; सभी कारणों का कारण है। शक्ति वह है जो ब्रम्हांड को अस्तित्व की एकीकृत शक्ति के रूप में प्रकट करती है,

बनाए रखती है और बदल देती है। शक्ति किसी धर्म, वर्ग या पंथ के लिए विशिष्ट नहीं है, वह सार्वभौमिक है।

कुब्जिका तंत्र कहता है, जिसने भी स्त्री के चरण देखे हैं, उन्हें अपने गुरू के चरणों के रूप में उनकी पूजा करनी चाहिये (स्त्रीणां पादतलं दृष्ट्वा गुरुवधभावयेत सदा)। जबकि नर और नारी दोनों शक्ति के पहलू है, फिर भी, एक अर्थ में, शक्ति को पुरूष रूप की तुलना में स्त्री रूप में अधिक प्रकट स्वरूप कहा जाता है। और इसलिए मुंडमाला मंत्र कहता है, "जहां कहीं एक शक्ति (स्त्री) है, मैं वहां हूं।" इस महान अभिव्यक्ति के कारण ही नारी शक्ति कहलाती है।

एक दिव्य माँ के रूप में निर्माता की अवधारणा अनादि काल से मौजूद थी, लेकिन दुनियाभर की अधिकांश संस्कृतियों में वह कालांतर में खो गयी है। वुडरॉफ अपनी पुस्तक 'शक्ति और शाक्त' में हमें इस सार्वभौमिकता की याद दिलाते हैं।

समय की मांग है कि दुनिया भर की महिलाएँ गहरा अध्ययन करें और अपने पूर्वजों की स्मृति और परमात्मा को स्त्री के रूप में स्वीकार करने के तरीकों का पता लगाएं, न कि केवल शक्ति या देवी की हिंदू अवधारणाओं को उधार लें और उसे एक महिला गॉड (God) में बदल दें।

## हिंदू धर्म में मासिक धर्म

ऊपर से कई लोगों को यह लग सकता है कि भारत में मासिक धर्मवाली महिलाओं के साथ विरोधाभासी व्यवहार किया जाता है। एक तरफ, भारत में मासिक धर्म प्राप्त देवी के लिए समर्पित दुर्लभ मंदिर है, जहाँ देवी का मासिक धर्म, सामुदायिक उत्सव का कारण है, जबकि दूसरी तरफ महिलाओं को उनकी मासिक धर्म कालावधी

समाप्त होने तक मंदिर प्रवेश को पाबंदी लगाई जाती है। इस तरह से प्रतीत होनेवाले विरोधाभास का हम क्या स्पष्टीकरण देंगे?

मीमांसा दर्शन, जो वेदों के सही अर्थ तक पहुंचने के लिए पद्धति को निश्चित करता है, वह वेदों को समझने में एक त्रुटि के रूप में विरोधाभास की बात करता है। मीमांसा का कहना है कि अगर ऐसे विचारों या नियमों के सामने हम आते है जो अन्यथा कहे गये है, तो उसका अर्थ यह है कि हमारी समझ में कमी है। चूँकि सभी प्रकार की हिंदू धार्मिक प्रथाए, वेदों के शिक्षाओं की अलग अलग अभिव्यक्ति है, इसलिए महिलाओं के लिए मंदिर जाने से संबंधित नियम भी, महिलाओं के शक्ति के रूप में अभिव्यक्त होनेवाले विचारों के विपरीत नहीं होने चाहिए। इस पुस्तक के दूसरे भाग में, हम तंत्र शास्त्र की सहायता से इस प्रतीत होनेवाले विरोधाभास का उत्तर (हल) ढूंढने का प्रयास करेंगे।

युवा लडकियाँ और महिलाएँ जिन्होंने मासिक धर्म संबंधी प्रथाओं के बारे में जवाब मांगा है, उनमें सबसे प्रमुख प्रश्न, मासिक धर्म दौरान हिंदू मंदिरों में जाने से संबंधित है। यह सबसे कठिन प्रश्न है। यह प्रश्न की, "क्या मैं मासिक धर्म दौरान इतनी अशुद्ध हूं कि देवता भी मुझे देखना नहीं चाहते?" युवा लडकियों द्वारा मासूमियत से पूछे जाने पर किसी को भी इस विषय पर गहन अध्ययन के लिए मजबूर किया जाएगा। यह वह प्रश्न था, जिसके उत्तर की जड़ तक पहुंचने के लिए मैं एक प्रकार के मिशन पर निकली।

मुझे यह स्वीकार करना अतार्किक लगता है कि हमारे पूर्वज इतने स्त्री विरोधी थे कि उन्होने महिलाओं को दबाने के लिए मासिक धर्म पर प्रतिबंध लगाने की व्यवस्था बनायी। हिंदू धर्म में महिलाओं के दिए गए विशेष स्थान को देखते हुए तथा उसकी तरफ दिव्यत्व के अंश के रूप में देखने की श्रद्धा, जिसे दुनिया के अधिकांश लोगों

ने दफन कर दिया है, और जो भारत में जीवित है, वह फिर एक बार सोचने पर मजबूर करता है कि, अगर ऐसा है तो बीच की जोडनेवाली कौनसी बात लापता हो गयी है। इन प्रश्नों के उत्तर मैंने वर्षों तक भारत के विभिन्न हिस्सों की यात्रा करने, विद्वान पुरुष और महिलाओं के साथ बातचीत करने, आध्यात्मिक गुरूओं से मार्गदर्शन प्राप्त करने, हिंदू मंदिरों के पीछे के विज्ञान को सीखने और सबसे महत्वपूर्ण रूप से हिंदू मंदिरों में चैतन्य का अनुभव करने के बाद मिले। और फिर भी मुझे पता है कि मैंने केवल हिमखंड के सिरे को छुआ है।

मैं निम्नलिखित पृष्ठों में जो साझा करनेवाली हूँ वह धर्म या अध्यात्मिकता के बारे में वैज्ञानिक ज्ञान के सिद्धांत से कहीं अधिक है। जो मैं साझा करने जा रही हूं वह अनुभव है... एक महिला का शरीर क्या अनुभव कर सकता है और कैसे यह सूक्ष्म लोकों की गहरी समझ का मार्ग प्रशस्त कर सकता है।

यह वास्तव में आश्चर्य की बात है कि मासिक धर्म जैसे विषय का जब गहराई से अध्ययन किया जाता है तो वह इतना दूर ले जा सकता है।

# References for introduction to Part 2 – Hinduism as a Religion

1. While *Āgama* refers to a tradition, *Tantra* is a technique. But both share the same ideology.

2. Woodroffe, Sir John: Shakti and Shakta, 1925

3. *Kuṇḍalinī* is a term used to refer to a fundamental life force that lies dormant in the lowest *cakra* called *mūlādhāra*. The rising of the *kuṇḍalinī* is accomplished by certain *sādhana*, causing it to pierce through the six *cakras* and reach the *sahasrāra* or the seat of consciousness. When this happens, the spiritual aspirant is said to be able to experience oneness with the cosmos, or in other words, experience self-realization.

4. Woodroffe: Hymns to the Goddess, 1913

5. *Bhagavathi Devī* temple in Chengannur, Kerala and *Kāmakhya Devī* temple in Guwahati, Assam

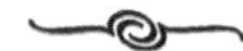

# अध्याय - ८

# हिंदू मंदिर, मासिक धर्म को कैसे प्रभावित करते है?

हिंदू मंदिरों को समझने तथा मानव शरीर विज्ञान पर उनके प्रभाव को समझने के लिए, हमें धर्म और विश्वास प्रणालियों के पूर्वाग्रही विचारों को दूर रखने की आवश्यकता है। किसी अपरिचित विषय को समझने के लिए सबसे आवश्यक पहलू है खुला दिमाग।

मुझसे कभी कभी, यह प्रश्न पूछा जाता है कि, "हिंदू मंदिरों का अध्ययन ही क्यों करना? चर्च, मस्जिद या गुरूद्वारों का इस संदर्भ में अध्ययन क्यों नहीं किया जाता?" जबकि इस पुस्तक में एक अध्याय है जो ईसाई धर्म और इस्लाम में बतायी गयी मासिक धर्म के नियमों के बारे में तथा सिखों में इस तरह के नियमों की ना होने (अनुपस्थिति) की पडताल करता है। यहाँ यह बताना महत्वपूर्ण है कि हिंदू धर्म को समझने से अन्य धर्मों के बारे में मेरी समझ में काफी वृद्धि हुई है।

हिंदू मंदिरों को ही अध्ययन के विषय के रूप में चुनने का कारण यह नहीं है कि भारत में बहुसंख्यक आबादी का यह धर्म है, बल्कि इसलिए भी कि यह सभी प्राचीन धर्मों की जननी है और अन्य धर्मों के सभी मान्यताए और सिद्धांतों को समाविष्ट करता है। सभी मार्गों को वैध मानने की समझ के कारण हिंदू न केवल अन्य

धर्मों को सहन करता है बल्कि सभी धर्मों और सिद्धांतों को स्वीकार भी करता है।

## बीज

मासिक धर्म के दौरान महिलाओं को हिंदू मंदिरों में प्रवेश करने से प्रतिबंधित क्यों किया जाता है, इस कठिन प्रश्न का उत्तर खोजने का प्रयास जब मैं कर रही थी तब मुझे जयंत जी ने आंध्र प्रदेश के देवीपुरम् मंदिर में जाने के लिए सुझाया। इस मंदिर का निर्माण स्वयं पवित्र श्री चक्र' के त्रि-आयामी प्रतिनिधित्व के रूप में किया गया है। मुझे यह जानकर बहुत अच्छा लगा कि इस मंदिर में महिला पुजारी है, और मंदिर के कुछ हिस्सो में मासिक धर्म के दौरान भी महिलाएं प्रवेश कर सकती है, जैसा कि वहां के कामाख्या पीठ में किया जाता है। तो मैं जवाबों की तलाश में, २०१५ में देवीपुरम गयी थी; आखिरकार दिव्य स्त्रीत्व का अनुभव करनेवाले से सीखना, इससे बेहतर और क्या हो सकता है?

गुरूजी, पूज्य श्री अमृतानंद नाथ सरस्वती, जो कि एक षीर्श परमाणु भौतिक विज्ञानी थे और बाद में जो पवित्र श्री विद्या के प्रतिपादक बने, उनके साथ मेरी मुलाकात होने के बाद, मासिक धर्म के दौरान महिलाओं के अशुद्ध होने के बयानबाजी विचार पर मेरा दृष्टिकोण पूरी तरह से बदल गया। उस समय, मैंने कई प्रमुख आध्यात्मिक गुरूओं को पत्र लिखकर उनका साक्षात्कार लेने की अनुमति मांगी थी। लेकिन मुझे केवल गुरूजी से जवाब मिला। जब मैं इस विषय पर सिंहावलोकन करती हूं, तब मुझे एहसास होता है कि गुरूजी का साक्षात्कार लेना ही मेरे लिए आवश्यक था।

मासिक धर्मवाली महिलाओं को मंदिरों में प्रवेश करने के नियमों के संबंध में मेरे प्रश्न के उत्तर में उनका यह उत्तर था:

"जो शुद्ध है, उसे हम स्पर्श नहीं करते। और जिसे हम छूते नहीं है, उसे हम वर्जित कहते हैं। वह (एक मासिक धर्मवाली महिला) इतनी शुद्ध थी कि उसे देवी के रूप में पूजा जाता था। किसी महिला के मंदिर में न जाने का कारण ठीक यही है। वह उस समय की एक जीवित देवी होती है। मूर्ति में मौजूद देवी या देवता की ऊर्जा उसके पास चली जाएगी, और वह मूर्ति बेजान हो जाती है, जबकि यह (मासिक धर्मवाली महिला) चेतनामय हो जाती है। इसलिए उन्हें मंदिर में प्रवेश करने से रोका गया। तो हम जो सोचते है उसके ठीक विपरीत कारण है।"

गुरूजी की इस चित्ताकर्षक प्रतिक्रिया ने मुझे पूरे विषय को एक नए सिरे से देखने के लिए प्रेरित किया। यह जवाब मेरे दिमाग में बार बार घूमता रहा, और कई नये अनुत्तरित प्रश्नों को सामने लाया। हर बार जब मुझे एक प्रश्न का उत्तर मिलता था तो इससे और अधिक प्रश्नों की श्रृंखला बन जाती थी। मैं फिर कभी गुरूजी से नहीं मिल सकी, और उन्होंने उसी वर्ष में अपना भौतिक शरीर छोड़ दिया। उनके साथ मेरी संक्षिप्त बातचीत और उनके काम पर एक किताब, 'गिफ्ट्स फ्रॉम द गॉडेस',² हर बार जब भी मैं इसे पढ़ती हूं, नए सवालों के जवाब खोजने में मेरी मदद करती है।

## स्त्रीया और देवी तत्त्व

गुरूजी के शब्दों ने मासिक धर्म वाली महिलाओं पर नियमों के सकारात्मक तर्क की ओर इशारा किया और इस सवाल का जवाब दिया कि मंदिर में मासिक धर्म वाली महिला की उपस्थिति से देवता को अनादर करने का कार्य क्यों माना जाता है। जब मंदिर के अधिकारीयों को चैतन्य में हुई गडबडी का पता चलता है, तो उन्हें मूर्ति और उस स्थान के चैतन्य को पुनर्स्थापित करने के लिए

व्यापक/विस्तृत अनुष्ठान करने पडते है। हालाँकि, यही एकमात्र कारण नहीं है कि, क्यों मासिक धर्म के दौरान महिलाओं को मंदिरों में जाने से हतात्साहित किया जाता है। दूसरा महत्वपूर्ण कारण इस सवाल का जवाब है कि "मंदिर में प्रवेश करने से मासिक धर्मवाली महिलाओं पर क्या प्रभाव पडेगा?"

इससे पहले कि मैं इसके संदर्भ में स्पष्टीकरण देना प्रारंभ करूं, हमें यह समझने की जरूरत है कि ऐसे सभी प्रश्नों के लिए समझ के विभिन्न स्तर होते हैं, जो हमारे प्रवृत्ति अनुसार होते है। हम में से कुछ को मासिक धर्म के दौरान महिलाओं को आराम की आवश्यकता होती है, यह सरल उत्तर पर्याप्त हो सकता है, और यह ठीक है। दूसरों को, इसके गहराई में जाने और इसके पीछे के विज्ञान के बारे में जानने की आवश्यकता महसूस हो सकती है, और यह भी ठीक है। जब तक उत्तर विरोधाभासी न हों, यह मान लेना सुरक्षित है कि वे सभी सही है; अंतर केवल समझ की गहराई में है।

## प्राण प्रतिष्ठा

अन्य पूजा स्थलों से हिंदू मंदिर अलग इसलिए है क्योंकि मंदिर की पूरी इमारत में एक जीवंत उपस्थिति (चैतन्य) होती है। हर स्तंभ, हर पत्थर, हर कदम, हर खंड में "प्राण प्रतिष्ठा" नामक प्रक्रिया के आधार पर एक निश्चित शक्ति होती है। कभी कभी प्राण प्रतिष्ठा इस प्रक्रिया को संदर्भित करने के लिए "कंसेक्रेट (consecrate)" इस अंग्रेजी शब्द का उपयोग किया जाता है, लेकिन यह समझ लेना चाहिए कि हिंदू धर्म के संदर्भ में, प्राण प्रतिष्ठा किसी पवित्र चीज के प्रतिकात्मक रूप से परे जाती है और विशिष्ट भौतिक स्थान में देवता कि उपस्थिति का आवाहन करने की एक तकनीक को संदर्भित करती है।

कंसेक्रेट के लिए उपयोग किया जानेवाला संस्कृत शब्द "प्रतिष्ठा" है जो 'ॐ प्रति-तिष्ठ परमेश्वर' अनुष्ठान में कहा जाता है, जिसका

अर्थ हे, "हे परमेश्वर, आप यहाँ रहे।" जब प्राण प्रतिष्ठा प्रभावी ढंग से की जाती है तो इसका भक्तों पर न केवल आध्यात्मिक रूप से बल्कि शारीरिक रूप से भी प्रभाव पडता है।

मंदिर में होनेवाले चैतन्य का स्वरूप, मनुष्यों पर पडनेवाले उसके प्रभाव को निर्धारित करता है। एक भक्त ने सौ से अधिक मंदिरों की यात्रा क्यों न की हो, लेकिन चैतन्य और संकल्प के स्वरूप के आधार पर प्रत्येक मंदिर का भक्त पर अलग-अलग प्रभाव हो सकता है, जो कि मूर्ति और उस जगह में निहित है। इस विषय को सिद्ध करना जबकि सरल नहीं है, ऐसे स्थानों पर जाकर, उनके प्रत्यक्ष अनुभव के माध्यम से इसे जानना संभव है। मंदिर में चैतन्य का अनुभव करने के इस पहलू का वर्णन पुस्तक के शेष अध्यायों में किया है।

हिंदू मंदिरों में मूर्ति को कभी भी मंदिर के लिए नहीं बनाया जाता है, बल्कि मंदिर का निर्माण और बनावट उस देवता की बाहरी अभिव्यक्ति के रूप में किया जाता है जिसकी प्रतिष्ठापना मूर्ति में की गयी है। जो मंदिर बनाया जाता है, उसकी तुलना शरीर से की जाती है और उसमें स्थापित देवता की तुलना आत्मा से की जाती है। इस प्रकार, आत्मा के लिए शरीर प्रदान करना मंदिर निर्माण का उद्देश्य है। आगम और शिल्प शास्त्र ग्रंथों में मंदिर के अंगों को मानव शरीर के अंगों के नाम से जाना जाता है। उदाहरण के लिए, पाद (पैर), उरू (जांघ), गला (कंठ), नासिका (नाक), कर्ण (कान), मुख (मुँह), शिर (मस्तक), कटि (कमर), भुजा (हाथ) इत्यादि। मंदिर निर्माण में किए जानेवाले अनुष्ठानों में देवता के लिए एक पर्याप्त शरीर प्रदान करने की योजना होती है।

दक्षिण भारत में कई प्राचीन हिंदू मंदिरों का निर्माण वास्तु पुरुष मंडल नामक वास्तु योजना के आधार पर किया गया है, जो वास्तु पुरुष नामक मानव रूप का प्रतिनिधित्व करता है। वास्तु देवता, जिसका पूरा शरीर वास्तु ढांचे को आच्छादित करता है, जिसमें

आमतौर पर ६४ या ८१ वर्ग के कक्ष होते है। चार कक्षों के सबसे मध्य वर्ग को वास्तु पुरुष का हृदय माना जाता है और यह ब्रहम का स्थान (ब्रहम स्थान) है। गर्भगृह का क्षेत्र उस तीर्थ परिसर का ब्रहम स्थान होता है।

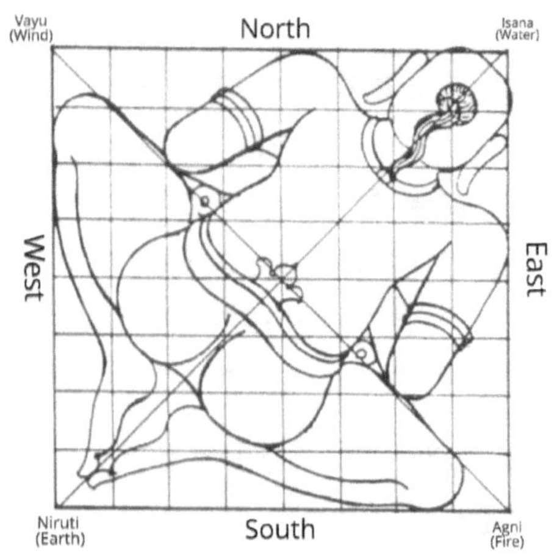


चित्र ५: वास्तु पुरु मंडल

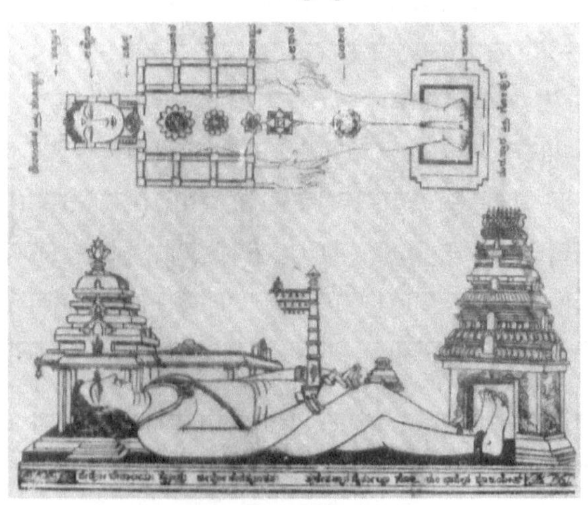

चित्र ६: मनुष्य देवालय

(Source: Rao, S.K,Ramachandra. The Agama Encyclopedia, 2005)

एस.के. रामचंद्र राव की पुस्तक[*] बताती है कि, कैसे प्राचीन ग्रंथ, मंदिर की तुलना मानव रूप की समानता से करते है, "जैसे कि बनाया गया मंदिर यह एक लेटे हुए व्यक्ति (वास्तु पुरुष) का प्रतिरूप होता है। उसके पैर प्रवेशद्वार को दर्शाते है, उसके जननांग ध्वज स्तंभ, उसका उदर रंग मंडप, उसका हृदय अंतराल, उसका मस्तक गर्भगृह और भौंह मध्य (दो भौंहो के मध्य की जगह) मूर्ती का स्थान होता है।"

हिंदू मंदिरों को कई पहलुओं आधार पर वर्गीकृत किया जाता है जैसे कि वास्तुशिल्प आकार योजना, मंजिलों की संख्या, सजावट, जगह का उपयोग, उपयोग में लायी गयी निर्माण सामग्री, मूर्ति का स्थान, प्रकार और मुद्रा, तथा भारत में कौन से स्थान पर वह स्थित है आदि। जब चैतन्य को बनाए रखने की प्रक्रिया और अनुष्ठानों की बात आती है, तो हमें पद्म पुराण और परमेश्वर संहिता जैसे ग्रंथों से अंतर्दृष्टि प्राप्त होती है जो मंदिरों को ५ प्रकारों में वर्गीकृत करते है, जो निम्न अनुसार है:

a. स्वयं-व्यक्त - जहाँ मूर्ति स्वयं अभिव्यक्ति है

b. दैविक - प्राचीन काल में, बहुत पवित्र स्थानों या पर्वत शिखरों पर देवताओ द्वारा निर्मित

c. आर्श - प्राचीन ऋषियों द्वारा, उनकी तपस्या के बल से वनों में निर्मित मंदिर

d. पौराण - पुराणों में वर्णित मंदिर

e. मानुश - हाल के दिनों में मनुष्यों द्वारा निर्मित

ग्रंथ इस बात की पुष्टि करते है कि अगर मूर्ति स्वयं प्रकट हुई हो या प्राचीन ऋषियों द्वारा स्थापित की गयी हो, तो किसी प्राण प्रतिष्ठा की आवश्यकता नहीं है। यदि मूर्ति प्राचीन है, लेकिन लंबे

समय तक बिना पूजा के रही है, तो प्राण प्रतिष्ठा की जा सकती है, लेकिन पानी, दूध या अनाज आदि में विसर्जित किए बिना और भूतकाल में (पहले) जिस स्थान पर वह थी उसे वहाँ से हटाए बिना। अगर उसे वहाँ से हटा दिया जाता है, उसे देश को बर्बाद करनेवाली कृति कहा जाता है।

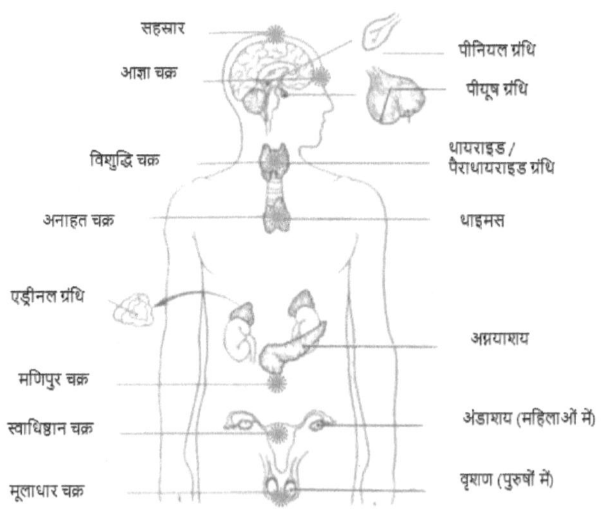


**चित्र ७:** चक्र और अंतस्त्रावी ग्रंथी

एक हिंदू मंदिर, व्यक्ति को कैसे प्रभावित करता है? इसका उत्तर चक्रों के विज्ञान में निहित है। मैंने अपनी पुस्तक 'स्त्रीया और सबरीमाला'६ में हिंदू मंदिरों के संबंध में चक्रों की व्याख्या की है, जिसे अधिक जानकारी के लिए संदर्भित किया जा सकता है। यहाँ एक सिंहावलोकन प्रस्तुत किया गया है।

जिस तरह हम स्थूल शरीर में नसों और स्नायुजाल बिंदुओं को पहचानते हैं, वैसे ही भारतीय विज्ञान ने जाना है की सूक्ष्म शरीर में नाडीयाँ और चक्र होते है। चक्र, सूक्ष्म शरीर में उर्जा के संगम

स्थल होते है जहाँ कई नाडियाँ (सूक्ष्म उर्जा प्रवाह) मिलती हैं और शरीर के विभिन्न हिस्सों में महत्वपूर्ण जीवन शक्ति, अर्थात प्राण को ले जाती है। यद्यपि, लगभग कुछ सौ चक्र है, पर हम मुख्य रूप से रीढ़ की हड्डी के स्तंभ के साथ तय छह चक्रों पर ध्यान केंद्रित करेंगे। इन ६ चक्रों को चित्र-७ में प्रस्तुत किया गया है। एक सातवां, सहस्त्रार चक्र भी है, जिसे कुछ लोग चक्र के रूप में वर्गीकृत करने की बजाय, शुद्ध चेतना के स्थान के रूप में संदर्भित करते है।

प्रत्येक चक्र, अपने संचालन के क्षेत्र में, उस क्षेत्र के विशिष्ट दोशों को, साथ में अंतःस्त्रावी ग्रंथीयों को और उससे संलाग्नित अंगों को प्रभावित करता है (चित्र देखे)। मासिक धर्म को समझने के उद्देश्य से, यह ध्यान में रखना महत्वपूर्ण है कि दो निम्नतम चक्र, मूलाधार और स्वाधिष्ठान यह उत्सर्जन और प्रजनन प्रणाली से संलग्न है। जब यह दोनों चक्र पर्याप्त रूप से सक्रिय नहीं होते हैं, तो प्रजनन प्रणाली से जुड़े कार्य प्रभावित होने लगते हैं।

कई मंदिरों में, विशेष रूप से प्रजनन से संबंधित देवी को समर्पित मंदिरों में, प्राण प्रतिष्ठा इस तरह से की जाती है कि ऐसे स्थानों का चैतन्य, मूलाधार और स्वाधिष्ठान चक्र और संबंधित नाडीयों को सक्रिय करता है और वहां के प्रजनन अंगों को प्राण से भर देता है, जिससे मासिक धर्म और प्रजनन संबंधी विकारों में महिलाओं को उपचार का अनुभव होता है।

संक्षेप में, चैतन्य के स्वरूप के आधार पर मंदिर, एक या एक से अधिक चक्रों को प्रभावित करते हैं। चक्र अंतस्त्रावी ग्रंथियों, संबंधित अंगों और दोषों को भी प्रभावित करते है जिससे मानव शरीर पर प्रभाव होता है।

## दोषों के उपप्रकार

मंदिर, दोषों को कैसे प्रभावित करते है, यह समझने के लिए, हमें दोषों के उपप्रकारों, विशेष रूप से वात दोष को गहराई से समझने की आवश्यकता है। जैसा कि पहले उल्लेख किया गया है, मासिक धर्म के दौरान वात का प्राबल्य रहता है और यह माहवारी के रक्त को नीचे की ओर शरीर से बाहर निकालने में सहायता करता है। वात दोष के पांच उपप्रकार है, जिनमें से प्रत्येक उपप्रकार, शरीर के विभिन्न हिस्सों में विशिष्ट कार्यों को सुविधाजनक बनाता हैं।

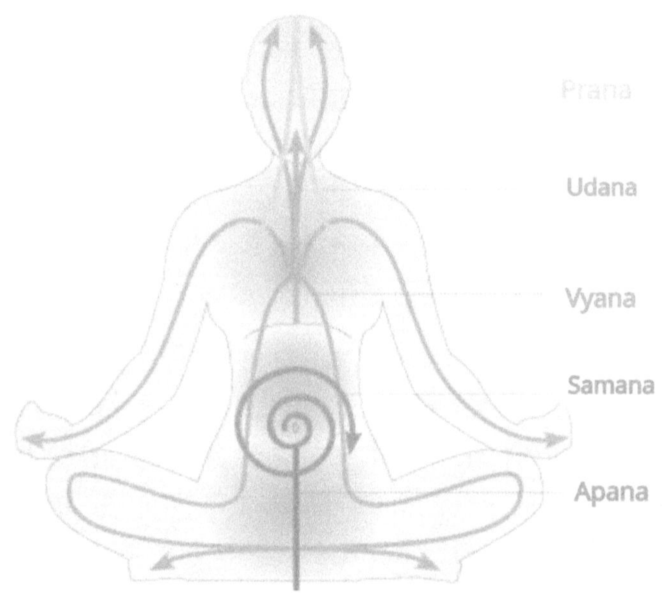


**चित्र ८:** वात दोष के पांच उपप्रकार

**१. प्राण** - प्राणवायु श्वास के नीचे और अंदर की दिशा में, या दूसरे शब्दों में, श्वास के लिए जिम्मेदार है। यह निगलने की क्रिया के माध्यम से भोजन को पेट में धकेलने के लिए भी जिम्मेदार है। प्राणवायु मुख्यतः मस्तक के क्षेत्र में प्रबल रहता है, लेकिन अन्य क्षेत्रों में कुछ प्रक्रियाओं को सुविधाजनक बनाने के लिए भी आवश्यक

होता है। कई बार श्वास और प्राण शब्द अदले-बदले से उपयोग में लाया जाता है। यह जानना महत्वपूर्ण है कि श्वास, प्राण के कार्यों में से एक है, लेकिन प्राण स्वयं श्वास तक ही सीमित नहीं है। प्राण शब्द का प्रयोग उस जीवन शक्ति का प्रतिनिधित्व करने के लिए भी किया जाता है जो स्वयं जीवन के लिए जिम्मेदार है। प्राण वायु जो वात दोष का उपप्रकार है, वह 'प्राण' इस जीवन शक्ति के पहलुओं में से एक है और इसे दिए गए संदर्भ में समझा जाना चाहिए।

**२. उदान** - उदान वायु जिसका गले और छाती क्षेत्र में प्राबल्य रहता है, वह साँस छोडने की ऊपर की दिशा और गति के लिए जिम्मेदार है। यह गले का कार्य और वाणी (बोलने) की क्रिया को भी नियंत्रित करता है। उदान वायु के कारण उल्टी और डकार जैसी सभी ऊपर और (शरीर से) बाहर की ओर की गतिविधियां होती है। हममें से कई लोगों को सलाह दी जाती है कि भोजन करते समय बात न करे। कारण यह है कि वाणी ऊपर की ओर गतिमान उदान वायु द्वारा नियंत्रित होती है, जबकि नीचे की ओर गति करनेवाला प्राणवायु भोजन को नीचे धकेलने के लिए जिम्मेदार होता है। यदि यह दो विपरीत बल एक साथ क्रियान्वित हो जाते है, तो हमारे गले में घुटन होने की संभावना अधिक होती है।

**३. व्यान** - व्यान, यह सर्वव्यापी वायु है जो शरीर के भीतर सभी दिशाओं में चलता है। यह हृदय और संचार प्रणाली के कार्यों को नियंत्रित करता है। संपूर्ण शरीर को प्रभावित करनेवाले रोग, जैसे कि बुखार, बिगड़े हुए व्यान वायु के कारण होते है।

**४. समान** - समान वायु, वात का उपप्रकार है जो उदर क्षेत्र में प्रभावी रहता है। यह वायु पाचन की प्रक्रिया और उत्सर्जित पदार्थ से भोजन के सार को विघटित करने के लिए जिम्मेदार होता है। जब समान वायु ठीक से काम नहीं करता है, तो पेचिश जैसी पाचन संबंधी

समस्याएं हो सकती है। कई भारतीयों को यह मालूम नहीं होगा कि भोजन के तुरंत बाद, हाथ को, पेट के ऊपर, एक गोलाकार दक्षिणावर्त दिशा में घुमाना, समान वायु को, पाचन क्रिया में सहायता करने के लिए प्रेरित करने की अचेतन क्रिया है।

५. **अपान** - मासिक धर्म, प्रजनन और संबंधित विकारों को समझने के लिए अपान वायु सबसे महत्वपूर्ण वात उपप्रकार है। अपान शरीर में नीचे की दिशा की ओर गतिमान बल है जो पेशाब, शौच, मासिक धर्म, पुरूषों में वीर्य की रिहाई और प्रसव जैसे नीचे तथा बाहरी कार्यों को नियंत्रित करता है। यह आंत के निचले क्षेत्र में कार्य करता है। यदि अपान वायु की अधोमुखी गति किसी भी प्रकार से बाधित होती है या अपनी दिशा बदलने के लिए विवश होती है, तो महिलाओं को मासिक धर्म में कठिनाई का अनुभव होगा।

अपान वायु की दिशा में बदलाव से बच्चे के जन्म के दौरान भी कठिनाई होगी क्योंकि भ्रूण को बाहर धकेलना, नीचे की दिशा में कार्य करनेवाले अपान वायु का एक कार्य है। अपान वायु सक्रिय करने और सुलभ प्रसव के लिए, प्राचीन भारत कि महिलाएं तथा कुछ आदिवासी महिलाएं, आज भी प्रसव दौरान, उकड़ूँ बैठना पसंद करती है। महिलाएं और लज्जा गौरी[९] जैसी प्राचीन देवताओं की प्रसव स्थिती की मूर्तीयाँ, बैठने की उस स्थिती को दर्शाती है।

## शरीर क्रिया पर हिंदू मंदिरों का प्रभाव

प्राचीन हिंदू मंदिर और कुछ मंत्रों का पाठ भक्त पर एक विशिष्ट प्रभाव निर्माण करने के लिए विशिष्ट चक्र पर कार्य करता है। सरलता से समझ में आने के लिए, हम मंदिरों को व्यापक रूप से उन मंदिरों में वर्गीकृत कर सकते है जो मुख्य रूप से सांसारिक जीवन (भुक्ति) के पहलू को सुविधाजनक बनाते है और दुसरे वे जो मुख्य रूप से आध्यात्मिक प्रथा (मुक्ति) की खोज की सुविधा प्रदान करते है।

इसका अर्थ यह नहीं है कि मुक्ति के लिए बनाया गया मंदिर भक्तों को भुक्ति या इसके विपरीत पहलुओं में मदद नहीं करेगा। उदाहरण के लिए असम का कामाख्या मंदिर भुक्ति और मुक्ति दोनों प्रदान करता है। कई मंदिर, जैसे कि शिव मंदिर, हालांकि मुक्ति प्रदान करने के लिए होते है, उनके प्रभाव को संतुलित करने के लिए उसके निकटवर्ती देवी का भी मंदिर होगा। मंदिर के उद्देश्य के आधार पर, प्राण प्रतिष्ठा का प्रकार और चैतन्य का स्वरूप अलग होगा, अपान वायु पर भी मंदिर का प्रभाव अलग होगा। और तदनुसार, महिलाओं के मासिक धर्म चक्र पर इसका प्रभाव पडेगा। आइए हम मंदिरों की दो श्रेणियाँ और महिलाओं पर उनके प्रभाव को देखें।

## भुक्ति के लिए मंदिर

मंदिर जो भौतिक शरीर पर, भुक्ति (सांसारिक जीवन) के प्रभाव को लागू करता है वह स्वास्थ्य और कल्याण से संबंधित समस्याओं का समाधान करता है। ऐसे मंदिर आमतौर पर अपने संचालन के क्षेत्र में अपान वायु और समान वायु को प्रभावित करने वाले निचले चक्र को सक्रिय करते है और अपनी हलचल दौरान आवश्यक बदलाव करते है। यह मंदिर प्रजनन, स्वास्थ्य और कल्याण संबंधित समस्याओं का समाधान करते हैं, क्योंकि वे मूलाधार, स्वाधिष्ठान और मणिपुर जैसे शरीर के नीचले हिस्से में स्थित चक्रों को सक्रिय करते है जिससे अंतर्स्त्रावी ग्रंथीयां जैसे कि अंडाशय/अधिवृक्क ग्रंथि, अग्न्याशय प्रभावित होते है।

भक्तों को समृद्धि और कल्याण प्रदान करनेवाले मंदिरों में केवल एक देवता नहीं होती, बल्कि कई देवताए उनकी पत्नियों के साथ होते है जो स्त्री शक्ति का प्रतिनिधित्व करती है। ग्राम देवता को समर्पित कई मंदिर मूलाधार चक्र पर काम करते है और भक्तों के रोजमर्रा के जीवन में बुनियादी आवश्यकताओं की पूर्ती करते है और आनेवाली

कठिनाइयों को दूर करने में मदद करते है। प्रजनन संबंधी देवी को समर्पित मंदिर, जहाँ आमतौर पर मंगलवार और शुक्रवार को दर्शन के लिए जाते है, वह स्वाधिष्ठान चक्र पर कार्य करता हैं और भक्तों को प्रजनन स्वास्थ्य से संबंधित समस्याओं में मदद करते है। मंदिर जो विशिष्ट बीमारीयों के इलाज के लिए प्रसिद्ध है, जैसे कि तामिलनाडू स्थित श्री वेन्नि करुम्बेश्वरार मंदिर, जो मधुमेह का इलाज करने के लिए जाना जाता है, मणिपुर चक्र पर कार्य करता है और अधिवृक्क ग्रंथि और अग्न्याशय से संबंधित समस्याओं का समाधान करता है। इसी तरह, केरल का अच्छनकोविल धर्म शास्ता मंदिर, जो स्वाधिष्ठान चक्र पर कार्य करता है, सांप और अन्य जहरीले कीडों के काटने पर ठीक करने के लिए जाना जाता है। यह मंदिरों के केवल कुछ उदाहरण हैं जो भक्तों को दैनंदिन जीवन और उनके कल्याण में मदद करते है।

यदि महिलाएं जिनका मासिक धर्म शुरू हो गया है, वह उस समय ऐसे मंदिरों में दर्शन के लिए जाती है, जो मंदिर, शरीर के निचले चक्रों पर प्रभाव डालते है, तो वह पहले से ही सक्रिय अपान वायु को और अधिक क्रियाशील बनाते है। मासिक धर्म के रक्तस्राव की अवधि के दौरान अपान वायु सक्रिय रहता है। ऐसे समय में स्वाधिष्ठान और मूलाधार चक्र को सक्रिय करके अपान वायु पर कार्य करनेवाले मंदिरों का दौरा करने से भारी रक्तस्राव या मासिक धर्म संबंधी अन्य गडबडी हो सकती है।

जिनका मासिक धर्म शुरू है, ऐसी महिलाओं को हिंदू मंदिरों में प्रवेश करने के लिए जैसे नियम बनाये गए है, उसी के समान, सभी भक्तों के लिए मंदिरों में जाने का उचित समय और विधि से संबंधित सामान्य नियम है। मंदिर में दर्शन के लिए जाने से पहले अपनाई जानेवाली सामान्य प्रथा यह है कि, सुबह जल्दी उठकर, प्रातर्विधी करने के बाद, स्नान करके, खाली पेट जाना चाहिए। कोई व्यक्ति भोजन करने के तुरंत बाद अगर मंदिर में दर्शन के लिए जाता है, तो

भोजन पचाने के लिए कार्य कर रहे समान वायु की क्रिया प्रभावित होगी, जिससे पाचनसंबंधी गडबडी संभावित होगी। ऐसा अनुभव मैंने स्वयं अर्यनकावु धर्म शास्ता मंदिर जो केरल में है और फिर वैसा ही अनुभव तामिलनाडू के तिरुप्पुर में स्थित सुगरेश्वर मंदिर में, दोपहर के भोजन के बाद, दर्शन के लिए जाने पर अनुभव किया। और न सिर्फ मैंने बल्कि अन्य लोगों से भी ऐसा अनुभव सुना है जो भोजन के तुरंत बाद मंदिर गए थे। इसी तरह जो लोग हमेशा मंत्र जप या पूजा करते हैं, उन्हें हमेशा (पाचन के लिए) हल्का आहार लेने की सलाह दी जाती है या उन्हें उपवास करने की आवश्यकता होती है, ताकि इस तरह की गतिविधियों के माध्यम से ऊर्ध्व दिशा में कार्य करनेवालें प्राण का प्रभाव, पाचनक्रिया को प्रभावित करनेवाले समान वायु पर कम से कम पड़े। इस प्रकार, हम देखते हैं कि मंदिर में दर्शन के लिए जाने से संबंधित नियमों और विनियमों के वैध कारण है जिनका मनुष्य पर प्रभाव पडता है।

## मुक्ति प्राप्ती के लिए मंदिर

मंदिरों की अन्य श्रेणी वह है जो एक प्रमुख पहलू के रूप में मुक्ति या मोक्ष प्रदान करते है। ऐसे मंदिर भक्त को वैराग्य विकसित करने में सहायता करते है और उन्हें आध्यात्मिकता के मार्ग में प्रेरित करते हैं। यह मंदिर शरीर के उच्च चक्रों को सक्रिय करते है। जब उच्च चक्र सक्रिय हो जाते हैं तो, वह अपान वायू को, अगर वह सक्रिय है तो, उसकी सामान्यतः नीचले दिशा की ओर कार्य करने की जगह, ऊपर की ओर मुड़ने का कारण बनता है।

शबरीमला में स्वामी अयप्पा मंदिर और अन्य प्रसिद्ध मंदिर जो मोक्षधाम (आध्यात्मिक मुक्ति प्राप्त करने का स्थान) की श्रेणी में आता है वहाँ प्रजनन आयु की महिलाओं को नहीं जाने की सलाह दी जाती है। ऐसे मंदिरों में भले ही यात्रा के समय महिलाओं की

माहवारी शुरू न हो, लेकिन अगर वे मासिक धर्म की उम्र की हो, तो उन्हें आमतौर पर प्रवेश करने से रोक दिया जाता है। जबकि सबरीमाला जैसे मंदिरों ने १० से ५० वर्ष की आयु की महिलाओं को मंदिर प्रवेश करने पर रोक के निर्देषों के बारे में लिखा है, अधिकांश अन्य मंदिरों का मानना है कि भक्त इस नियम से अवगत है और इसका स्पष्ट रूप से उल्लेख करने की आवश्यकता नहीं है। भारत में, ज्यादातर महिलाएं रजोनिवृत्ति के बाद ही आध्यात्मिक पथ पर चलती है, जब वे स्वाभाविक रूप से सांसारिक जिम्मेदारियों को पूर्ण कर लेती है और पारंपरिक रूप से मोक्षधाम यात्रा करती है। लेकिन प्रजनन आयु की महिलाओं को मोक्षधाम यात्रा न करने की सिफारिश क्यों की जाती है?

इसे समझने का सबसे आसान तरीका यह समझ लेना है कि भुक्ति और मुक्ति मार्ग पर साथ साथ नहीं चला जा सकता। एक महिला का शरीर, उसके प्रजनन आयु में, प्रजनन प्रक्रिया और जीवन के निर्माण की ओर झुका होता है। जबकि, मुक्ति की आध्यात्मिक प्रक्रिया का झुकाव जन्म और पुनर्जन्म के चक्र को समाप्त कर, जीवन के विलय की ओर होता है। सृजन और विलय के यह दो विपरीत कार्य महिला के भौतिक शरीर में उसके प्रजनन वर्षों में संघर्ष का कारण बनते है। शबरीमला तीर्थ स्थान का उदाहरण, जैसा कि मेरी पिछली किताब 'स्त्रीया और शबरीमला' में समाविष्ट है, यह समझने के लिए एक अच्छी शुरूआत है कि मोक्षधाम, प्रजनन आयु की महिलाओं को कैसे प्रभावित करते है, भले ही मंदिर यात्रा के समय रक्तस्राव ना हो रहा हो। इसी तरह का स्पष्टीकरण, गायत्री मंत्र के संदर्भ में इस पुस्तक के अध्याय १० में 'मासिक धर्मचक्र पर मंत्रों का प्रभाव' के संदर्भ में दी गई है।

जब महिलाएं मासिक धर्म के दौरान मोक्षधाम की यात्रा करती है, तो अपान वायु को विपरीत दिशा यानी ऊपर की ओर खींचने से

पेट के नीच हिस्से में प्रत्यक्ष दर्द होने की संभावना होती है। अगर महिलाएं बार-बार मोक्ष धामों में जाती रहती हैं, तो ऐसे मंदिर अपान वायु की दिशा बदलकर या इसे अवरूद्ध करके अपूरणीय क्षति का कारण बन सकते है। यह एंडोमेट्रियोसिस नामक दर्दनाक मासिक धर्म विकार का कारण बन सकता है। आधुनिक चिकित्सा इसका कारण नहीं जानती, लेकिन सिद्धांत इसके बारे में कहते है कि यह 'प्रतिगामी माहवारी' है, जिसका अर्थ है कि मासिक धर्म रक्तस्त्राव अपने प्रवाह को उलट देता है और फैलोपियन ट्यूब, गर्भाशय और कभी-कभी इससे भी अधिक ऊपरी अवयवों में जमा हो जाता है। यह अपान उत्क्रमण की अवस्था होने की बहुत संभावना होती है, जिसका इलाज करना बेहद कठिन है।

अपान वायु का उलटा होना (दिशा बदलना) अन्य कारणों से भी संभव हो सकता है। कोई भी गतिविधि जो मासिक धर्म के दौरान अपान वायु के उलट होने का कारण बनती है, एंडोमेट्रियोसिस का कारण बन सकती है। जैसे कि उदाहरण के लिए उल्टी योग मुद्राएं, जिमनास्टिक जहाँ उल्टी कूद लगायी जाती है, या यहां तक कि मासिक धर्म के दौरान अत्यधिक हवाईयात्रा करना जो गुरूत्वाकर्षण के विरूद्ध है। यदि ये गतिविधियाँ मासिक धर्म के दौरान महीने दर महीने की जाती है, तो इससे अपान वायु अंतत: दिशा बदल सकता है, जिससे मासिक धर्म का प्रवाह उलट जाएगा या पूरी तरह से अवरूद्ध हो जाएगा।

## क्या इसके कोई सबूत है?

आप में से कुछ लोगों को उपरोक्त जानकारी को स्वीकार करने में कठिनाई होने की संभावना है। आखिर इस बात का प्रमाण कहां है कि मासिक धर्म के दौरान हिंदू मंदिरों में जाने से समस्या हो सकती है? या उस बात का प्रमाण कहां है कि मंदिरों का भक्तों के स्वास्थ्य पर सकारात्मक प्रभाव पडता है?

कई वर्षों के अध्ययन के दौरान मैंने अनुभव किया है कि जब लोग सबूत मांगते है, तो उनके मन में एक विशेष विचार होता है कि वे सबूत का क्या मतलब मानते है। यह शायद ही कभी एक ही विचार होता है। कुछ के लिए, साक्ष्य का अर्थ है कि प्रस्तावित विचार या सिद्धांत का उल्लेख किसी प्राचीन ग्रंथ में किया गया हो, तो ही वह मान्य होगा। कुछ के लिए इसे किसी ऐसे व्यक्ति द्वारा मान्य किया जाना चाहिए जिसे वे विषय विशेषज्ञ के रूप में मानते हैं या एक विशेष योग्यता रखते हैं। दूसरों के लिए साक्ष्य का अर्थ है आधुनिक विज्ञान के ढांचे के अनुसार नियंत्रण समूहों के साथ, नैदानिक परीक्षण किया गया है, जिसकी सहकर्मीयों द्वारा समीक्षा की गयी है और जिसे वह वैध विज्ञान पत्रिका के रूप में मानते है उसमें प्रकाशित किया गया हो।

और कुछ के लिए, साक्ष्य का सीधा सा अर्थ है कि जो सिद्धांत है उसका प्रत्यक्ष अनुभव प्राप्त करने में सक्षम होना। जिसने इन मंदिरों के सकारात्मक प्रभाव का अनुभव किया है, उसके लिए सैकड़ों भक्तों की तरह, किसी अन्य प्रमाण की आवश्यकता नहीं है। जो कोई, साधना के माध्यम से प्रयास करके सकारात्मक अनुभव प्राप्त करने के लिए तैय्यार नहीं है, या अपने अनुभव की उपेक्षा करते है, उनके लिए कोई सबूत पर्याप्त नहीं होंगे।

## महिलाओं के अनुभव

कुछ मंदिरों में जाने के बाद भक्तों को अपने स्वास्थ्य, विशेष रूप से मासिक धर्म और प्रजनन स्वास्थ्य, में सकारात्मक बदलाव के अनुभवों के कई उदाहरण हैं। जो लोग सबूत मांगते हैं, उन्हें ऐसे मंदिरों में नियमित रूप से जानेवालों से मिलना और उनसे बातचीत करने की जरूरत है ताकि वे अपनी जरूरत के सबूत जुटा सकें।

कुछ मंदिरों ने महिलाओं के मासिक धर्म के स्वास्थय पर कैसे नकारात्मक प्रभाव डाला है, इसका दस्तावेजीकरण करना कठिन है। जब मैं इस जानकारी को अपनी कार्यशालाओं के दौरान या अपने लेखों के माध्यम से महिलाओं से साझा करती हूं, तो महिलाएं मेरे साथ अपने व्यक्तिगत अनुभव बाटती है। उनके अनुभव और मेरे अपने भी अनुभव है, जिन्होंने मुझे मंदिरों से जुड़ी घटनाओं के वैज्ञानिक आधार को समझने में मदद की है। यहां कुछ महिलाओं द्वारा साझा किए गए अनुभव दिए गए हैं, जो इंगित करता है की जब उन्होंने मासिक धर्म के दौरान हिंदू मंदिरों में जाने से संबंधित पारंपरिक नियमों को तोड़ा तो उनके साथ क्या हुआ। उनकी पहचान सुरक्षित रखने के लिए उनके नामों का उल्लेख नहीं किया गया है।

"मैं एक अनुभव साझा करना चाहती हूं जो मैंने कुछ वर्ष पहले अनुभव किया था। मैं और मेरी लगभग आधा दर्जन सहेलियाँ, एक ध्यान प्रशिक्षक के घर सत्संग और पूजा करने के लिए गए थे। उन पति और पत्नि ने हमे समझाया कि हममे से जिनका मासिक धर्म शुरू है वे कमरे के पिछले सिरे पर बैठने में अधिक सहज होंगी। फिर उन्होंने हमें कुछ और स्पष्टीकरण दिया, "मासिक धर्म के दौरान ऊर्जा पृथ्वी में नीचे की ओर जाती है, सत्संग में (पूजा की मेज पर, प्रसाद इत्यादि में) ऊर्जा ऊपर की ओर जाती है। इससे शरीर में असुविधा हो सकती है।

जब मै मंत्रोच्चार के अंत में पूजा स्थान पर प्रणाम करने के लिए सामने गयी तो शिक्षक के बताये गये निर्देश अनुसार मैंने फूल नहीं चढ़ाये, क्योंकि मुझे लगा कि यह मुझे नहीं करना चाहिए। उसकी बजाय मैं स्वयं को ओर गहराई से अर्पित करना चाहती थी। फिर मैं अपनी जगह पर वापस चली गयी। और कुछ ही मिनटों में मेरे मस्तक और शरीर

में ऐसी संवेदनाओं का अनुभव हुआ, जैसे मुझे ऊपर और नीचें दोनों बाजूओं से खींचा या घुमाया जा रहा हो। तब मेरी सहेली ने मदद की और मुझसे कहा कि यह जल्द ही खत्म हो जाएगा। और वैसा ही हुआ, मुझे ५ मिनट के बाद फिर से ठीक लगा।

मैं इस अनुभव को प्राप्त करने के लिए और इसे साझा करने में सक्षम होने के लिए खुश हूं, खासकर जब लोग नमाज अदा करने के लिए महिलाओं को अलग स्थान पर बैठने की व्यवस्था की आलोचना करते है। मैं अपनी कहानी बता सकती हूं और कह सकती हूं कि वास्तव में यह व्यावहारिक और प्राचीन दृष्टीकोण हैं।"

- २०१५ में ई-मेल द्वारा प्राप्त

"मैं कश्मीर से एक सारस्वत ब्राह्मण हूं और में एक ऐसी व्यक्ति हूं जो अंधे रीति-रिवाजों या ऐसे रीति-रिवाज जिसमें किसी के साथ भेदभाव समाविष्ट है, उसमें विश्वास नहीं करती हूं। तो यह उस समय की बात है, २००१ में मेरी शादी हुई और अपने पति के साथ मैं चेन्नई चली गयी। मेरे ससुर २००२ में हमसे मिलने आये थे और उन्हें लेकर हम दक्षिण के मंदिरों की यात्रा करने निकले। चेन्नई शहर में, हम एक मंदिर गए (मैलापोर के कपालेष्वर मंदिर) तब मेरी मासिक धर्म चक्र की तारीखें कहीं भी नजदीक नहीं थी (काफी बाद में थी)। मेरे परिवार में, मेरी माहवारी के दौरान कभी भी किसी ने मुझे पूजा करने नहीं रोका था। इसलिए, अगर मेरा मासिक धर्म शुरू भी रहता था, तो भी मेरी मंदिर यात्रा नहीं रूकती थी। और मैं उनमें से हूं जिसे शुक्र है, माहवारी दौरान ज्यादा रक्तस्राव नहीं होता और ना दर्द होता है।

तो जब हमने मंदिर में प्रवेश किया तो मुझे अजीब लगने लगा। मेरा सिर किसी दबाव में घूमने लगा। मैंने उस बात को नजरंदाज कर दिया और देवता के दर्शन करने चली गयी। इससे पहले कि मैं वहां पहुंच पाती, मेरे नजरों के सामने अंधेरा सा छा गया और मुझे बैठने की जरूरत महसूस हुई। जब मैंने अपने आप को संभाल लिया और जैसे तैसे एक पत्थर के ऊपर बैठ गयी, तो मेरे ध्यान में आया कि मुझे अचानक भारी रक्तस्राव शुरू हो गया था और मुझे गहरे चक्कर आ रहे थे। मुझे याद है कि मैं किसी तरह मंदिर से बाहर भागी थी और तब तक बाहर बैठी रही जब तक मेरे पूरे होश संभाले नहीं। विज्ञान को हर चीज में सबसे पहले रखनेवाले मेरे जैसे व्यक्ति के लिए, यह घटना एक खराब मासिक धर्मचक्र का नियमित उदाहरण समझकर मैंने खारिज कर दिया।

अब जब मैं देवता और उनकी शक्तियों के बारे में अधिक जागरूक हूं, तो मुझे पूरा यकीन है कि मुझे उस दिन उस मंदिर में नहीं जाना चाहिए था। क्योंकि वह मुझे वहां नहीं चाहता था और मैं वहां एक अवांछित अतिथि थी। मैं देवता का सम्मान करती हूं क्योंकि वह उनका निजी स्थान है और तबसे मैं किसी भी धार्मिक स्थान पर जाने के बारे में अधिक ध्यान देने लगी हूं। अगर वे आपको वहां नहीं चाहते हैं तो आपको वहां नहीं जाना चाहिए; बात इतनी सरल है।"

- २०१९ में ई-मेल द्वारा प्राप्त

"कुछ साल पहले मैं और मेरा परिवार अमरनाथ यात्रा (एक प्रसिद्ध मोक्षधाम) के लिए गए थे। मेरे माहवारी की

तारीख नजदीक थी, लेकिन वह कभी नहीं आयी। वास्तव में अमरनाथ के दर्शन करने के बाद, मेरी माहवारी वापस आने में तीन महीने लग गए। अब तक यह पता नहीं था कि मंदिर यात्रा के कारण यह हो सकता है।"

- स्त्रीयाँ और सबरीमाला २०१९, पुस्तक पर चर्चा के दौरान साझा किया गया अनुभव

"हमारे गांव में कुमारस्वामी का एक प्रसिद्ध मंदिर है, जो लगभग हजार साल पुराना है। महिलाओं को परंपरिक रूप से उस मंदिर में जाने से प्रतिबंधित किया जाता है, हालांकि उन्हें कुमारस्वामी मंदिर से सटे हुए पार्वती और शिव मंदिरों में जाने की अनुमती है। १९९६ में, राज्य सरकार ने महिलाओं के प्रवेश पर प्रतिबंध हटा दिया, लेकिन गांव की कई महिलाएं अभी भी आने से हिचकिचाती है। एक शिक्षित महिला और एक शिक्षिका होने के नाते, मैंने हमेशा अनुभव किया कि यह प्रतिबंध सही नहीं है और महिलाओं को इस मंदिर में जाने का समान अधिकार है। इसलिए, भले ही मैं, अपने प्रजनन आयु में थी, मैंने इस मंदिर में जाने का फैसला किया। अजीब तरह से, उस महिने, जब मेरी माहवारी आयी, मुझे भारी रक्तस्त्राव का अनुभव हुआ और मैं बहुत थक गयी। यह असामान्य था। अब इस कार्यशाला के बाद, मैं समझ पा रही हूं कि ऐसा क्यों हुआ।"

-संदूर गांव, बेल्लारी जिला, कर्नाटक में २०१९ में एक कार्यशाला के दौरान साझा किया गया अनुभव

जबकि उपरोक्त महिलाएं, हिंदू मंदिरों के प्रभावों का तुरंत अनुभव करने में सक्षम थी, यह दूसरी महिलाओं के लिए इतना स्पष्ट नहीं था। कुछ महिलाओं के लिए, मासिक धर्म के नियमों को लगातार

तोड़ने के संचित प्रभाव को शारीरिक रूप से प्रकट होने में वर्षों लग जाते है। इस बात की ओर उनका ध्यान तब तक केंद्रित नहीं होता है जब तक कि कुछ बड़ा न हो जाए जिसे नजरंदाज नहीं किया जा सकता है। और जब ऐसा होता है, तो यह दर्दनाक और ठीक करने में कठिन हो सकता है, जैसा कि नीचे दिए गए परिच्छेद में महिलाओं द्वारा साझा किए गए अनुभवों से पता चलता है।

"मैं मासिक धर्म के प्रति नकारात्मक दृष्टिकोण के साथ बड़ी हुई हूं। शारीरिक परेशानी से ज्यादा मुझे जिस चीज से तकलीफ होती थी, वह थी अशुद्धता के आधार पर पूजा मे सहभागी न होने देना। जैसा कि मुझे लगता था कि यह अनुचित था क्योंकि महिलाएं एक प्राकृतिक घटना के लिए कीमत चुका रही थी जिस पर उनका कोई नियंत्रण नहीं था। मुझे भगवान से कोई दिक्कत नहीं थी। मेरी समस्या एक पद्धति के साथ थी जिसके लिए कोई संतोषजनक स्पष्टीकरण नहीं दिया गया था। मासिक धर्म की अशुद्धता की अवधारणा का विरोध करने के लिए मैं कई महिलाओं और लडकियों की तरह नास्तिक बन सकती थी। लेकिन जैसा कि मैंने बताया, किशोरी अवस्था में होने के कारण मैं समझती थी कि यह पद्धतियाँ, सामाजिक रूप से इस तरह से बनायी गयी थी की वे जानबूझकर महिलाओं को कमजोर करेगी। परिणाम स्वरूप उनका पालन नहीं करने का मैंने निर्णय लिया।

मैंने अपने मासिक धर्म चक्र की परवाह किए बिना दीया जलाना, शास्त्रग्रंथ पढ़ना और मंदिरों में जाना, ऐसे सभी कार्य करना शुरू कर दिया। इससे मुझे लगता था कि मैं शक्तिशाली हो गयी हूं। ऐसा ही चलता रहा और फिर मुझे रजोनिवृत्ती आयी। उसके पूर्व लगभग छह वर्षों तक मैं

अत्याधिक रक्तस्त्राव और कमजोरी से पीड़ित रही। मैंने एलोपॅथी, होमिओपॅथी और आयुर्वेद सहित उपचार के सभी तरीकों की कोशिश की लेकिन मुझे कोई राहत नहीं मिली।

फिर मुझे इस विषय पर कई साहित्य मिला जिसे पढ़कर और कुछ लोगों से बातचीत की, जिनकी बुद्धि और सत्यनिश्ठा पर मुझे विश्वास था, उन्होंने मुझे मासिक धर्म के दौरान अनुश्ठानों में भाग न लेने की सलाह दी। मैं कुछ उपचार समूहों से भी जुड़ गयी, जहां मुझे शारीरिक बीमारीयों की समझ से अवगत कराया गया जो मानसिक स्वरूप की अभिव्यक्तियाँ है। उसी कालखंड के दौरान मैंने अपनी माँ को भी खो दिया था। मैंने अनुभव किया कि मेरे रजोनिवृत्ति का मुद्दा किसी तरह मेरी माँ पर मेरे क्रोध से जुड़ा हुआ है। जैसे-जैसे मैं मासिक धर्म की जानकारी गहराई से समझने लगी, तो मैंने उसे अलग तरह से देखना सीखा। वह मेरे सवालों का जवाब नहीं दे सकती थी क्योंकि उसके पास कोई जवाब नहीं था। मैं समझ गई कि उसने मुझे समझाना छोड़ दिया था, उसने उन पद्धतियों का अवलंब करना जारी रखा क्योंकि वह मेरी तरह मासिक धर्म के मुद्दे को एक विकलांगता के रूप में नहीं देखती थी। इस दौरान मैंने माहवारी के दौरान अपनी नियमित पूजा करना छोड़ दिया। मेरी समस्या धीरे-धीरे कम हो गई। मैं यह नहीं कह सकती कि मैंने महिलाओं के शरीर पर होनेवाले कुछ उर्जाओं के प्रभाव को समझ लिया है, लेकिन मैं समझ गई हूं कि बहुत कुछ ऐसा है जिस के बारे में मुझे जानकारी नहीं है। मैं समझ गयी हूं कि प्राचीन प्रथाओं में एक ज्ञान है जो आमतौर पर समझ में नहीं आता है।"

- २०१८ में ई-मेल द्वारा प्राप्त

"आज की बात ने मेरे लिए बहुत सारे सवालों के जवाब दिए। मेरा पहला मासिक धर्म, हमारे शहर के मरीअम्मन मंदिर के वार्षिक ग्रीष्म पोंगल उत्सव दौरान हुआ था। मेरी माँ श्री रामकृशण की घोर भक्त है और उन्होंने मुझे और मेरी बहन को बताया है कि हमारा शरीर ईश्वर की देन है और वैसे ही मासिक धर्म भी। उसने हमेशा बताया है कि मासिक धर्म के दौरान मंदिर जाना ठीक है, और मुझे अपनी माँ की प्रगत सोच पर हमेशा गर्व रहा है।

मेरे जीवन में मुझे कभी भी नियमित रूप से मासिक धर्म चक्र नहीं आया और मैंने इसे कभी भी गंभीरता से नहीं लिया। कभी-कभी मुझे ऐंठन होती थी, लेकिन मैंने कभी इस बात का बतंगड नहीं बनाया, क्योंकि मुझे सिखाया गया था कि यह हमारे जीवन का अभिन्न अंग है। मैं अभी ३८ वर्ष की हूं और केवल हाल ही कुछ दिन पहले मुझे पता चला कि मासिक धर्म चक्र २८ दिनों के नियमित अंतराल के रूप से होते है। लेकिन अधिकतर मैं सक्रिय और स्वस्थ रही हूं, इसलिए जब मैंने डॉक्टरों से परामर्श किया, तो उन्होंने भी कहा कि देरी से/अनियमितता से आनेवाली माहवारी कोई मायने नहीं रखती क्योंकि मुझे स्वास्थ्य संबंधी कोई समस्या या परेशानी नहीं है।

आज जो बात मेरे मन में आई वह यह थी कि जब आपने कहा कि मासिक धर्म की नियमितता महिलाओं की आंतरिक स्थिरता को दर्शाती है। हाल ही में, मैंने स्वयं, मासिक धर्म के दौरान मंदिरों में जाना बंद कर प्रदिया है, क्योंकि मुझे लगने लगा था कि यह सही नहीं है। मेरे पूरे जीवन में मुझे

कभी भी नियमित रूप से माहवारी नहीं आयी, और अब तक, मैं ऐसा क्यों है यह समझ नहीं पायी।"

- स्त्रीयाँ और सबरीमला २०१९ पुस्तक, पर चर्चा के दौरान साझा किया गया अनुभव

जब किसी महिला का मासिक धर्म शुरू रहता है, तब उसके इंद्रिय, सर्वकालिक उच्च स्तर पर होते है। यदि इंद्रियों को भीतर की ओर केंद्रित किया जाए, तो निश्चय ही उसका शरीर अंदर क्या चल रहा है यह बताएगा। कोई भी महिला जो मासिक धर्म के नियमन को तोडती है, विशेष रूप से जब वह उस दौरान प्राचीन हिंदू मंदिरों में जाती है, तो ध्यान से देखने पर, उसके परिणामों का वह तुरंत अनुभव कर सकती है। और अगर वह ऐसा नहीं करती है, तो यह बाद में जटील विकारों के रूप में प्रकट होगा, जिसे अनदेखा करना मुश्किल होगा।

ऐसे अनुभव कोई हाल की घटना नहीं है। समस्या यह रही है कि जो महिलाएं ऐसे अनुभव लेकर डॉक्टरों से संपर्क करती है, वे उसे मंदिरों की वजह से जोड़ने में विफल रहती है। मुझे याद है कि जब मैंने एक पुरुष स्त्री रोग विशेषज्ञ के साथ इन घटनाओं पर चर्चा की, शुरू में उन्होंने खारिज कर दिया था, लेकिन जैसे जैसे मैं मासिक धर्म की समस्यायें और इसके संभावित कारणों को बता रही थी, अचानक से उन्होंने बताया कि उनके महिला रोगी, कुछ मंदिरों में जाकर आने के बाद, मासिक धर्म में आयी गड़बडी की शिकायतों को लेकर आयी थी। उन्होनें अपने स्वयं के स्वीकृति द्वारा, रोगियों के ऐसे अनुभवों को खारिज कर दिया था क्योंकि आधुनिक विज्ञान को इसके संदर्भ में कोई ज्ञान नहीं है। जैसे जैसे हम अधिक से अधिक ऐसी घटनाओं के बारें में सीखते और बोलते है, मुझे कोई संदेह नहीं है कि हिंदू मंदिर महिलाओं के मासिक धर्म स्वास्थ्य को कैसे प्रभावित करते है, इसके बारे में अपने अनुभवों को साझा करने और मान्य करने के लिए और भी अधिक महिलाएं आगे आएंगी।

## निर्णय लेने की स्वतंत्रता

शबरीमला मंदिर के मामले से संबंधित चर्चाओं में कुछ लोगों ने सवाल पूछा कि "क्यों न तथ्यों को पेश किया जाए और महिलाओं को क्या करना है इसका चयन करने का स्वातंत्र दिया जाए?" या "क्या होगा यदि महिलाएं बच्चे को जन्म देने की इच्छुक नहीं है और मोक्षधाम का विकल्प चुनती है?"

इस तरह के प्रश्न मासिक धर्म की सीमित समझ के कारण उत्पन्न होते है, जो सोचता है की मासिक धर्म एक बटन की तरह चालू-बंद किया जा सकता है, जिससे महिलाओं की प्रजनन क्षमता प्रभावित होने से ज़्यादा और कुछ नहीं होता है। जबकि, वास्तव में महिलाओं के मासिक धर्म मे आयी कोई भी अनियमितता उनके समग्र स्वास्थ्य और कल्याण को प्रभावित कर सकती है। प्रभावों में हार्मोनल असंतुलन के कारण मोटापा हो सकता है, गंभीर कष्टार्तव, पी.सी.ओ.एस. और एंडोमेट्रियोसिस जैसी दर्दनाक स्थितियां भी हो सकते है। आध्यात्मिक मार्ग पर चलनेवालों के लिए अच्छा स्वास्थ्य एक मूलभूत आवश्यकता है, और महिलाओं के लिए अच्छा स्वास्थ्य अच्छे मासिक धर्म का पर्याय है। जैसा कि महान कवि कालिदास ने इसे सुन्दर ढंग से लिखा है - शरीरमाद्यं खलु धर्मसाधनम् - अर्थार्थ धर्म का पालन करने के लिए शरीर सबसे प्रमुख साधन है।

## भय को ज्ञान में बदलना

मेरी तरह आप भी सोच रहे होंगे कि हमने हिंदू मंदिरों के पीछे के विज्ञान के ज्ञान को कैसे खो दिया और कैसे हमने देवताओं के अपमान के डर को पैदा करने के लिए नियमों के अर्थ को विकृत कर दिया। जब हम आगम शास्त्र ग्रंथों का अध्ययन करते हैं जो मंदिर निर्माण, प्राण प्रतिष्ठा और अनुष्ठानों का विवरण देते हैं, तो हम देखेंगे कि जो बडे पैमाने पर दिए गए हैं वे नियम हैं न कि नियमों

के पीछे के कारण। आगम ग्रंथों को चार पदों में (भागों में) विभाजित किया गया है।

1. ज्ञान या विद्या पद - दार्शनिक और सैद्धांतिक पहलुओं से जुड़ा
2. योग पद - परमात्मा साथ मिलन के पहलू से जुड़ा
3. क्रिया पद - कर्मकांडों से संबंधित
4. चर्य पद - अनुष्ठान और अन्य धार्मिक क्रिया करने वाले व्यक्ति के आचरण से संबंधी

पहले दो भाग आध्यात्मिक मुक्ति से संबंधित हैं और दूसरे दो सांसारिक जीवन में समृद्धि से संबंधित है। आज, हिंदू मंदिरों के दार्शनिक और वैज्ञानिक तर्क की पेशकश करनेवाली पहली दो ग्रंथ या तो खो गई है या उनकी उपेक्षा की गयी है। आज जो उपलब्ध है और जिसका पालन किया जाता है, वह अंतिम दो भाग हैं, जिनका पूजा और अनुष्ठानों के दौरान कड़ाई से पालन किया जाता है। यह आंशिक रूप से नियमों, अनुष्ठानों और प्राण प्रतिष्ठा के पीछे के विज्ञान की कारण मीमांसा करते है, जबकि अधिकांश मंदिरों के पंडित, भले ही इसका पालन करते होंगे पर उसके पीछे के कारणों को बताने में सक्षम नहीं होंगे। हालांकि, वे अपने अनुभव के माध्यम से, अनुष्ठानों के प्रभाव से तथा मंदिरों का भक्तों पर होनेवाले प्रभाव के बारे में अवगत होंगे।

मुझे संदेह नहीं है कि भारत में एक समय था जब सूक्ष्म विज्ञान का ज्ञान असामान्य नहीं था। लेकिन जितना अधिक हमने इस तरह के ज्ञान से खुद को दूर किया उतना ही ज्ञान के बजाय भय पैदा करना आवश्यक हो गया। हमारे बुजुर्ग मासिक धर्म के दौरान मंदिरों में जाने से महिलाओं के प्रजनन स्वास्थ्य को प्रभावित होने का जोखिम नहीं उठा सकते थे। इसलिए महिलाओं को सुरक्षित रखने का सबसे आसान तरीका डर पैदा करना था, आखिरकार, हमारे पास

भारत के हर शहर, कस्बे और गाँव में लगभग हर दूसरी या तीसरी गली में एक हिंदू मंदिर है।

धार्मिक भय को धार्मिक ज्ञान में बदलना, निस्संदेह एक कठिन कार्य है, लेकिन यदि हमें आने वाले वर्षों में मासिक धर्म और प्रजनन संबंधी विकारों में होनेवाले अभूतपूर्व वृद्धि को रोकना है तो इसे करना होगा, क्योंकि अधिकांश महिलाएं इसके उद्देश्य को समझे बिना पारंपरिक पद्धतियों को चुनौती दे रही है।

# References for Chapter 8


1. *Śrī Cakra* is a sacred, complex, geometry used for connecting with the Divine Feminine in the *Śrī Vidyā* school of Hinduism.

2. Bowden, Michael. M. Gifts from the Goddess. 2017. 45th Parallel Press

3. *Deva praśnam* is a method of astrology (popular in Kerala) which is used to determine the state of the *caitanyam* in the temple, and the reason for it. For ex., in one of the temples, the reason for the presiding deity *Ma Durga's* absence and instead the presence of *Ma Kāli*, was given as entry into the temple by women in their period, presence of the spirit of the dead person, and so on. Source: Shyamasundara Dasa, 'Ashtamangala Deva Prashna', copyright 1996. https:// shyamasundaradasa.com/, Lessons in Hindu Astrology (1997).

4. Rao, Ramachandra S.K, The Agama Encyclopedia. Volume IX. Consecrations, 2005

5. Rao, Ramachandra S.K., Agama Encyclopedia: Volume VI. Alaya and Aradhana, 2005

6. Joseph, Sinu. Women and Sabarimala: Science behind Restrictions. Notion Press, 2019

7. Lajja Gowri temple in Bijapur district of Karnataka is a Devī associated with fertility, depicted in the squatting position employed during child birthing

8. *Kumārasambhavam* by Mahakavi Kalidasa [5.33]

# अध्याय - ९

# चेंगनूर भगवती - मासिक धर्मचक्र को श्रेणीबद्ध करने वाला मंदिर

"अनुभव ही ज्ञान का एकमात्र स्रोत है। अनुभव ही एकमात्र शिक्षक हमारे पास है। हम अपने पूरे जीवन में बातें कर सकते हैं और तर्क कर सकते हैं, लेकिन हम सत्य के एक शब्द को भी तब तक नहीं समझ पाएँगे, जब तक कि हम इसे स्वयं अनुभव न करें।"

- स्वामी विवेकानंद

महिलाओं के वास्तविक शारीरिक अनुभव सबसे आसान तरीका है, जिससे हम वास्तव में उस सिद्धांत के बारे में सच्चाई जान सकते हैं जो कहता है की मासिक धर्म चक्र हिंदू मंदिरों से प्रभावित होता है। मेरा अपना प्रत्यक्ष अनुभव है कि कैसे मंदिर, मासिक धर्मचक्र को बदल सकते हैं और समग्र स्वास्थ्य को प्रभावित कर सकते हैं। यह एक ऐसा अनुभव है, जिसे मैंने अनजाने में तब देखा, जब मैंने अक्टूबर २०१४ में केरल के चेंगन्नूर स्थित श्री महादेव मंदिर (जो भगवती मंदिर के नाम से भी जाना जाता है) का दौरा किया था। इस मंदिर में जाने का मेरा इरादा काफी सरल था। मैं वहाँ मनाए जाने वाले मासिक धर्म त्योहार, 'त्रिपुत-आराट्टु' के बारे में जानना चाहती थी। केवल पुनरावलोकन करने पर ही मुझे एहसास हुआ कि इस मंदिर ने और अधिक गहन अनुभव का मार्ग प्रशस्त किया है।

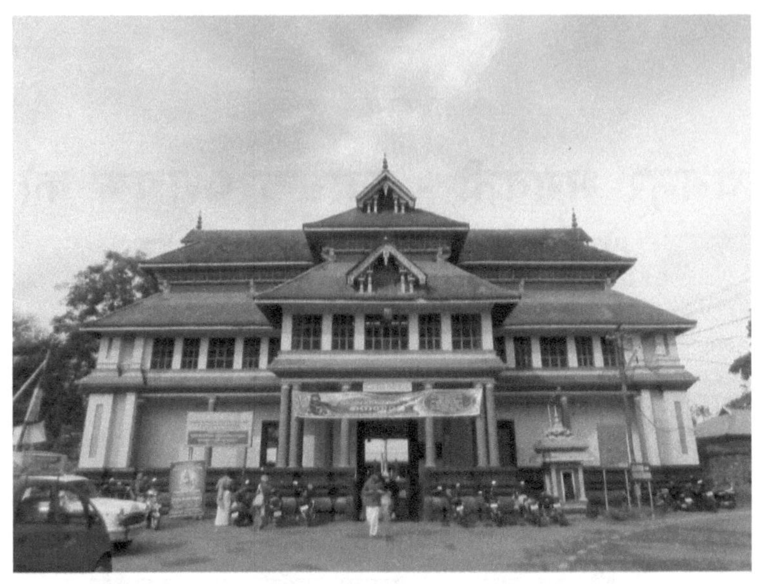

चित्र ९: श्री महादेवर/भगवती मंदिर का प्रवेश द्वार,
चेंगन्नुर, २०१४

चेंगनूर के छोटे से और ख़ूबसूरत शहर में, प्रत्येक व्यक्ति, जिसमें पुरुष भी शामिल थे, मासिक धर्म के त्योहार, त्रिपुत-आराट्टु के बारे में कोई भी नवागंतुक के साथ अभिमान के साथ बात करता था। मेरी टीम को और मुझे, मंदिर में दर्शन करने, मंदिर के अधिकारियों, भक्तों के साथ बातचीत करने और सबरीमला के मेलशांति' (पुजारी) के माता-पिता जो उस त्योहार दौरान विशेष पूजा करते हैं, उनसे मिलने का अवसर मिला। हमें मेलशांति की माँ श्रीमती देविका देवी के साथ आमने-सामने साक्षात्कार का अवसर भी मिला, जो एकमात्र व्यक्ति हैं, जिन्हें देवी के आंतरिक वस्त्रों का निरीक्षण करने और यह तय करने की अनुमति है, कि क्या देवी को वास्तव में मासिक धर्म शुरू हुआ है या नहीं।

जब पुजारी को देवी के आंतरिक वस्त्रों पर दाग का पता चलता है, तो उसे 'थाझामॉन मडम' पर निरीक्षण के लिए लाया जाता है,

जो श्रीमती देविका देवी का निवासस्थान है। उन्होंने हमें बताया कि उनकी साँस उन्हें बताती थी कि सालों पहले देवी का मासिक धर्म हर महीने होता था, हालाँकि, हाल के वर्षों में, यह सालाना केवल तीन से चार बार होता है। ऐसा कहा जाता है कि कई साल पहले, देवी को एक बार में २ से ३ दिन मासिक धर्म स्राव होता था, लेकिन अब केवल कुछ बूँदों का स्राव होता है।

इसके अलावा भक्तों का यह मानना है कि इस मंदिर की यात्रा और विशेष रूप से त्रिपुत-आराट्टु के दौरान देवी भगवती की पूजा करने से प्रजनन क्षमता, मासिक धर्म और प्रजनन संबंधी समस्याओं का समाधान होगा। यह जानना महत्त्वपूर्ण है कि उनका विश्वास किंवदंतियों या किसी और की कहानी के माध्यम से नहीं आता है, बल्कि मंदिर में दर्शन करने के बाद बेहतर स्वास्थ्य को प्रत्यक्ष अनुभव करने के बाद आता है। हम इस घटना को किस प्रकार से समझे?

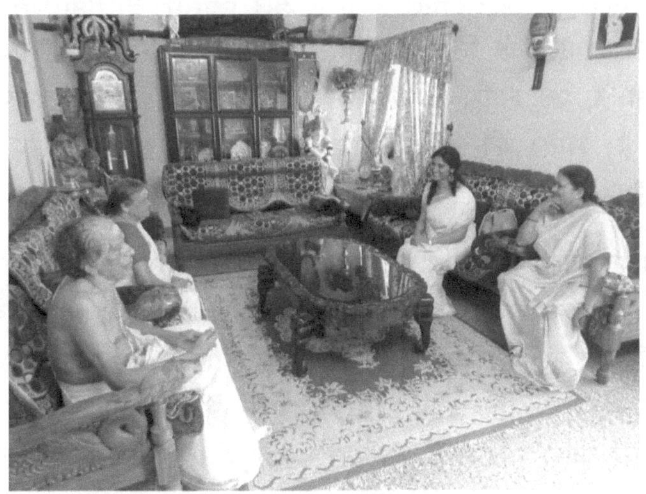

**चित्र - १०:** सबरीमला पुजारी के माता-पिता, लेखिका और वैजयंती कृष्णमूर्ति के साथ थाझामॉन मडम में २०१४ में बातचीत करते हुए

## किंवदंतियाँ

हर मंदिर की अपनी एक कहानी होती है, जो पीढ़ी दर पीढ़ी चली आती है। जब कोई इस मंदिर के बारे में पूछताछ करता है, यह पुजारी द्वारा बताई गई पहली बात होती है। ये कहानियाँ सुनने में काफ़ी सरल लगती हैं, लेकिन नज़दीक से देखने पर हम पाएंगे कि वे मंदिर में चैतन्य के स्वरूप के बारे में बहुत कुछ संकेत देती हैं।

यह मंदिर शिव और देवी पार्वती (जिसे भगवती देवी भी कहा जाता है) का निवास स्थान है। मंदिर के अधिकारियों द्वारा बताई गई अधिकृत कहानी के अनुसार माना जाता है कि देवी पार्वती को भगवान शिव से शादी के तुरंत बाद चेंगन्नुर में रजोधर्म की प्रथम बार प्राप्ति हुई थी। उनका रजोधर्म प्राप्त होना एक उत्सव का कारण बना। उस समय से अब तक उसी का पालन किया जाता है। देवी को मासिक धर्म प्राप्त होने के बाद किए जाने वाले अनुष्ठान बहुत हद तक युवा लड़कियों के लिए किए जाने वाले अनुष्ठानों के समान हैं, जो प्रथम बार ऋतुस्नात होती हैं और देवी के मासिक धर्म दौरान मंदिर तीन दिनों के लिए बंद रहता है। इस मंदिर से जुड़ी एक और किंवदंती है, जो मासिक धर्म के पहलू को और अधिक स्पष्ट कर सकती है। मंदिर की आधिकारिक वेबसाइट के अनुसार कहानी इस प्रकार है -

"कहा जाता है कि जिस स्थान पर चेंगन्नूर मंदिर स्थित है, वह वंगीपुरा तंपुरान (Vanghipuzha Thampuran) के नियंत्रण में था। यह जगह नारायण पिल्लई को किराये पर दी गई थी। एक दिन जब नारायण पिल्लई के यहाँ काम करने वाली नौकरानी (कुरथी) इस स्थान पर काम कर रही थी, उसने देखा कि जिस पत्थर पर वह अपना हथियार तेज़ कर रही थी, वहाँ से रक्त आ रहा था। इस तथ्य की सूचना

नारायण पिल्लई और वंगीपुरा तंपुरान को दी गई, जिन्होंने बाद में उसी स्थान पर वर्तमान मंदिर का निर्माण किया।"

## किंवदंतियों के गूढ़ को समझना

चेंगन्नूर नाम का अर्थ होता है लाल मिट्टी की भूमि। यह केरल के अल्लेप्पी जिले में स्थित है। अल्लेप्पी (२०१६)[2] के लघु खनिजों का जिला सर्वेक्षण रिपोर्ट, जिले में लेटराइट और लेटराइट मिट्टी की उपस्थिति की पुष्टि करता है। 'लेटराइट' शब्द का प्रयोग अँग्रेज़ी शल्य चिकित्सक फ्रांसिस बुचनन (Francis Buchanan) ने किया था, जब उन्होंने १८०७ में केरल में इस गठन की खोज की थी। अपने विवरण में उन्होंने इसका उल्लेख किया है -

"जिसे मैंने कठोरीकृत मिट्टी (indurated clay) कहा है, वह वास्तु निर्माण के लिए सबसे मूल्यवान सामग्री में एक है। यह बिना किसी स्तरीकरण के विशाल द्रव्यमान में फैला हुई और यह ग्रेनाइट के ऊपर होती है, जो 'मलयाला' (Malayala) का आधार है। यह छेद और छिद्रों से भरा होता है और इसमें लाल और पीले गेरू के रूप में बड़ी मात्रा में लोहा होता है।"

लेटराइट, मिट्टी और चट्टान का एक प्रकार है, जो लौह से भरपूर होता है। यह संभव है कि पत्थर से निकलने वाला 'रक्त' खनिज लौहयुक्त भूमिगत झरने का संकेत था। लौह जैसे खनिजों से भरपूर, झरने का पानी ऑक्सीकरण (Oxidation) पर लाल हो सकता है, जो रक्त जैसा दिखता है। पूरे भारतवर्ष में हम खनिजों से भरपूर भूमिगत झरनों के आस-पास मंदिरों का निर्माण पाते हैं। असम में कामाख्या मंदिर, जो भूमिगत झरने के लिए प्रसिद्ध है, जो साल में एक बार लाल हो जाता है, कामाख्या देवी के मासिक धर्म को चिह्नित करता

है, जो इस तरह की घटनाओं का एक और उदाहरण है। वह क्षेत्र भी लोह तत्व से भरपूर है।[3]

यदि देवी का 'मासिक धर्म' भूमिगत झरने में लोहे की मात्रा के कारण है, तो यह बात समझ में आती है कि जिन अंतर्वस्त्रों पर वह ख़ून बहाती है, उसे शुभ क्यों माना जाता है और भक्तों द्वारा महीनों पहले उसे आरक्षित क्यों किया जाता है। यह संभावना है कि केरल में पर्यावरण को होने वाले नुक़सान के कारण भूजल का ह्रास हुआ है, और तदनुसार देवी के मासिक धर्म की पुनरावृत्ति, यानी भूमिगत झरने के पानी में वृद्धि भी घट रही है।

तथ्य जो भी हो, इसके बावजूद हमें प्रतीकवाद के पहलू को नज़रअंदाज़ नहीं करना चाहिए, जो उतना ही महत्त्वपूर्ण है। देवी का मासिक धर्म इस मंदिर में एक उत्सव है, जो बताता है कि कैसे हिंदू धर्म और संस्कृति मासिक धर्म प्रक्रिया का सम्मान करती है।

## मुनरो की पत्नी

मंदिर के बारे में किंवदंतियाँ और कहानियाँ भी मंदिर में चैतन्य के स्वरूप की ओर इशारा करती हैं। कहानियों से स्पष्ट रूप से संकेत मिलता है कि यहाँ के चैतन्य का मासिक धर्म से कुछ लेना-देना है। इस मंदिर में चैतन्य का अनुभव करने वाली महिलाओं की शुरुआती कहानियों में यह उनके मासिक धर्म को कैसे प्रभावित करता है, इसका वर्णन मुनरो की कहानी में किया गया है। ब्रिटिश शासन के तहत, सर थॉमस मुनरो, जो मद्रास गवर्नर थे, इस विश्वास पर हँसे थे कि देवी का मासिक धर्म होता है और उन्होंने मासिक धर्म समारोह को मनाने के लिए सभी अनुदान बंद कर दिए। तब से बताया जाता है कि उनकी पत्नी का लगातार ख़ून बहने लगा, हालाँकि उन्होंने कई डॉक्टरों से सलाह ली, लेकिन उनकी पत्नी का मासिक धर्म नहीं रुका। मुनरो के एक शुभचिंतक ने उन्हें बताया कि यह चेंगन्नूर मंदिर के

अनुदान को रोकने की उनकी कार्रवाई के कारण हो सकता है। मुनरो ने तब प्रतिज्ञा की कि यदि उनकी पत्नी ठीक हो जाती है, तो वे एक ट्रस्ट बनाएँगे, जिसकी धनराशि देवी के मासिक धर्म उत्सव को मनाने के लिए पर्याप्त होगी। कहा जाता है कि उसके बाद उनकी पत्नी जल्द ही ठीक हो गई थी। ट्रस्ट बनाने के अलावा, मुनरो ने देवी को दो स्वर्ण चूड़ियाँ भी भेंट चढ़ाईं। ऐसा बताया जाता है कि मुनरो का परिवार आज तक चेंगन्नूर में देवी भगवती के पहले मासिक धर्म को प्रायोजित कर रहा है।

इस तरह की कहानियाँ महत्त्वपूर्ण संकेतक हैं कि मंदिर का चैतन्य किस स्वरूप का है। यह बात मुझे, मेरे द्वारा आयोजित कार्यशाला में उन महिलाओं में से एक की याद दिलाता है, जिसने अपना अनुभव हमारे साथ साझा किया था। उसने बताया कि कैसे उसके मासिक धर्म के दिनों में उसका पति काम से जल्दी घर आ जाता था, बस उसे एक मंदिर ले जाने के लिए और यह साबित करने के लिए कि, मासिक धर्म संबंधी सब नियम बकवास है! उसे मासिक धर्म के दौरान किसी भी प्रकार की शारीरिक समस्या हुई थी क्या? ऐसा पूछे जाने पर उसने पेट में ऐंठन का उल्लेख किया, लेकिन कभी ऐसा नहीं सोचा कि इसका मंदिर दर्शन से कोई लेना-देना था। मुनरो ने अपनी पत्नी के साथ ऐसा ही किया होगा, और इसका परिणाम यह हुआ कि अपान वायु इतनी ज़्यादा मात्रा में उत्तेजित हो गई कि मासिक धर्म रक्तस्राव बंद ही नहीं हो रहा था।

भक्तों और मंदिर अधिकारियों के साथ हमारी बातचीत ने हमें मासिक धर्मवाली देवी की शक्ति में लोगों के हठ विश्वास को समझने में मदद की। माना जाता है कि त्रिपुत-अरट्टू के दौरान भगवती देवी की प्रार्थना करने से कई महिलाओं की बांझपन और मासिक धर्म की समस्याएँ ठीक हो गई हैं। फिर भी, मासिक धर्मवाली महिलाओं के मंदिर प्रवेश के लिए, मंदिर में सामान्य नियम हैं। जब किसी महिला

का मासिक धर्म नहीं होता है, तो अपान वायु को विनियमित करना एक बात है। और मासिक धर्म के दौरान जब अपान वायु पहले से ही उत्तेजित होती है, तब उसे और प्रेरित करना बिल्कुल अलग बात है।

## मेरा अनुभव

यह मंदिर मेरी समझ में एक महत्त्वपूर्ण मोड़ था कि कैसे प्राचीन हिंदू मंदिर, मासिक धर्म के स्वास्थ्य को प्रभावित करते हैं और इसका कारण मेरा अपना अनुभव भी था।

इस मंदिर में दर्शन कर लौटने के बाद, मेरे मासिक धर्मचक्र में एक असामान्य बदलाव आया। यह चक्र १३ दिनों से बदल गया, जो मेरे साथ पहले कभी नहीं हुआ था। जब मैंने इस बदलाव को समझने के लिए, मेरे इस प्रकार के अध्ययन में मार्गदर्शन करने वाले जयंत जी से मदद माँगी, तो उन्होंने बताया तिथि में आए बदलाव ने मेरे मासिक धर्मचक्र को पृथ्वी के प्रजनन चक्र के क़रीब ला दिया है। इस बदलाव ने मेरे मासिक धर्म को अगले महीनों में अमावस्या या अमावस्या के क़रीब ला दिया। इस बदलाव का महत्त्व, मुझे पहले स्पष्ट नहीं हुआ था। बाद में मुझे पता चला कि परंपरागत रूप से, यह समझा जाता था कि जिन महिलाओं का मासिक धर्म अमावस्या के आस-पास होता है और जो पूर्णिमा के दौरान अंडोत्सर्ग करती हैं, उनका प्रजनन स्वास्थ्य बेहतर होता है।

मैंने एक साल बाद उसी मंदिर का दौरा किया, और फिर से मेरा मासिक धर्म चक्र बदल गया, लेकिन बहुत अलग तरीके से। मेरी दूसरी यात्रा सबरीमला यात्रा के दौरान हुई। चेंगन्नूर भगवती मंदिर, पंपा नदी के तट पर स्थित है, और यह सबरीमला में दर्शन के लिए जाने वाले रास्ते में अयप्पा भक्तों के अनेक पड़ावों में से एक है। अयप्पा भक्त कई नियमों और विनयमों के साथ ४१ दिनों की तीर्थयात्रा करते हैं, जो उन्हें आध्यात्मिकता के मार्ग पर ले जाने के

लिए होती है। अयप्पा भक्तों की तीर्थयात्रा और सबरीमला तीर्थस्थान, भक्तों को मोक्ष के क़रीब ले जाने के अनुरूप बनाए गए है। तीर्थयात्रा के नियमों में से एक यह है कि अयप्पा भक्त, मासिक धर्म वाली उम्र की महिलाओं से शारीरिक दूरी बनाए रखते हैं।

चेंगन्नूर भगवती मंदिर की मेरी दूसरी यात्रा के दौरान उस दिन सैकड़ों अयप्पा भक्त मंदिर में दर्शन के लिए आए थे। वे इतनी बड़ी संख्या में हर जगह थे कि तीर्थस्थान के नज़दीक जाना असंभव था। हमें दूर से ही दर्शन कर संतोष करना पड़ा। हमने वहाँ के पुजारी और श्रीमती देविका देवी के साथ कुछ बातचीत की और वहाँ से निकल पड़े। इस साक्षात्कार के दौरान उन्होंने मुझे बताया कि सबरीमला तीर्थस्थान जाने से प्रजनन आयु की महिलाओं के स्वास्थ्य पर क्या प्रभाव पड़ सकता है, जिसके कारण नियम लागू किए गए हैं। चेंगन्नूर से लौटने के अगले ही दिन, मेरी अपेक्षित तिथि से एक सप्ताह पहले मेरा मासिक धर्म शुरू हो गया। यह बहुत ही असामान्य था, और इसने मेरे मासिक धर्मचक्र को पूरी तरह से समकालीन होने से बाहर कर दिया।

यह संभावना है कि अयप्पा भक्तों की उपस्थिति ने मेरे मासिक धर्म चक्र को प्रभावित किया होगा। यह शायद अच्छे कारण के लिए है कि अयप्पा भक्तों को उनकी ४१ दिनों की तीर्थयात्रा के दौरान महिलाओं से दूर रहने के लिए कहा जाता है या इसके विपरीत महिलाओं को भी अयप्पा भक्तों से दूर रहने की सलाह दी जाती है। यदि केवल भक्तों की उपस्थिति मासिक धर्मचक्र पर इतना प्रभाव डाल सकती है, तो कल्पना कीजिए कि सबरीमला मंदिर प्रजनन आयु की महिलाओं के मासिक धर्म स्वास्थ्य पर कितना प्रभाव डाल सकता है।

जब हम मंदिरों का अध्ययन करने का प्रयास करते हैं, तो पौराणिक कथाओं, कहानियों और प्रतीकों में फँसना बहुत आसान होता है, लेकिन अगर हम इसे केवल प्रतीकात्मकता की व्याख्या

करने तक की सीमित रखते है तो यह छोटे विवरणों में शामिल होकर बड़ी तस्वीर देखने में विफल होने के बराबर होगा। हमें यह नहीं भूलना चाहिए कि कहानियाँ और किंवदंतियाँ चैतन्य के स्वरूप को रेखांकित करती हैं और उसके विषय में महत्त्वपूर्ण सुराग प्रदान करती हैं।

शारीरिक स्तर पर यह समझना मेरे लिए बहुत स्पष्ट था कि चेंगन्नूर के भगवती मंदिर जैसा स्थान महिला के मासिक धर्म चक्र को प्रकृति के चक्रों के साथ सरेखित करने में सक्षम है। उस स्थान में प्रवेश करने वाली महिलाओं का मासिक धर्म और प्रजनन स्वास्थ्य ठीक हो जाता है। इसे सत्यापित करना केवल अनुभव की बात है।

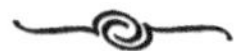

# References for Chapter 9

1. The word *Melśānti* is the Malayalam word for *pūjāri* which refers to the person who officiates the rituals and offerings in a Hindu temple. The other words are *paṇḍit, purohit,* etc.

2. District Survey Report of Minor Minerals (Except Sand River), Allapuzha District, prepared as per Environment Impact Assessment (EIA) Notification, 2006 issued under Environment (Protection) Act 1986 by Department of Mining and Geology

3. When it comes to minerals in springs and their medicinal benefits, Japan is known for propagating their medicinal springs as spas and bathing facilities known as Onsen. Based on the mineral in the spring, the color of the water and the medicinal quality varies, and is common knowledge in Japan. For ex., springs rich in Sulphur are milky white in color and are popular for curing lifestyle diseases, joint aches and skin problem. Similarly, springs which are rich in Iron have a brownish-red color and are popular as springs for women, owing to their medicinal properties for curing anemia and menstrual disorders, among other illnesses. Examples of such iron rich springs in Japan are Noboribetsu Onsen (Hokkaido), Sukaya Onsen (Tohoku region), Arima Onsen (Osaka Kyoto Kansai Region), etc.

4. Joseph, Sinu. Women & Sabarimala: Science behind restriction. Notion Press, 2019

# अध्याय - १०

# मासिक धर्मचक्र पर मंत्रों का प्रभाव

मंत्र संस्कृत शब्दों और ध्वनियों का पाठ है, जो निश्चित रूप से आह्वान करने के लिए जाने जाते हैं, जो विशिष्ट शक्तियाँ जगाना, मनोकामनाएँ पूरी करना, अच्छा स्वास्थ्य प्रदान करना, कल्याण करना और कुछ मामलों में मोक्ष प्राप्त करने में सहायकारी हैं। प्राचीन हिंदू मंदिरों के प्रभाव की तरह मंत्र भी मानव पर प्रभाव करते हैं। मंदिरों की तरह मंत्र भी चक्रों को सक्रिय करके कार्य करते हैं, जिससे मानव प्रणाली प्रभावित होती है।

मंत्र विद्या अपने आप में एक विज्ञान है, जिसे पूरी तरह से समझने की आवश्यकता है, ताकि यह पता लगाया जा सके कि कोई मंत्र जिस उद्देश्य के लिए उच्चारण किया जाता है, उसे कैसे प्रकट कर सकता है। जबकि इस विज्ञान के बारे में विस्तार से बताना इस पुस्तक के दायरे से बाहर है, कुछ मौजूदा कार्य नीचे प्रस्तुत सरलीकृत स्पष्टीकरण प्रदान करते हैं।

तंत्र शास्त्र में कहा गया है कि पंचमहाभूत, आकाश, वायु, अग्नि, आप और पृथ्वी इस क्रम में उत्पन्न हुए। इनमें से छह चक्रों की उत्पत्ति हुई, जो प्रत्येक पंचमहाभूत के अनुरूप हैं। आज्ञा और विशुद्धि चक्र आकाश तत्व से मिलते हैं, अनाहत चक्र वायु से, मणिपुर चक्र अग्नि से, स्वाधिष्ठान चक्र जल से और मूलाधार चक्र पृथ्वी तत्व के अनुरूप है। स्वामी पूर्णानंद के षट् चक्र निरूपण में हम पाते हैं कि

छह चक्रों में से प्रत्येक को कमल के रूप में दर्शाया गया है, जिसमें संस्कृत भाषा के अक्षर वाली पंखुड़ियाँ हैं।

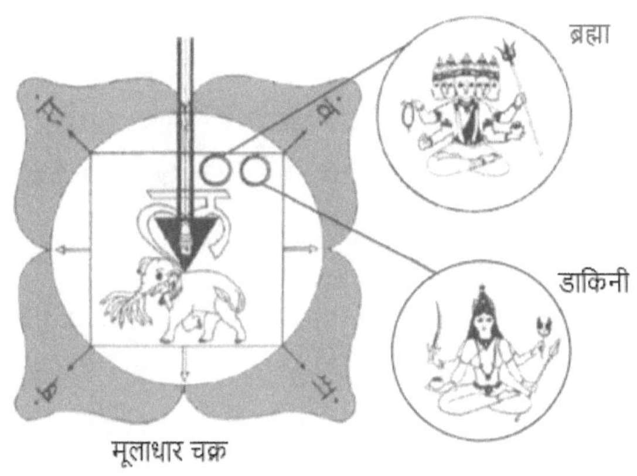


**चित्र ११: मूलाधार चक्र**

(स्रोत - स्वामी शिवानंद राधा, पश्चिमी लोगों के लिए कुंडलिनी योग, कॉपीराइट २००५ टाइमलेस बुक)

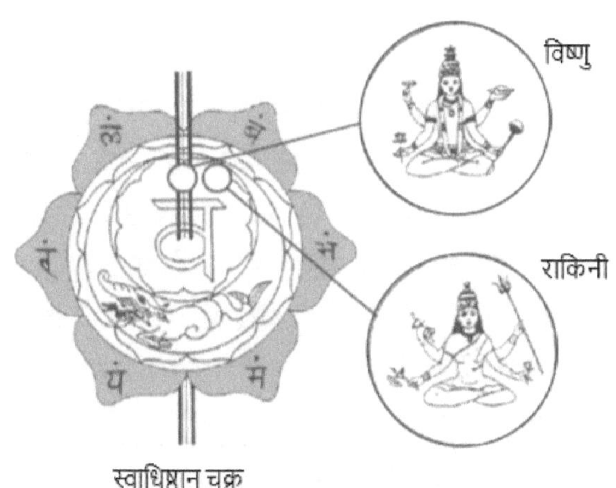


**चित्र १२: स्वाधिष्ठान चक्र**

(स्रोत - स्वामी शिवानंद राधा, पश्चिमी लोगों के लिए कुंडलिनी योग, कॉपीराइट २००५ टाइमलेस बुक)

सर जॉन वुडरॉफ ने अपनी पुस्तक 'द सर्पेंट पावर' में लिखा है

"पंखुड़ियों की कुल संख्या संस्कृत वर्णमाला के अक्षरों की संख्या से मेल खाती है। किसी विशिष्ट कमल की पंखुड़ियों की संख्या उसके चारों ओर सूक्ष्म नाड़ियों के स्वरूप से निर्धारित होती है। ये पंखुड़ियाँ, आगे विशिष्ट ध्वनि शक्तियाँ धारण करती है और संख्या में ५० होती हैं, जैसे कि संस्कृत वर्णमाला के अक्षरों की संख्या होती है।"

ऊपर मूलाधार चक्र के निरूपण में चार पंखुड़ियाँ हैं, जो संस्कृत अक्षर व, श, ष, स और ध्वनियाँ वं, शं, षं, सं के प्रतीक हैं। स्वाधिष्ठान चक्र में ६ पंखुड़ियाँ होती हैं जो संस्कृत अक्षर ब, भ, म, य, र, ल और ध्वनियाँ बं, भं, मं, यं, रं, लं के प्रतीक है। इसी तरह चार अन्य चक्र भी विशेष संस्कृत अक्षरों और ध्वनियों के साथ सहसंबद्ध हैं।

वुडरॉफ द्वारा 'शक्ति और शाक्त' पुस्तक में और अधिक विस्तृत व्याख्या प्रस्तुत की गई है:२

"अक्षर (अगले अपवाद के साथ) चक्रों में वर्णानुक्रम में रखे जाते हैं, अर्थात स्वर पहले स्थान पर, जो व्यंजन की शक्ति है (जो उनके बिना उत्पन्न नहीं की जा सकती), विशुद्धि चक्र में रखा जाता है। पहला अनाहत में क से ठ तक के व्यंजन और इसके आगे मूलाधार तक, जिसमें व से स तक अंतिम चार अक्षर निर्धारित किए जाते हैं। इसी तरह आज्ञा चक्र में ह और क्ष, ब्रह्मबीज होते हैं। आगे विशुद्धि चक्र में १६ व्यंजन होते हैं, जिनकी सबसे पहले शुरुआत हुई। इसलिए उनको, विशुद्धि, इस आकाशतत्त्वीय चक्र में रखा, क्योंकि उसका उद्गम पहले हुआ। यही नियम, चक्रों के शेष अक्षरों को भी लागू होते हैं, जैसे कि क से ठ तक (१२ अक्षर और

पंखुडी) अनाहत में, ड से फ तक (१० अक्षर) मणिपुर चक्र में, ब से ल तक (६ अक्षर) स्वाधिष्ठान में और मूलाधार में व से स तक (४ अक्षर)। विशिष्ट अक्षर, किसी विशिष्ट चक्र में रखने के पीछे का उद्देश्य है कि किसी विशेष अक्षर का उच्चारण करते समय जिस चक्र में वह होता है, वह सक्रिय हो जाता है। संस्कृत शब्दों का वर्गीकरण उनके उच्चारण के समय किस अवयव का उपयोग किया जाता है, इस आधार पर किया जाता है जैसे, कंठ, तालू, मूर्ध, दंतव्य और होंठ। प्रत्येक अक्षर जब इस तरह से व्यक्त होता है, तब यह कहा जाता है कि यह उस चक्र को स्पर्श करता है, जिसमें वह है और जिस स्थान पर उसे रखा गया है।"

वास्तविक रूप में इसका मतलब यह है कि कुछ मंत्रों का पाठ करने से व्यक्ति पर एक विशिष्ट प्रभाव हो सकता है, जो उस विशेष मंत्र की ध्वनियों से उत्पन्न होने वाले चक्रों पर आधारित होता है। कभी-कभी किसी मंत्र को समझने के लिए उसका अनुवाद करने का प्रयास किया जाता है। ऐसा करने में कोई बुराई नहीं है, लेकिन किसी मंत्र का वास्तविक अनुभव उसके मौखिक अर्थ में नहीं होता है, बल्कि उसकी ध्वनियों का भौतिक और सूक्ष्म शरीर पर प्रभाव होता है। यही कारण है कि संस्कृत विद्वान शुद्ध उच्चारण को अत्यधिक महत्व देते हैं; उसका अर्थ गौण बात है।

मंदिरों के प्रभाव के समान मंत्र भी, जब तक कि वे निचले चक्रों को सक्रिय नहीं करते, वे महिलाओं के प्रजनन स्वास्थ्य में समस्याएँ पैदा कर सकते हैं। इसे आगे प्राचीन गायत्री मंत्र के उदाहरण के साथ समझाया गया है, जिसे ऋग्वेद के मूल संस्करण के अनुसार मासिक धर्म की उम्र में महिलाओं को उच्चारण के लिए सिफ़ारिश नहीं किया जाता।

# प्राचीन गायत्री मंत्र

गायत्री मंत्र ६००० साल प्राचीन मंत्र है, जिसका लाखों हिंदुओं द्वारा प्रतिदिन उच्चारण किया जाता है। इस मंत्र की रचना ऋषि विश्वामित्र ने की थी। आदर्श रूप से पवित्र गायत्री मंत्र का जाप, समझ और अध्ययन केवल उन्हीं को करना चाहिए, जिन्हें इसके लिए दीक्षा दी गई है। इस कारण से मैं स्वयं मंत्र के विवरण में न जाते हुए केवल महिलाओं के शरीर पर इसके प्रभाव पर ध्यान केंद्रित कर रही हूँ। ऋग्वेद में वर्णित मूल गायत्री मंत्र में निम्नलिखित पंक्तियाँ हैं,

तत्सवितुर्वरेण्यं

भर्गो देवस्य धीमहि

धियो यो नः प्रचोदयात्

लेकिन जिस संस्करण का आज पाठ किया जाता है, उसमें गायत्री मंत्र की शुरुआत में ॐ भूर्भुव: स्व: जोड़ा जाता है। जबकि ॐ यह प्रणव है, जो सभी मंत्रों की शुरुआत में सुनाया जाता है, अन्य तीन ध्वनियाँ व्याहृति कहलाती हैं। मूल गायत्री मंत्र की शुरुआत में तीन व्याहृतियाँ जोड़ी जाती हैं, जिसका कारण इस अध्याय में बाद में समझाया गया है।

प्रारंभिक व्याहृति के बिना मूल गायत्री मंत्र की आमतौर पर प्राचीन नियमों के अनुसार, प्रजनन आयु में महिलाओं के लिए सिफ़ारिश नहीं की जाती। ऐसा कहा जाता है कि यह मंत्र महिलाओं में प्रजनन संबंधी विकारों का कारण बनता है, जिसके परिणामस्वरूप महिलाओं में चेहरे पर अत्यधिक बाल, गहरी मर्दाना आवाज़ और बांझपन जैसी मर्दाना विशेषताओं का विकास होता है। चक्रों के ज्ञान (अध्ययन) से यह समझना संभव है कि यह मंत्र मानव शरीर क्रिया विज्ञान पर कैसे काम करता है और यह नियम क्यों अस्तित्व में है।

## प्रजनन प्रणाली पर होने वाला प्रभाव

मंत्र, सूक्ष्म ध्वनियाँ हैं, जो विशिष्ट चक्र में सक्रिय होती हैं। गायत्री मंत्र अपने मूल रूप में आज्ञा चक्र और संबंधित पिटीट्यूरी ग्रंथि को सक्रिय करता है। हाइपोथैलेमस और पिटीट्यूरी ग्रंथि, पुरुषों और महिलाओं, दोनों की प्रजनन प्रक्रिया में महत्त्वपूर्ण भूमिका निभाते हैं।

वयस्क पुरुषों और महिलाओं में गोनैडोट्रोपिन रिलीजिंग हार्मोन (GnRH) के हाइपोथैलेमिक पल्सेटाइल (hypothalamic pulsatile) स्राव के परिणामस्वरूप फॉलिकल स्टिम्यूलेटिंग हार्मोन (Follicle stimulating hormone या FSH) और ल्यूटिनाइजिंग हार्मोन (Luteinizing hormone या LH) की एंटीरियर पिट्यूटरी (anterior pituitary) ग्रंथि से अभिव्यक्ति और स्राव होता है। FSH और LH वृषण और अंडाशय के कार्य को नियंत्रित करते हैं।[४]

पुरुषों में LH वृषण की आँत और कोषिकाओं से टेस्टोस्टेरोन उत्पादन को उत्तेजित करता है। इसलिए पुरुषों में सक्रिय आज्ञा चक्र, अच्छी तरह से काम कर रही पिट्यूटरी ग्रंथि और टेस्टोस्टेरोन के उत्पादन को दर्शाता है। इसी तरह, महिलाओं में LH अंडाशय में टेस्टोस्टेरोन निर्माण को उत्तेजित करता है। पुरुषों के विपरीत, हालाँकि महिलाओं में टेस्टोस्टेरोन की बहुत कम सांद्रता होनी चाहिए और यह अंडोत्सर्ग के समय ही निर्मित होता है। महिलाओं में टेस्टोस्टेरोन मांसपेशियों की ताक़त के साथ-साथ प्रजनन के लिए आवश्यक यौन कामेच्छा बढ़ाने के लिए महत्त्वपूर्ण है। महिला हार्मोन एस्ट्रोजन टेस्टोस्टेरोन और अन्य अधिवृक्क हार्मोन से बनता है। महिलाओं के शरीर में टेस्टोस्टेरोन बनाने की क्षमता के बिना एस्ट्रोजन नहीं बना सकता। मासिक धर्म के बाद एस्ट्रोजन के कारण अंडोत्सर्ग होता है।

महिलाओं के शरीर पर गायत्री मंत्र के प्रभाव को जयंत जी ने अपने लेखांश[५] में नीचे समझाया है,

"महिला का भौतिक शरीर जन्म देने और पोषण करने की क्षमता प्रकट करता है। इस क्षमता को सक्रिय करने के लिए, यह मूलाधार, स्वाधिष्ठान, मणिपुर और अनाहत चक्रों की ऊर्जाओं को आकर्षित करता है।

विशिष्ट ऊर्जा केंद्रों को सक्रिय करने के लिए कंपन मंत्र (चिंतनशील मंत्रों से अलग) का अभ्यास किया जाता है। गायत्री मंत्र एक कंपन मंत्र है, जो विश्लेणात्मक बुद्धि तक पहुँचने को सक्षम करने तथा आज्ञा ऊर्जा को सक्रिय करने के लिए अभ्यास किया जाता है।

गायत्री मंत्र का निरंतरकाल के लिए अभ्यास करने से विश्लेषणात्मक (आज्ञा) क्रियाओं के लिए अधिक ऊर्जा और अस्तित्व (मूलाधार) और प्रजनन (स्वाधिष्ठान) क्रियाओं के लिए अपेक्षाकृत कम ऊर्जा प्राप्त हो सकती है। गायत्री का जाप करने वालों में विशुद्धि भाव अधिक विश्लेषणात्मक और दयालु तथा पालन-पोषण भाव की कमी हो सकती है।

इसलिए जो महिलाएँ निर्मिति और पालन-पोषण में रुचि रखती हैं (सक्रिय होना चाहती हैं), उनके लिए गायत्री मंत्र का जाप ठीक नहीं होगा।"

महिला द्वारा मूल गायत्री मंत्र का नियमित जप, आज्ञा चक्र को प्रेरित करता है, लेकिन स्वाधिष्ठान और मूलाधार चक्र की उपेक्षा करता है, जिससे अंडाशय अंततः निष्क्रिय हो जाता है। एक स्वस्थ महिला में मासिक धर्म चक्र के दौरान अंडाशय से एक फ़ीडबैक लूप (feedback loop) द्वारा हार्मोन की रिहाई प्रभावित होती है। सामान्य परिस्थितियों में हार्मोन का बढ़ा हुआ स्तर निगेटिव फीडबैक लूप (negative feedback loop) के माध्यम से GnRH उत्पादन को रोकता है, हालाँकि, निष्क्रिय अंडाशय के साथ ऐसा फीडबैक नहीं

होता, जिसके परिणामस्वरूप पिट्यूटरी अतिरिक्त LH का निर्माण करती है। एक बार जब अंडाशय खराब हो जाते हैं, तो अंडाशय द्वारा अपर्याप्त एस्ट्रोजन का उत्पादन होता है, जिसके परिणामस्वरूप अतिरिक्त टेस्टोस्टेरोन होता है।

जबकि एक बढ़ता हुआ टेस्टोस्टेरोन पुरुषों के लिए हानिकारक नहीं है, लेकिन एक महिला के शरीर में टेस्टोस्टेरोन में मामूली वृद्धि भी सामान्य मासिक धर्म और अंडोत्सर्ग को दबा सकती है। अतिरिक्त टेस्टोस्टेरोन के परिणामी लक्षणों में महिलाओं में पुरुष विशेषताएँ, जैसे चेहरे पर अत्यधिक बाल (अतिरोमता), गहरी मर्दाना आवाज़ और प्रजनन में कठिनाई आदि शामिल होते हैं।

## हाइपोथॅलेमिक - पिट्यूटरी - डिम्बग्रंथी अक्ष (HPO axis)

हाइपोथॅलेमिक - पिट्यूटरी - डिम्बग्रंथी अक्ष (Hypothalamic Pituitary Ovarian Axis या HPO) महिलाओं में प्रजनन को नियंत्रित करने वाली एक सख़्त विनियमित प्रणाली है। HPO अक्ष सुचारू रूप से कार्य नहीं करने के कारण अंडोत्सर्ग (ovulation) विकारों को विश्व स्वास्थ्य संगठन (WHO) द्वारा परिभाषित तीन श्रेणियों में वर्गीकृत किया जा सकता है। समूह-१, अंडोत्सर्ग विकारों में हाइपोथैलेमिक विफलता समाविष्ट है, जिसे हाइपोगोनैडोट्रोपिक हाइपोगोनाडिज़्म (hypogonadotropic hypogonadism) के रूप में जाना जाता है। समूह-२ विकार आमतौर पर एंडोक्रिनोपैथियों (endocrinopathies) की एक विस्तृत श्रृंखला से जुड़े एक यूगोनाडल (eugonadal) स्थिति को प्रदर्शित करते हैं। अंत में समूह-३, हाइपरगोनैडोट्रोपिक हाइपोगोनाडिज़्म (hypergonadotropic hypogonadism) से निर्मित होता है, जो डिम्बग्रंथी के कमज़ोर कार्य में गौण है।[६]

समूह-२ युगोनैडल डिम्बग्रंथी रोग (eugonadal ovulatory dysfunction) बहुसंख्य अंडोत्सर्ग विकारों के लिए जिम्मेदार है और इसमें पी.सी.ओ.एस (Polycystic Ovarian Syndrome या P.C.O.S) सहित विकारों का एक विस्तृत विस्तार समाविष्ट है। पी.सी.ओ.एस यह प्रजनन आयु की महिलाओं में सबसे आम अंतःस्रावी विकार है और अनओवुलेशन (anovulation) का एक सामान्य कारण है। पी.सी.ओ.एस के रोगजनन का वर्णन करने वाले कुछ तंत्रों में पिट्यूटरी ग्रंथि द्वारा L.H स्राव में वृद्धि के साथ GnRH स्पंदन शीलता का नुकसान, हाइपरइंसुलिनिमा, डिम्बग्रंथी इन्सुलिन प्रतिरोध, थीका पेशी विकार और हाइपर अंड्रोजेनिसम समाविष्ट हैं।[९]

समूह-३ डिंबोत्सर्जन विकारों को डिम्बग्रंथी अपर्याप्तता या हाइपरगोनैडोट्रॉफिक हाइपोगोनाडिक प्रोफाइल (hypergonadotrophic-hypogonadic profile) के साथ विफलता के रूप में परिभाषित किया गया है, जो ओवुलेटरी डिसफंक्शन (ovulatory dysfunction) वाली ५ प्रतिशत महिलाओं को प्रभावित करता है।[९] ४० वर्ष की आयु से पहले डिम्बग्रंथी कार्य की प्रारंभिक कमी, बढ़ा हुआ FSH या उससे जुड़ा निम्न एस्ट्राडियोल स्तर को समय से पहले होने वाली डिम्बग्रंथी अपर्याप्तता (premature ovarian insufficiency, POI) के रूप में परिभाषित किया गया है, जिसे पहले प्रीमॅच्युअर डिम्बग्रंथी विफलता (premature ovarian failure) के रूप में जाना जाता था।[९]

समूह-२ और समूह-३ के डिम्बग्रंथी विकारों के कुछ लक्षण केवल आज्ञा चक्र को लगातार सक्रिय करने के प्रभाव के रूप में वर्णित किए गए लक्षणों के समान हैं। यह संभव है कि प्रजनन आयु में महिलाओं द्वारा मूल गायत्री मंत्र का निरंतर जप करने से PCOS या POI और संबंधित मासिक धर्म और प्रजनन संबंधी कठिनाई हो सकती है।

# आज उच्चारित किया जाने वाला गायत्री मंत्र

लेकिन, यह कैसे संभव है कि आज कई महिलाएँ उपरोक्त प्रभावों का अनुभव किए बिना गायत्री मंत्र का जाप करती हैं? यहीं पर व्याहृति की भूमिका काम करती है।

माना जाता है कि, व्याहृति, सृष्टि की शुरुआत में बने थे और सात ग्रह प्रणालियों का प्रतिनिधित्व करते थे, जैसे भूर, भुव, स्वाहा, मह:, जन:, तप: और सत्यलोकों (सात लोकों) को निरूपित करने के अलावा व्याहृति, चेतना के सात आलेखों और चक्रों को भी सूचित/ निर्दिष्ट करते है। सात व्याहृतियाँ सात आमंत्रण हैं जो इस प्रकार चक्रों का आह्वान करते हैं।

1. भूर – शारीरिक – मूलाधार
2. भुव – जीवनप्रद – स्वाधिष्ठान
3. स्वाहा – मानसिक – मणिपुर
4. मह: – बौद्धिक – अनाहत
5. जन: – अति मानसिक – विशुद्धि
6. तप: – आध्यात्मिक – आज्ञा
7. सत्यम – पूर्ण वास्तविकता – सहस्र

इसलिए आज उच्चारित किए जाने वाले गायत्री मंत्र के संस्करण में ॐ के बाद की तीन ध्वनियाँ, मंत्र को संतुलित करने में मदद करती हैं, क्योंकि भूर मूलाधार चक्र को सक्रिय करता है, भुव स्वाधिष्ठान और स्वाहा मणिपुर चक्र को सक्रिय करता है। जब इन व्याहृतियों को मूल गायत्री मंत्र में जोड़ा जाता है, तो यह न केवल आज्ञा चक्र को सक्रिय बनाता है, बल्कि निचले तीन चक्रों को भी सक्रियता प्रदान करता है, जो प्रजनन आयु की महिलाओं के लिए आवश्यक है। यह एक संतुलित प्रभाव निर्माण करता है, जो इसे मासिक धर्म की उम्र वाली महिलाओं के उच्चारण करने के लिए उपयुक्त बनाता है।

# ॐ का उच्चारण करने के बारे में महिलाओं को टिप्पणी

ॐ की पवित्र सर्वव्यापी ध्वनि, जब 'ओ' और 'अम' के साथ उच्चारित की जाती है, तो छाती के क्षेत्र से सिर तक उच्च चक्रों को सक्रिय करती है। हम ओम का जाप करते हुए उक्त क्षेत्रों में प्रतिध्वनि के रूप में इसका अनुभव कर सकते हैं। चूँकि ॐ जप का यह संस्करण केवल उच्च चक्रों को सक्रिय करता है, इसलिए आमतौर पर प्रजनन आयु में महिलाओं के लिए इसकी सिफ़ारिश नहीं की जाती है।

जबकि इसका ओम (AUM) के रूप में जप किया जाता है, तो आ, ऊ, अम (A, U और M) ध्वनियों के साथ यह निचले चक्रों को भी सक्रिय करता है। जब आ-ऊ-अम (A-U-M) के रूप में जप किया जाता है, तो हम श्रेणि क्षेत्र से सिर तक सभी तरह की तरंगों का अनुभव कर सकते हैं। इसलिए प्रजनन आयु वर्ग की महिलाओं के लिए ॐ (OM) के बजाय आ-ऊ-अम (AUM) का जाप करने की सिफ़ारिश की जाती है।

मंत्रों के प्रभाव को समझने का सबसे आसान तरीका यह है कि इसे नियमित रूप से साधना के रूप में करें और इससे होने वाले प्रभाव का अवलोकन करें। इस तरह से हमारे पूर्वजों ने उनकी साधना और परिणामी अनुभव के माध्यम से जटिल घटनाओं को समझा।

# References for Chapter 10


1. Avalon, Arthur (Sir John Woodroffe). The Serpent Power: The Secrets of Tantric and Shaktic Yoga, 1919

2. Woodrooffe, Sir John. Shakti and Shakta, Sec 3, Chap. Shakti as Mantra, 1929

3. *Prāṇava* is the primordial sound that existed before creation. Every mantra starts with Om.

4. Gonadotropin Releasing Hormone. Sepideh Khazeni, Pegah Varamini, in Reference Module in Biomedical Sciences, 2018

5. Kalawar, Jayant. The Feminine and Masculine in Each of Us: Dancing with our Cakras. Feb 2017, www.21banyantree.com

6. Mikhael S, Punjala-Patel A, Gavrilova-Jordan L. Hypothalamic-Pituitary-Ovarian Axis Disorders Impacting Female Fertility. Biomedicines. 2019;7(1):5. Published 2019 Jan 4.

7. Legro R.S., Arslanian S.A., Ehrmann D.A., Hoeger K.M., Murad M.H., Pasquali R., Welt C.K., Society E. Diagnosis and treatment of polycystic ovary syndrome: An Endocrine Society clinical practice guideline. J. Clin. Endocrinol. Metab. 2013;98:4565–4592.

8. O'Flynn N. Assessment and treatment for people with fertility problems: NICE guideline. Br. J. Gen. Pract. 2014;64:50–51.

9. Legro R.S., Arslanian S.A., Ehrmann D.A., Hoeger K.M., Murad M.H., Pasquali R., Welt C.K., Society E. Diagnosis and treatment of polycystic ovary syndrome: An Endocrine Society clinical practice guideline. J. Clin. Endocrinol. Metab. 2013;98:4565–4592.

10. This information has been taken from the article on Vedamata Gayatri from this source - www.kamakotimandali.com/srividya/vedamata.html

# अध्याय - ११

# कामाख्या - जहाँ मासिक धर्म आध्यात्मिकता में शामिल हो जाता है

असम के गुवाहाटी का कामाख्या मंदिर लोकप्रिय है, जहाँ ऐसी मान्यता है की माँ कामाख्या को प्रतिवर्ष ४ दिनों के लिए मासिक धर्म होता है। इस क्षेत्र में माँ कामाख्या का मासिक धर्म एक प्रमुख उत्सव है, जिसके दौरान इस क्षेत्र के सभी मंदिर, व्यवसाय और कृषि गतिविधियाँ रुक जाती हैं। ऐसा माना जाता है की माँ कामाख्या अपने वार्षिक मासिक धर्म के दौरान आराम करती हैं, इसलिए हर कोई उस समय आराम करता है। इन चार दिनों को अंबुबाची नामक त्योहार के रूप में मनाया जाता है। जो आमतौर पर २१/२२ जून से २४/२५ जून के बीच होता है।

मासिक धर्म के साथ कामाख्या के जुड़ाव ने इसे मेरी यात्रा की सूची में प्रमुख स्थानों में से एक बना दिया। यहाँ मेरी पहली यात्रा मार्च २०१५ में हुई थी। इस क्षेत्र की संस्कृति और परंपराओं में मासिक धर्म का सकारात्मक सुदृढ़ीकरण स्पष्ट दिखता है, जब हम इस स्थान की यात्रा करते हैं। यह हमें इस बात का संकेत देता है कि मूल रूप से इस भूमि में मासिक धर्म को कैसे सम्मानित किया गया था। केरल में चेंगन्नूर भगवती मंदिर के अलावा यह दूसरी जगह थी, जहाँ देवी के शुभ मासिक धर्म के कपड़े का छोटा हिस्सा पाने के लिए, पुरुष कतार में खड़े दिखाई देते हैं, लेकिन यहाँ उत्सव काल का पैमाना कुछ और ही होता है। २०१९ में जब मैं दूसरी बार वहाँ गई थी, तब अंबुबाची के चार दिनों के दौरान लगभग २५ लाख भक्त दर्शन के लिए आए थे।

इस मंदिर के बारे में बहुत सारी आकर्षक कहानियाँ हैं, और उनमें से हर एक कहानी हमें घेरे में ले जाएगी। यहाँ माया का खेल ऐसा है कि हमें लगेगा कि हम इस मंदिर के बारे में बहुत कुछ जानते हैं, लेकिन वास्तव में वैसा नहीं होता। माँ कामाख्या के बारे में सच्चाई का छोटा हिस्सा भी समझ में आया तो भी बहुत है। वह एक विस्मयकारी वास्तविकता है और केवल उसकी कृपा से ही कोई उसके बारे में कुछ भी जान सकता है। इस जगह आवश्यक है कि हम अपनी विद्वानों की खाल छोड़कर बस उसकी इच्छा के सम्मुख स्वयं को प्रस्तुत करें।

## बहुत सारे सवालों के बहुत कम जवाब

मैं मार्च २०१५ में अपनी पहली कामाख्या यात्रा के बारे में सब भूल गई थी, सिवाय इसके कि मेरी यात्रा के बाद, दो वर्षों के लिए, जून के महीने में मेरे मासिक धर्म का पहला दिन अंबुबाची के पहले दिन (२२ जून २०१६ और २२ जून २०१७) के साथ मेल खाता था। जबकि मेरे व्यस्त कार्यसारणी ने २०१८ में मेरे मासिक धर्मचक्र को बिगाड़ दिया था, अगले वर्ष वापस ठीक हो गया और वह २१ जून २०१९ को फिर से शुरू हुआ, जिस वर्ष मैंने इस पुस्तक को लिखने के लिए अपनी दूसरी यात्रा की। और फिर, यह २१ जून २०२० को हुआ, जब मैंने इस पुस्तक का अंतिम संपादन किया। बस, वह मुझे भूलने नहीं दे रही थी।

इसने मेरे सवालों की पहली श्रृंखला को प्रेरित किया - मेरा मासिक धर्म काल ४ बार अंबुबाची के साथ क्यों हुआ? क्या चारों बार इसे संयोग कहा जा सकता है? और माँ कामाख्या को मासिक धर्म होता है, इसका क्या अर्थ है?

यदि हम इन प्रश्नों के उत्तर माँ कामाख्या की प्रतीकात्मकता के माध्यम से देने का प्रयास करेंगे, तो हम और भी हैरान होंगे। आखिरकार यह एक दुर्लभ मंदिर है, जहाँ गर्भगृह में देवी की कोई मूर्ति नहीं है। उसे एक योनि के रूप में दर्शाया गया है। मंदिर एक प्राकृतिक गुफा है

और भूमिगत गर्भगृह में एक प्राकृतिक पत्थर की रचना है, जिसके दोनों तरफ़ ढलान है, जो एक योनि की तरह दिखता है। यहाँ एक बारहमासी भूमिगत झरना है, जो पूरे सालभर योनि को नम रखता है। योनि की लंबाई लगभग १.५ फीट और चौडाई १ फीट है। अंबुबाची के दौरान योनि से पानी लाल हो जाता है, लेकिन रंग मे आए बदलाव को हम नहीं देख सकते, क्योंकि अंबुबाची त्योहार समाप्त होने तक गर्भगृह के दरवाजे बंद रहते हैं। जब यह मंदिर खुला होता है, उन दिनों के दौरान, भक्तों को गर्भगृह में प्रवेश करने और योनि और उसके पानी को छूने की अनुमति दी जाती है, जो कि अधिकांश मंदिरों के विपरीत हैं, जहाँ गर्भगृह में भक्तों को प्रवेश नहीं दिया जाता। वास्तव में मैंने भक्तों को बोतलों में, योनि से बहता पानी भरते देखा और सेवन करते देखा है, क्योंकि कहा जाता है कि यह सभी प्रकार की समस्याओं को ठीक करता है। इस पानी से भीगा हुए कपड़े का एक टुकड़ा बेशकीमती संपत्ति है, जिसके लिए भक्त हज़ारों रूपये देने को तैयार रहते हैं, हालाँकि मेरी यात्रा के समय पर वह आधिकारिक तौर पर नहीं बेचा गया था।

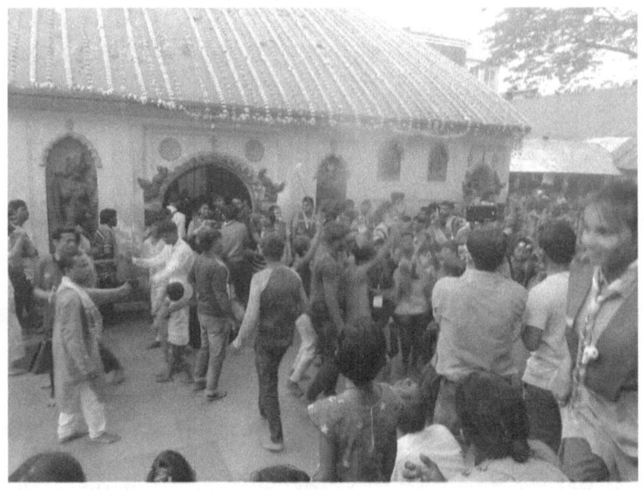

**चित्र १३:** माँ कामाख्या के मासिक धर्म का
जश्न मनाते पुरुष, २६ जून २०१९

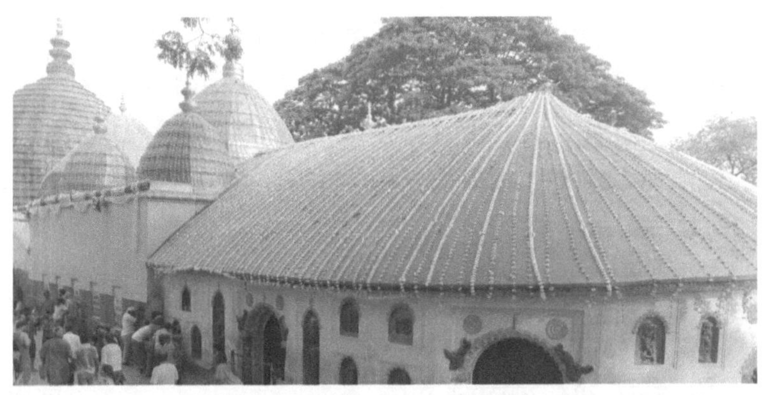

**चित्र १४:** अंबुबाची के लिए सजाया गया कामाख्या मंदिर, २६ जून २०१९

इस मंदिर से जुड़ी किंवदंती भी थोड़ी असामान्य है। अगर हम लोगों से पूछेंगे कि इस मंदिर में देवी को योनि के रूप में क्यों दर्शाया गया है, तो वे आमतौर पर सती के बलिदान की कहानी सुनाएँगे। पौराणिक कथाओं के अनुसार, सती ने अपने पिता दक्ष और अपने पति शिव के बीच हुए एक द्वंद्व युद्ध में अपने शरीर की बलि दे दी थी। उसे मृत देखकर शिव ने अपना दिमाग़ी संतुलन खो दिया और उसकी लाश को बहुत दुख में इधर-उधर ले गए, और वे उसकी मृत्यु का दर्द सहन नहीं कर पाए। शिव को दुःख सहन करने में असमर्थ देखकर, विष्णु ने सती के शरीर को अपने सुदर्शन चक्र से काटना अच्छा समझा, ताकि शिव वास्तविक समझने के लिए मज़बूर हो जाएँ। सती के शरीर के अलग-अलग हिस्सों में धरती पर गिरे अंगों से ५२ शक्तिपीठ अस्तित्व में आए। शक्ति का अनुभव करने के लिए शक्तिपीठ प्रमुख स्थान हैं। सती के शरीर का वह हिस्सा, जो कामाख्या में गिरा था, उसे योनि कहा जाता है।

लेकिन कामाख्या मंदिर केवल अकेला ऐसा मंदिर नहीं है, जहाँ देवी को योनि के रूप में दर्शाया गया है। जिस नीलांचल शिखर पर वे रहती हैं, वहाँ दश महाविद्या के मंदिर हैं, जो देवी के दस महाज्ञान

के स्रोतों को दर्शाते हैं। इन मंदिरों में भी देवी को योनि के रूप में दर्शाया गया है, जो दस महाविद्याओं का प्रतिनिधित्व करते है, जैसा कि - काली, तारा, त्रिपुरसुंदरी, भुवनेष्वरी, भैरवी, चिन्नमस्ता, धूमावती, बगलामुखी, मातंगी और कमला। यह मंदिर भी अंबुबाची के दौरान बंद रहते है।

माता कामाख्या के मंदिर में दर्शन के लिए जाने से पहले, यहाँ के रिवाजों के अनुसार भक्तों को पहले उमानंद मंदिर के श्री उमानंद के दर्शन करने और अनुमति प्राप्त करना है। उमानंद, यह शिव का मंदिर कामाख्या मंदिर से ८ किलोमीटर की दूरी पर ब्रह्मपुत्र नदी के द्वीप पर बसा है। पुजारियों ने भी हमें बताया कि माता कामाख्या के दर्शन के बाद ही केवल अन्य दश महाविद्या मंदिरों के दर्शन के लिए जा सकते हैं, उससे पहले बिलकुल भी नहीं जाना चाहिए। यह बात प्रश्नों की दूसरी श्रृंखला का निर्माण करती है -

✦ पहले उमानंद मंदिर में दर्शन के लिए क्यों जाना?
✦ जबकि माँ कामाख्या देवी की कोई मूर्ति नहीं है, फिर कैसे समझना कि वे कौन हैं?

कभी उसका वर्णन काली, ऐसा किया जाता है, कभी सती, कभी उमानंद की उमा, तो कभी भक्तों की सभी मनोकामनाओं को पूर्ण करने वाली कामेश्वरी, तो कभी दशमहाविद्या, आखिरकार माता कामाख्या कौन हैं?

माता कामाख्या के दर्शन के लिए आने वाले भक्तों के विभिन्नता में एक विस्मयकारी ध्रुवता देखी जा सकती है। एक ओर, अंबुबाची उत्सव के दौरान तांत्रिकों और अन्य तपस्वियों के समूह ४ दिनों के लिए मंदिर परिसर में डेरा लगाए दिखते हैं, जो आध्यात्मिक अनुभूति की अपनी साधना को पूर्ण करने और ब्रह्म के साथ विलय करने के

प्रयास में रहते हैं। इस उद्देश्य की प्राप्ति के लिए, माँ कामाख्या के मासिक धर्म का काल उचित कहा जाता है।

दूसरी ओर, हम लाखों आम पुरुषों और महिलाओं को देखते हैं, जो सभी जातियों और वर्गों से अपनी सांसारिक जीवन की कई इच्छाओं को पूरा करने के लिए यहाँ आते हैं। और अजीब बात यह है कि ऐसा कहा जाता है सभी भक्त इस स्थान पर अपनी मनोकामनाओं की पूर्ति का अनुभव करते हैं। दूसरे शब्दों में, चाहे वह मुक्ति (आध्यात्मिक मुक्ति) या भुक्ति (सांसारिक सुख) की खोज हो, माँ कामाख्या के धाम में सभी इच्छाएँ पूरी होती हैं। वे एक ऐसी देवी हैं, जो सभी इच्छाओं को पूर्ण करती हैं और मुक्ति भी सुनिश्चित करती हैं।

क्या यह विरोधाभासी नहीं लगता? लेकिन कोई विरोधाभास नहीं है। केवल हमारी समझ की कमी है।

## अंबुबाची को समझना

जून २०१९ में मैंने अपनी यात्रा की योजना कुछ इस तरह से बनाई थी कि मैं सबरीमला के चार मंदिरों का दौरा पूर्ण करूंगी और फिर मेरे मासिक धर्म (जो अंबुबाची के साथ हुआ था) के दौरान घर पर आराम करूँगी। और फिर कामाख्या के लिए रवाना हो जाऊँगी, जब मंदिर त्योहार के ठीक बाद खुलता है। चंद्र बंगाली दिनदर्शिका के अनुसार, अंबुबाची, चंद्रमास आषाढ़ के सातवें से ग्यारहवें दिन मनाया जाता है, और आमतौर पर हर साल २२ जून से २५ जून के दौरान होता है। २५ जून २०१९ को मैं मंदिर खुलने के एक दिन पहले गुवाहाटी पहुँच गई थी। उस दिन भी गर्मी अपने चरम पर थी। यदि आप बाहर जाते, तो नीचे ज़मीन से उठने वाली गर्मी को आप महसूस कर सकते थे। स्थानीय लोग कह रहे थे कि बारिश होनी चाहिए, लेकिन तब तक वह नहीं हुई थी। अगले ही दिन जब कामाख्या मंदिर खुला,

तो मानो आसमान फूट पड़ा और तेज़ बारिश हुई। मानसून पूरी तरह से समय पर आ गया था जब माता कामाख्या और धरती माता का मासिक धर्म समाप्त हो गया था। नि:संदेह, कामाख्या का उत्सव और मान्यता, पृथ्वी के वार्षिक मासिक धर्म चक्र की समझ से आंतरिक रूप से जुड़ा हुआ था। ज्येष्ठ और आषाढ़ (लगभग मध्य मई से लेकर जुलाई मध्य तक) के चंद्र महीने मिलकर ग्रीष्म काल या भारतीय मौसम का ग्रीष्म ऋतु बनता है। यह वह समय है, जब सभी प्राणी आंतरिक तापमान नियंत्रण का अनुभव करते हैं। यह वह मौसम होता है, जब पंचमहाभूतों में से अग्नि और वायु तेज़ होते हैं, और इसके परिणामस्वरूप पित्त और वात दोष सर्वकालिक बढ़े हुए स्तर पर होते हैं, जिसके परिणामस्वरूप मासिक धर्म जैसा वातावरण बनता है। लेकिन यह सिर्फ़ प्रतीकात्मक नहीं है। यह मानव के मासिक धर्म चक्र पर भी प्रभाव डालता है।

यह शायद कोई संयोग नहीं है कि अंबुबाची ग्रीष्म संक्रांति के एक दिन बाद शुरू होता है, जो २१ जून को होता है। यह वह समय होता है, जब सूर्य आकाश में अपने उच्चतम स्थान पर पहुँच जाता है। नतीजतन, २१ जून भारत में साल का सबसे गर्म और सबसे लंबा दिन होता है। उत्तर-पूर्वी भारत में असम राज्य को मूलरूप से प्रागज्योतिषपुर कहा जाता था, जिसका शाब्दिक अर्थ है - पूर्व में प्रकाश/ज्योतिष/खगोल विज्ञान के प्राचीन स्थान। यह नाम संभवतः इस क्षेत्र में इस गहरे प्रभाव का अनुभव करने की स्वीकृति में था। जब मैं वहाँ थी तो सुबह ३ बजे तेज़ धूप देखने की मुझे आदत नहीं होती थी; यह दक्षिण भारत जहाँ मैं रहती हूँ, वहाँ के क़रीब ६.३० बजे के सूरज की रोशनी से मिलती जुलती है।

यथोचित रूप से अच्छे स्वास्थ्य वाली महिलाएँ यह देखने में सक्षम होंगी कि ग्रीष्म संक्रांति के बाद दक्षिणायन[*] का चरण शुरू होने से ठीक पहले, उनका मासिक धर्म चक्र एक बदलाव से गुज़रेंगे।

यदि मासिक धर्म चक्र ग्रीष्म संक्रांति से पहले अमावास्या के क़रीब हो रहा होगा, तो उसमें बदलाव होगा और संक्रांति के बाद पूर्णिमा के क़रीब होगा, या इसके विपरीत होगा। उत्तरायण से दक्षिणायन में यह प्रमुख बदलाव, जो धरती माता के मासिक धर्म चरण द्वारा रेखांकित है, कामाख्या मंदिर में अंबुबाची उत्सव के माध्यम से सांस्कृतिक प्रतिनिधित्व करते हुए मनाया जाता है। यह महिलाओं को अपने स्वयं के मासिक धर्म चक्रों का पालन करने और प्रकृति में बदलाव पर ध्यान देने के लिए एक अनुस्मारक के रूप में कार्य करता है। कामाख्या मंदिर में जाने से महिलाओं की स्वास्थ्य और जीवनशक्ति बहाल होती है, जो प्रकृति के बड़े चक्रों के साथ तालमेल बैठाने में मददगार होती है। और शायद इसलिए जून महीने में मेरी मासिक धर्म की तारीख अंबुबाची के साथ तालमेल बैठाने लगी।

## उमानंद मंदिर

कामाख्या में पैर रखने से एक दिन पहले हमने नियमावली का पालन करते हुए उमानंद मंदिर जाने का निर्णय लिया। वैसे देखा जाए, तो दोनों मंदिरों में एक ही दिन दर्शन के लिए जाना चाहिए, लेकिन कामाख्या मंदिर में भक्तों की बड़ी संख्या होने के कारण हमें इस यात्रा को दो दिन में करना पड़ा। शिव को समर्पित उमानंद मंदिर ब्रह्मपुत्र नदी के एक द्वीप में स्थित है। इस द्वीप को दुनिया का सबसे छोटा बसा हुआ नदी द्वीप माना जाता है। इस मंदिर तक पहुँचने के लिए मुख्य भूमि से नौका सेवा लेनी पड़ती है, जो द्वीप तक पहुँचने में केवल दस मिनट का समय लेती है। मंदिर हरियाली से घिरा हुआ है और सुंदर है।

उस नौका में ९० के दशक के बॉलीवुड के गाने लाउडस्पीकर पर बज रहे थे, जिसे सुनकर किसी को भी सिरदर्द हो सकता था। फेरी की सवारी के दौरान जो लोग हमारे साथ थे, वे काफ़ी शोरगुल कर

रहे थे, बड़बड़ करना, आपस में झगड़ना, सेल्फी लेना और रास्ते भर बॉलीवुड गाने गाना, जैसे कि वे किसी मंदिर की यात्रा की बजाय पिकनिक पर आए हों। जितना मैं एक ध्यानपूर्ण मौन में जाने और मंदिर देखने के लिए स्वयं को तैयार करने की कोशिश कर रही थीं, उतना वह शोर और ध्यान बँटने के कारण करना असंभव था।

लेकिन जब वही भीड़ गर्भगृह की सीढ़ियों से नीचे उतरने लगी, तो एक भयानक सन्नाटा छा गया। हर कोई शांत हो गया, जैसे कि परिस्थिति उनके क़ाबू में नहीं थी। एक बहुत शक्तिशाली प्रभाव मंदिर मे उपस्थित सभी लोगों ने अनुभव किया। अचानक भक्तों के एक समूह ने अपने हाथों से अपने मुँह को बजाते हुए एक असामान्य ध्वनि निकालना शुरू कर दिया। हमें ऐसा लगा कि हम कुछ बहुत ही पवित्र और असामान्य बात देखने वाले थे, जैसा कि मैंने पूर्वप्रभाव में महसूस किया, वह भावना ग़लत नहीं थी।

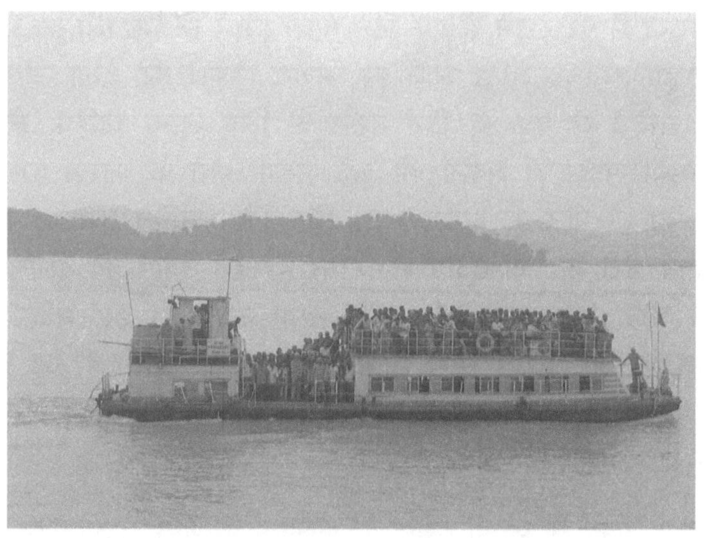

चित्र १५: सरकार द्वारा संचालित फेरी सेवा

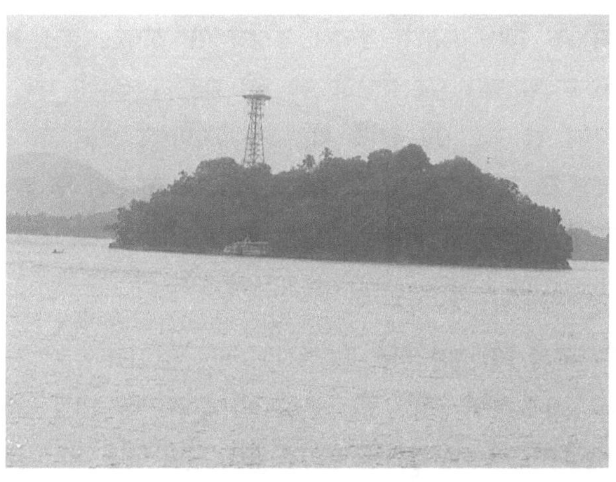

**चित्र १६:** ब्रह्मपुत्र नदी द्वीप, जहाँ उमानंद मंदिर स्थित है

उमानंद मंदिर में मुख्य गर्भगृह जमीन से कुछ कदम नीचे था। गर्भगृह में हमें एक सजाया हुआ त्रिशूल दिखा, जिसके बाजू में पंडितों का एक जोड़ा बैठा था, जो भक्तों को अपनी श्रद्धा व्यक्त करने के लिए मार्गदर्शन कर रहे थे। यहाँ भी कई अन्य मंदिरों के विपरीत भक्तों को गर्भगृह में जाने की अनुमति थी।

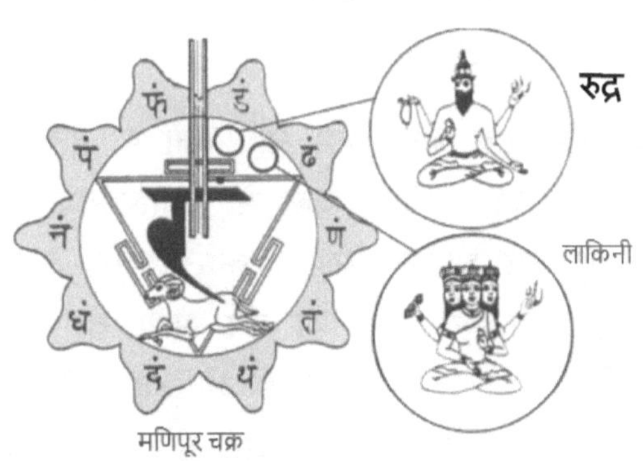


**चित्र १७:** मणिपूर चक्र

(स्रोत- पाश्चात्यों के लिए कुंडलिनी योग, स्वामी शिवानंद राधा, कॉपीराइट २००५ कॉपीराइट पुस्तक)

उतरने के लिए पहला क़दम उठाने से ठीक पहले मेरी नज़र सीढ़ियों के प्रवेशद्वार पर पीतल पर की गई नक्काशी पर पडी। यह निश्चित रूप से रुद्र की छवि थी, जो मणिपुर चक्र के देवता हैं। मणिपुर चक्र के आरेखीय प्रतिनिधित्व में एक तपस्वी के रूप में शिव का चित्रण है, जिन्होंने भस्म लेपन किया और तपस (ध्यान) मुद्रा में बैठे हैं।

इससे पहले कि यह बात मानसिक रूप से समझ में आती, भीड़ गर्भगृह की ओर जाने लगी और मुझे भी दूसरों के साथ धकेल दिया गया। जैसे-जैसे हम गर्भगृह के क़रीब गए, मुझे सौर जाल के पूरे क्षेत्र में लगभग एक सीधी रेखा में एक बहुत ही स्पष्ट स्पंदन अनुभव हुई, जिससे मुझे एहसास हुआ कि यह मणिपुर चक्र का क्षेत्र है। यह इतना स्पष्ट था कि अगर कोई मेरे पेट पर हाथ रखता, तो मुझे यकीन था कि वे भी इस स्पंदन को महसूस कर सकते थे। इस भाव के साथ मैं गर्भगृह में पहुँच गई और मौन में अपनी श्रद्धा व्यक्त करने के लिए झुक गई, तभी पंडित ने अचानक मेरी पीठ काफ़ी ज़ोर से थपथपाई और आशीर्वाद देने के लिए कुछ शब्द कहे। अगर आप मेरी तरह इस प्रकार का अनुभव लेने के लिए तैयार नहीं होंगे, तो यह आप को भी हिला देता।

इस स्थान पर कुछ भी सूक्ष्म नहीं (जो है, वह स्पष्ट अनुभव होगा)। यदि किसी को मणिपुर चक्र में, स्वाभाविक रूप से स्पंदन महसूस नहीं हुई, तो पंडित (अपनी कृतिद्वारा) उसे सक्रिय कर देते हैं! भास्कर, जो इस यात्रा पर मेरे साथ थे, उन्होंने भी इस बात से सहमति व्यक्त की कि उन्हें भी उदर क्षेत्र में इसी तरह की संवेदनाओं का अनुभव हुआ। उमानंद मंदिर ने मणिपुर चक्र को उत्तेजित किया। हम इसे बहुत ही इंद्रियगोचर तरीके से अनुभव कर सकते हैं। यह इतनी शक्तिशाली भावना थी कि यह अगले दिन

सुबह भी बनी रही, दूर नहीं हुई, जब हमें कामाख्या मंदिर दर्शन के लिए जाना था।

उमानंद मंदिर की कथा इस बात का संकेत देती है कि कामाख्या मंदिर जाने से पहले यहाँ जाना क्यों महत्त्वपूर्ण है। इस मंदिर का स्थल वह स्थान है, जहाँ भगवान शिव की तपस्या प्रेम और इच्छा के देवता कामदेव ने भंग करने का प्रयास किया था। शिव ने क्रोध में आकर कामदेव को भस्म कर दिया था और इसलिए इस पहाड़ी का नाम भस्मांचल पड़ा।

सौर जाल (उदर) के क्षेत्र में प्रभाव डालने वाले रुद्र के तपस्वी गुणों के साथ मणिपुर चक्र को अक्सर उच्च चक्रों को प्रेरित करने के लिए पहले क़दम के रूप में माना जाता है, जिससे भक्तों को सांसारिक जीवन की ओर वैराग्य विकसित करने में मदद मिलती है। हम सबरीमला मंदिर परंपरा में भी इसका अनुभव कर सकते हैं, जहाँ केरल के कोल्लम में धर्म शास्ता का आर्यनकावु मंदिर भी मणिपुर चक्र पर काम करता है, जो स्वामी अयप्पा के भक्तों को वैराग्य और आध्यात्मिकता पथ पर अग्रेशित करता है।[९]

'काम' वह शब्द है, जो सांसारिक इच्छाओं को दर्शाता है। कामाख्या मंदिर इच्छाओं की पूर्ति करने में इतना शक्तिशाली है कि आसानी से, भक्तों की सांसारिक इच्छाएँ और समस्याएँ दूर हो जाती हैं। कामाख्या के इस पहलू को संतुलित करने के लिए, पहले उमानंद मंदिर जाने की सिफ़ारिश की जाती है, ताकि 'काम' की खोज में (प्राप्ति में) असावधान भक्त बह न जाएँ।

## माँ कामाख्या की इच्छा

ऐसा कहा जाता है कि जब तक माँ कामाख्या की इच्छा नहीं होती है, तब तक भक्त उनके दर्शन नहीं कर पाते। जिस दिन मंदिर

खुला, उसके दो-तीन दिन बाद, वहाँ साँप जैसी लंबी-लंबी कतारें और अकल्पनीय भीड़ थी। कल्पना कीजिए कि २५ लाख लोग, छोटी गुफा के गर्भगृह तक पहुँचने की कोशिश कर रहे थे। वहाँ ऐसे भक्त भी थे, जो मंदिर खुलने से एक दिन पहले से कतार में खड़े थे, वहीं पर सोते थे, कभी खाना खाने या आराम करने के लिए भी उस जगह को नहीं छोड़ते थे और फिर भी उन्हें दर्शन का भाग्य नहीं मिलता था। हमने उस कतार में खड़े होने का प्रयास भी नहीं किया, क्योंकि हम जानते थे यह व्यर्थ है। भक्त कहते रहे कि अगर माँ कामाख्या की इच्छा होगी, तो हमें दर्शन होंगे। इसके अलावा, यह भी स्पष्ट हुआ कि वे हमसे इसके लिए कड़ी मेहनत करवाती हैं।

हमने एक दोपहिया वाहन किराए पर लिया और मंदिर के प्रवेश द्वार तक पहुँचने के लिए गूगल मानचित्र का अनुसरण किया, जिसे गुगल ने सबसे जल्दी पहुँचाने वाला मार्ग बताया था। प्रवेश द्वार से पत्थर की लगभर १५० सीढ़ियों के साथ एक खड़ी चढ़ाई थी। यह किसी प्रकार के पिछले दरवाज़े से प्रवेश की तरह लग रहा था और २०१५ में यात्रा के दौरान जिससे मैंने प्रवेश लिया था, उस द्वार से यह अलग था। मैं नाश्ते से पहले मंदिर में दर्शन के लिए जाने की इच्छुक थी, इसलिए मैंने सुबह खाली पेट चढ़ना शुरू कर दिया, लेकिन यह अच्छी योजना नहीं थी, क्योंकि इसके कारण मेरी आँखों के सामने अंधेरा छाने लगा। चक्कर आने की वजह से मुझे हर कुछ क़दम के बाद रुकना पड़ा। और अंत में जब हम शिखर तक पहुँचे, तो सुरक्षा कर्मियों ने हमें प्रवेश देने से मना कर दिया, क्योंकि भारी भीड़ के कारण उन्होंने उस प्रवेश द्वार को बंद कर दिया था।

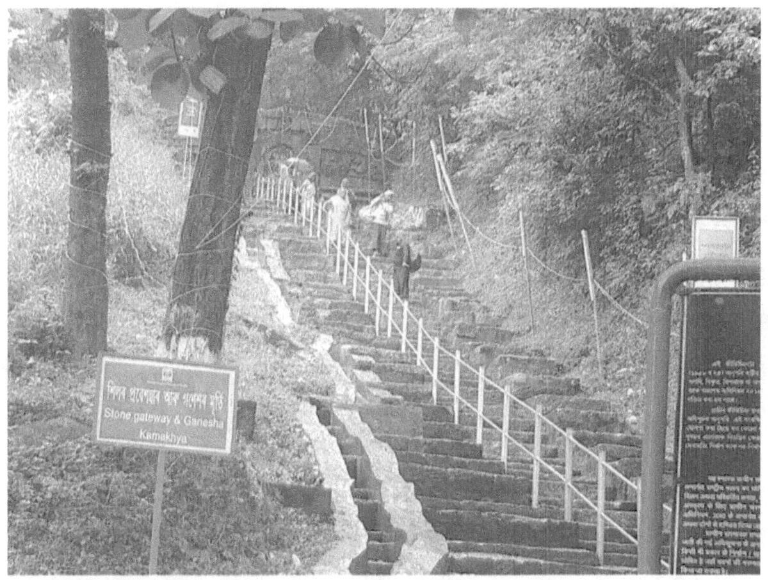


**चित्र १८:** ऊपर की ओर जाने वाला सीढ़ियों का पूर्वी प्रवेशद्वार

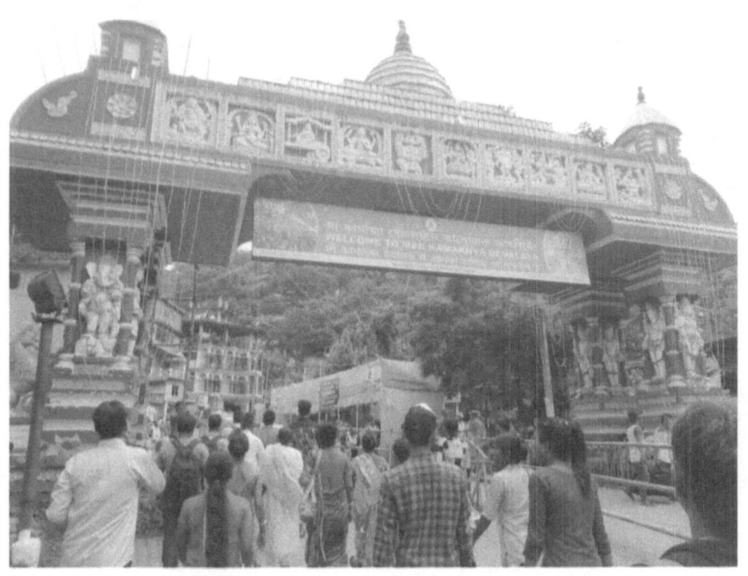

**चित्र १९:** अंबुबाची के दौरान अधिकृत पश्चिमी प्रवेशद्वार

बाद में पता चला कि वह पूर्वी प्रवेश द्वार था, जो मुक्ति चाहने वाले भक्तों के लिए है। तब मुझे समझ आया कि मेरे साथ चढ़ाई करने वाले अधिकांश लोग साधु क्यों थे! धन और समृद्धि की चाह रखने वालों के लिए, पश्चिम की ओर से एक ओर प्रवेशद्वार है, जो उत्सव के समय जनता के लिए खुला रहता है। मुझे लगता है कि अधिकांश भक्तों को यह तय करने में कोई आपत्ति नहीं होती होगी कि उनके लिए कौनसा प्रवेश द्वार उचित है। दूसरों के लिए हमेशा भाग्य का अजीब मोड़ होता है, जो उन्हें उस रास्ते पर ले जाता है, जिस पर उन्हें होना चाहिए।

ऊपर की सीढ़ियों तक पहुँचने के बाद, मंदिर में प्रवेश देने से मना करने के बाद, हम वापस नीचे उतरने लगे। अचानक वहाँ तेज़ बारिश होने लगी, जिसके कारण हमें बारिश कम होने तक कुछ घंटों के लिए किसी अस्थायी आश्रय में रुकना पड़ा। मैं थकी, भूखी, भटकी हुई और बहुत परेशान थी। मेरी परेशानी और बढ़ाने के लिए, लाल रंग के कपड़े पहने हुआ एक तांत्रिक, लोगों को काले जादू के बारे में डरा रहा था, और कह रहा था की कैसे माँ कामाख्या उन लोगों को दंडित करती है, जो नियमों का पालन नहीं करते हुए उनके दर्शन के लिए जाते हैं। लोग भय और विस्मय से उसकी बातें सुन रहे थे। कामाख्या मंदिर जाने से पहले, मैंने इसके बारे में सुना था की यहाँ काले जादू का प्रयोग किया जाता है, और ऐसे लोग किस प्रकार भक्तों में डर पैदा करते हैं कि वे उनकी (भक्तों की) बुराई को दूर करने के लिए विशेष पूजा की सेवाओं का लाभ लें। मैं भय या विस्मय, कुछ भी अनुभव करने के लिए बहुत थक गया थी। इस बीच, जो भी वहाँ से गुज़रा, वह कह रहा था कि भारी भीड़ को देखते हुए दर्शन मिलना असंभव है।

यहाँ भीड़ होगी, यह समझने के लिए मैं मानसिक रूप से तैयार थी, लेकिन वह इतने बड़े पैमाने पर होगी और चीजें हाथ से बाहर निकल जाएँगी, यह कभी मैंने सोचा नहीं था। अंत में, हमने अगले

दिन अपनी क़िस्मत आज़माने के बारे में सोचा और दोपहर का भोजन करने के लिए निकल गए। इसमें केवल एक घंटा लगा, कुछ अच्छा दोपहर का भोजन लिया और हम तरोताजा महसूस कर रहे थे। हमने वापस जाने का फैसला किया और पश्चिम दिशा के मुख्य द्वार से प्रवेश करना निश्चित किया। हमने अपना मन बना लिया कि चाहे कितनी भी भीड़ हो, हम कम से कम उसी परिसर में ही रहेंगे, भले ही हम दर्शन न कर सकें।

जब हमने मंदिर परिसर में प्रवेश किया, तो हवा में एक निर्भ्रांत उल्लास था। भास्कर ने अच्छी तरह से इसका वर्णन किया, "इस जगह पर सब कुछ बढ़ा चढ़ाकर किया हुआ दिखता है। लोग जोर से बोलते हैं, जानवरों की बलि की आवाज़ ज़ोर से है, और फिर भी इस क्षेत्र में कुछ अजीब निद्रावस्था का प्रभाव है, जो हमें श्रद्धा में चुप करा देता है।" मैं देख रही थी कि कैसे कबूतर मुश्किल से इधर-उधर उड़ रहे थे और बलिदान की प्रतीक्षा में ज़मीन पर बैठे थे। जब अचानक, एक बाजू का दरवाज़ा खुल गया और वहाँ का रक्षक उन भक्तों को तलाशने लगा, जो अंदर प्रवेश करना चाहते थे। हम उस कतार में सबसे आगे रहने में कामयाब रहे, हालाँकि यह कतार हमें गर्भगृह तक नहीं ले जाने वाली थी, यह हमें 'मूर्ति दर्शन' के लिए ले गई, जहाँ से कोई भी गर्भगृह के प्रवेशद्वार से ठीक पहले हॉल सभागृह में रखी मूर्ति को देख सकता था। किसी कारण से मैं इसे 'मुक्ति दर्शन' के रूप में सुनती आ रही थी, जो मुझे लगता है कि सच्चाई से बहुत दूर नहीं है। और इस प्रकार माँ कामाख्या के मुक्ति के संस्करण का अनुभव यहाँ शुरू हुआ।

## माँ कामाख्या का अनुभव

सबसे पहले मैं मंदिर के अंदर जाने के लिए बहुत उत्साहित थी और सुरागों को देख रही थी कि यह जगह क्या हो सकती है। वहाँ कुछ

छोटे समूहों में बैठे लोग अपनी लगभग ६-८ वर्ष की आयु की छोटी बेटियों के लिए कन्या पूजा कर रहे थे। मंदिर के विभिन्न हिस्सों में समूह में बैठे अन्य लोग किसी न किसी प्रकार की पूजा कर रहे थे। मैंने चारों ओर देखा और एक दीवार पर, मणिपुर चक्र की तीन सिर वाली देवी लकिनी को देखा। षट्चक्र निरूपण में देवी लकिनी को एक भयंकर शक्ति के रूप में वर्णित किया है, जो मांस की शौक़ीन है और उसकी छाती रक्त और वसा से लाल है, जो उसके मुँह से निकलता है। वे मांस और ख़ून के साथ पका चावल और दाल खाना पसंद करती हैं। वे मांस (मांस धातु) में रहती हैं। शायद उन्हें संतुष्ट करने के लिए सभी जानवरों की बलि दी जा रही थी।

जब मैं बाहर थी, तब मैंने मंदिर की छत और दरवाजे के प्रवेश द्वार पर मगरमच्छ की तरह दिखने वाली नक्काशीदार छवियों को भी देखा, विशेष रूप से मकर,[१०] जो मगरमच्छ के समान दिखता है और स्वाधिष्ठान चक्र के प्रतीकवाद में देखा जाता है। मासिक धर्म का प्रतीक और स्वयं योनि की उपस्थिति ने संकेत दिया कि यह मंदिर निश्चित रूप से स्वाधिष्ठान चक्र से जुड़ा था।

जैसे ही मैं मूर्ति दर्शन के लिए कतार में खड़ी हुई, मैंने अपनी आँखे बंद करके भीतर देखने की कोशिश की। मैं अपने पेट में एक सीधी रेखा में गले के नीचे तक एक प्रकार के स्पंदन का अनुभव कर रही थी। अन्य मंदिरों में मेरे अनुभव के विपरीत यहाँ संवेदनाएँ बहुत अधिक स्थानों पर थीं, एक ही बार में यह सटीकता से कहना मुश्किल हो गया कि माँ कामाख्या का अस्तित्व कहाँ-कहाँ अनुभव हो रहा है। वे हर जगह और प्रत्येक वस्तु में थीं!

जैसे ही हम लौटने के लिए मुड़े, भक्त फूलों को, विभिन्न प्रसाद, कुमकुम और मूर्ति को छुई गई हर चीज़ को अपने साथ घर ले जाने के लिए उठाते हुए दिखे। पंडित ने हमें उसमें से छह सिक्के दिए।

दिलचस्प बात यह है कि कामाख्या से लौटने के एक हफ़्ते बाद भी, सिक्कों में उस जगह के कंपन थे, जब मैंने उन्हें अपनी हथेली में लिया तो, उनसे आ रही लहरों को मैं अनुभव कर रही थी।

बंद दरवाज़े से मूर्ति दर्शन के बाद लौटते समय हमने मंदिर के अंदर एक कोना चुनकर, वहाँ बैठकर, आंतरिक गतिविधियों का निरीक्षण करना निश्चित किया। शुरू में, मेरा ध्यान भटक गया था, क्योंकि वहाँ की भीड़-भाड़ को देखकर मुझे लग रहा था कि कोई हमें वहाँ बैठने नहीं देगा और मैं यह उम्मीद कर रही थी कि कभी भी मुझे वह जगह छोड़नी पडेगी, लेकिन ऐसा कुछ नहीं हुआ। किसी ने हमें परेशान नहीं किया और हम कामाख्या मंदिर के अंदर, साल के सबसे भीड़ भरे दिन, लगभग एक घंटे तक बैठकर, ध्यान करने में सक्षम हुए! अगर यह माँ कामाख्या की इच्छा नहीं है, तो और क्या है।

हमारे चारों ओर हो रही गड़बड़ी और तेज़ शोर के बावजूद यहाँ ध्यान की स्थिति में जाना बहुत आसान था। आँखे बंद करने के ५ मिनट पहले से हम बहुत विशिष्टता से संवेदनाओं को अनुभव करना शुरू कर देते हैं। वह स्थान कंपन से भरा हुआ था। यह मेरे द्वारा अपेक्षित किसी भी चीज़ के विपरीत था। थोड़ी देर बाद मेरे लिए, ये कंपन मेरे गले के निचले हिस्से में स्थिर हो गए। वहाँ से अपने मुँह के तालु, निचले होंठ और जबड़ों में अलग-अलग जगह कंपन अनुभव हो रहे थे। ये ऐसे अनुभव नहीं थे कि बस आए और गए। यह कंपन तब भी होते रहे, जब मैं कभी-कभार आँखें खोलती थी, जब कोई बच्चा मेरे ठीक नज़दीक से दौड़ता था या जब कोई व्यक्ति देवी को चढ़ाने के लिए जानवर का सिर काटकर दौड़कर जाता था। इस दौरान भास्कर इतना ध्यानस्थ हो गया था कि उसकी गोद में कबूतर आकर आराम कर रहे थे।

मैं समझ गई थी कि मैं जो अनुभव कर रही थी, वह मेरे गले के नीचे स्थित विशुद्ध चक्र था, लेकिन मेरे मुँह में और उसके आस-पास जो अन्य संवेदनाएँ थीं, वे क्या थीं? कुछ हफ़्ते बाद, चक्रों पर एक पुस्तक पढ़ते समय मैंने समझा कि विशुद्धि के ऊपर, तालु के मूल में ललना (जिसे कला चक्र भी कहा जाता है) चक्र नामक एक छोटा चक्र होता है।" यह दिलचस्प था कि मैं यह जाने बिना भी यह सब अनुभव कर सकती थी।

हम अगले दिन भी मंदिर गए और माँ के दर्शन की कृपा की बौछार हम पर होने की प्रतीक्षा कर रहे थे। और फिर हमें मूर्ति दर्शन के लिए प्रवेश करने की अनुमति मिल गई, क्योंकि मुख्य गर्भगृह तक अंतहीन कतार लगी हुई थी। हमने पहले दिन जिस कोने में बैठकर ध्यान किया था, वहीं आज बैठकर ध्यान करने का फैसला किया। इसलिए मुझे यह पुष्टि करने के लिए दूसरा दिन मिला कि क्या मैंने पिछले दिन जो अनुभव किया, वह दोहराएगा। बहुत कुछ उसी तरह दोहराया गया, लेकिन इस बार विशुद्धि के अलावा, मुझे ऐसे लगा कि कोई मेरे भौंहों के बीच की जगह को दबा रहा है। कई बार मेरा सिर उस बल के कारण पीछे झुका; जिससे दबाव की अनुभूति हो रही थी। वह आज्ञा चक्र का आसन था, जिसे अब मैं विशुद्धि के साथ अनुभव कर रही थी। मैं और भी ज़्यादा हैरान थी। किसी एक मंदिर में सभी चक्रों को कैसे कोई अनुभव कर सकता है? वास्तव में माँ कामाख्या कौन हैं?

## माँ कामाख्या कौन हैं?

अंत में अपनी यात्रा के तीसरे और आखिरी दिन हमें गर्भगृह तक जाने का मौका मिला। विशेष काउंटर (प्रति व्यक्ति ५०० रुपये शुल्क देकर) खुल गया था और भीड़ भी कुछ कम हो गई थी। पंडितों में से एक ने हमें टिकट दिलाने में मदद की, और हम गर्भगृह में प्रवेश

करने से पहले सुबह ५ बजे से १० बजे तक लगभग ५ घंटे कतार में खडे रहे। माँ कामाख्या की इच्छानुसार वह हमसे काम करवाती रही।

जैसे ही हम गर्भगृह के निकट पहुँचे, हम सबसे पहले हॉल में मूर्ति के पास पहुँचे। यह वही मूर्ति थी, जिसके दर्शन हम पिछले दो दिनों से बंद फाटकों के पीछे से कर रहे थे, लेकिन इस बार, चूँकि मैं क़रीब थी, मैंने कुछ चीजें देखीं जिन पर मैंने पहले गौर नहीं किया था। वास्तव में मेरे आगे खड़े एक पुरुष भक्त ने मेरा ध्यान उस ओर आकर्षित किया, जब मैं अपनी आँखें बंद करने की कोशिश कर रही थी। वह मुझसे लंबा था और उसने सोचा होगा कि मुझे वह दिखाई नहीं देगा। भीड़ के बावजूद वहाँ हर भक्त न केवल स्वयं दर्शन करना चाहता है, बल्कि अपने साथी भक्तों को भी दर्शन कराने के लिए उतना ही तत्पर रहता (उत्साही) है। उनके आग्रह के कारण मैंने अपनी आँखें आंशिक रूप से खोल दी, क्योंकि मुझे डर था कि वह मुझे एक बेहतर दृश्य देने के लिए उठा न ले, जैसा कि वे बच्चों के साथ करते हैं!

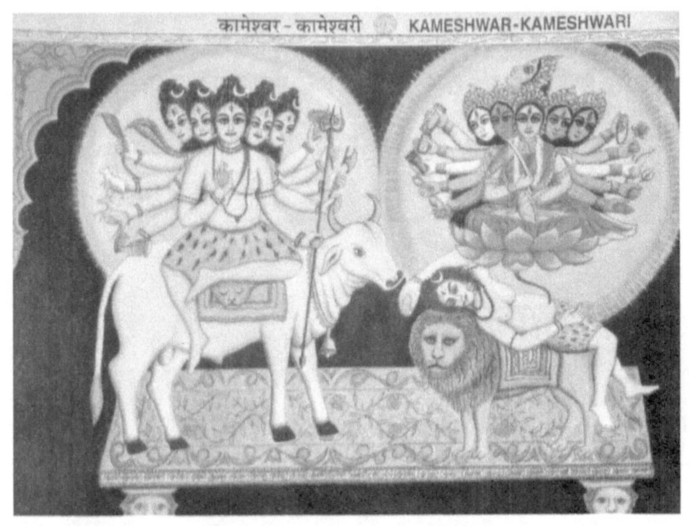


**चित्र २०:** कामाख्या मंदिर में दिखाई देने वाली कामेश्वर-कामेश्वरी की छवि

वहाँ तीन मूर्तियाँ थी, जो संभवतः षोडशी, मातंगी और कमला थीं, जिन्हें त्रिपुरसुंदरी, सरस्वती और लक्ष्मी के नाम से भी जाना जाता है। कुछ जानकारों का कहना है कि ये तीन देवियाँ, माँ कामाख्या के साथ अंदर गर्भगृह में हैं। उसके पास ५ चेहरों और १० हाथों वाले शिव की एक बड़ी फ्रेम लगी तस्वीर मैंने देखी। यह छवि देखते ही तुरंत मेरे दिमाग़ की घंटी बजी - यह छवि ठीक वैसी ही थी, जैसी मैंने विशुद्धि चक्र के आरेखीय प्रतिनिधित्व कर रही सदाशिव देखी थी, तो, इस तरह मुझे पता चला कि विशुद्धि चक्र में उठी संवेदनाएँ काल्पनिक नहीं थीं। मुझे बाद में पता चला कि यहाँ के शिव को कामेश्वर शिव के नाम से जाना जाता है। वहाँ एक और देवी थीं, जिनके छह चेहरे थे और १२ हाथ थे, जिसका उद्गम शिव की नाभि कमल से हुआ था, और शिव अचेतन लाश की तरह था। यह एक असामान्य छवि है, जिसका हमेशा माँ कामाख्या का प्रतिनिधित्व करने के लिए उपयोग किया जाता है। इस छवि के विभिन्न स्पष्टीकरण दिए जाते हैं। कुछ अध्ययनों का कहना है कि यह कामेश्वरी है, जिसे ब्रह्मा, विष्णु और शिव द्वारा धारण किया जाता है। मुझे जो स्पष्टीकरण पसंद आया, सही लगा, वह यह है कि शिव की रचनात्मक इच्छा के कारण कामाख्या का जन्म हुआ। वह उनकी शक्ति है, जो व्यक्त करने की उनकी इच्छा से बनाई गई हैं और दुनिया चलाने के लिए शिव से उन्होंने कार्यभार लिया।

## कामरूप में कामाख्या

वर्तमान में कामरूप असम राज्य में एक जिला है। प्राचीन दिनों में कामरूप जिसे प्राग्ज्योतिष भी कहा जाता था, असम का पहला ऐतिहासिक साम्राज्य था, जो चौथी से बारहवीं शताब्दी ईस्वी के बीच अस्तित्व में था।[१२] योगिनी तंत्र जो शिव और पार्वती के बीच संवाद है, उसमें कामरूप को एक महत्त्वपूर्ण स्थान के रूप में वर्णित किया है। जब माता पार्वती, शिव को उनसे उस चुने हुए स्थान के बारे में पूछती

हैं, जहाँ सिद्धि और मुक्ति दोनों प्राप्त हो सकती हैं, तो उसके जवाब में शिव कहते हैं कि जप, होम आदि वाराणसी में किए जाने पर प्रभावी हो जाते हैं, लेकिन कामरूप में किए जाने पर वे सभी फल देते हैं।[१४] कामाख्या को सभी पवित्र स्थानों का केंद्र कहा जाता है और कामरूप के हर घर में देवी कामाख्या निवास करती है, ऐसा कहा जाता है।

ई.ए.गेट (E.A.Gait) के अनुसार, योगिनी तंत्र में वर्णित कामरूप में मोटे तौर पर ब्रह्मपुत्र घाटी, भूटान, रंगपुर (बांग्लादेश), कूच बिहार (पश्चिम बंगाल में), म्यामेंसिंग (mymensing) के पूर्वोत्तर (बांग्लादेश में) और शायद मेघालय[१५] का गारो हिल्स का भाग समाविष्ट है। इसका वर्णन कालिका पुराण में भी आया है। कालिका पुराण के अनुसार, प्रागज्योतिषपुर शहर, कामरूप के मध्य में स्थित है, जहाँ की पीठासीन देवी कामाख्या हैं। कामाख्या के चारों दिशाओं में नवयोनियाँ स्थित हैं, जिनके नाम हैं - उपवीथि (षाखा - मार्ग), वीथि (मार्ग), उपपीठ, पीठ (पवित्र स्थान), सिद्धपीठ, महापीठ, ब्रह्मपीठ, विष्णुपीठ, रूद्रपीठ। १६ वर्ग किलोमीटर का क्षेत्र है, जिसे योनि मंडल माना जाता है, और इसके बीच में मनोभाव गुहा मौजूद है, जहाँ देवी कामाख्या लाल पानी (रक्त पाणिया रूपिणी) में रहती हैं, जो ६ वर्ग फीट क्षेत्र में व्याप्त है। श्री कालिकापुराण के अनुसार, माँ कामाख्या की पूजा के साथ ६४ योगिनियों की पूजा करनी होती है।[१६]

यह सब एक संभावना की ओर इशारा करता है की क्या यह हो सकता है कि माँ कामाख्या का निवास केवल एक मंदिर में नहीं है, बल्कि पवित्र श्री चक्र का केंद्र है?[१७]

## मंत्र के माध्यम से समझना

माँ कामाख्या कौन हैं, यह समझने का एक तरीक़ा मंत्रों के माध्यम का है, जिन्हें दर्शन के विभिन्न अवसरों पर कहा जाता है। योगिनी

तंत्र में मंत्र, नियम और कर्मकांड दिए गए हैं। उनमें से कुछ मंत्र नीचे दिए गए हैं। जिस मंत्र से आह्वान करना है, वह इस प्रकार है -

कामाख्ये कामसम्पन्ने कामेश्वरि हरप्रिये।
कामनां देहि मे नित्यं कामेश्वरि नमोस्तुते॥

उपरोक्त मंत्र में उन्हें कामेश्वरी रूप से सम्मानित किया गया है, जो सभी इच्छाओं को पूर्ण करती हैं, और भक्त उनसे हर दिन अपनी इच्छाओं को पूर्ण करने का अनुरोध करते हैं, विनती करते हैं।

गर्भगृह में जाने से पहले उनके प्रणाम मंत्र का पाठ इस प्रकार करना है,

कामाख्ये वरदे देवी नीलपर्वतवासिनी।
त्वं देवी जगतं मातर्योनिमुद्रे नमोस्तुते।।

यह मंत्र माँ कामाख्या का वर्णन नीलांचल की पहाड़ियों में निवास करने वाली के रूप में करता है। दूसरी पंक्ति में उन्हे सर्वव्यापी माँ के रूप में आमंत्रित किया जाता है, जिन्हें योनि के रूप में दर्शाया जाता है।

इसके बाद जब भक्त गर्भगृह में योनि के दर्शन के लिए पहुँचते हैं, तो जिस मंत्र का जाप करते हैं, उसे स्पर्श मंत्र कहते हैं, जिसे योनि को छूते ही जपना पड़ता है। यह मंत्र माँ कामाख्या के वास्तविक स्वरूप के बारे में महत्त्वपूर्ण संकेत प्रदान करता है।

मनोभाव गुहमध्ये रक्तपानीय रूपिणी।
तस्य स्पर्शमात्रेण पुनर्जन्म न विद्यते।।

यहाँ वह रक्त रंग पानी में, गुफा में रहने वाली के रूप में पहचानी जाती हैं। उनकी योनि को छूकर हम उससे प्रार्थना करते हैं कि वह हमारे जन्म और पुनर्जन्म के चक्र को तोड़ दें और मुक्ति प्रदान करें।

माँ कामाख्या कौन हैं, इसके लिए उपरोक्त मंत्र सबसे महत्त्वपूर्ण सुराग है। वे सिर्फ़ काली या महाकाली नहीं हैं, वे सिर्फ़ त्रिपुरसुंदरी नहीं हैं, वे सिर्फ़ कामेश्वरी नहीं हैं, वे केवल सभी दशमहाविद्या का एकत्रित रूप नहीं हैं, बल्कि सभी अभिव्यक्तियों का स्रोत हैं। माँ कामाख्या कोई और नहीं, बल्कि महामाया है।

महामाया शक्ति है, वह ब्रह्म का अव्यक्त रूप हैं, जो सभी कारणों का कारण है। जब ब्रह्म ने एक के कई रूपों को देखने की इच्छा व्यक्त की, तो यह महामाया के माध्यम से संभव हुआ। वह सृष्टि के पीछे की प्रेरक शक्ति है। उनके बिना, सब कुछ अचेतन हो जाएगा, जैसे शिव अपने शव रूप में होते हैं।

श्रीकालिकापुराण में महामाया का सुंदर वर्णन किया गया है, जिसे महान देवता ब्रह्मा, विष्णु और शिव नमन करते हैं, क्योंकि वह ब्रह्मा में राजसिक रचनात्मक शक्ति, विष्णु में सात्विक संरक्षक शक्ति और रुद्र में तामसिक विनाशकारी शक्ति हैं। उनके बिना, देवता स्वयं कार्य नहीं कर पाएँगे।

देवी माहात्म्य में कई उदाहरणों में यह वर्णन आया है कि जब असुरों द्वारा पराजित देवताओं ने उन्हें बचाने और दुनिया में व्यवस्था वापस लाने के लिए महामाया का आह्वान किया। शुम्भ और निशुम्भ, इन राक्षस भाइयों के खिलाफ़ लड़ाई में महामाया ने स्वयं से काली, दुर्गा, कात्यायनी, वैष्णवी, रौद्री, ब्राह्मी, नरसिम्ही और अन्य ऐसे विभिन्न रूपों में प्रकट होकर राक्षसों पर हमला किया और उनमें से हर एक को मार डाला। जब शुम्भ ने उनसे पूछा कि कौन उनकी मदद कर रहा है, तो उन्होंने कहा, "मैं इस दुनिया में अकेली हूँ। यहाँ मेरे सिवाय और कौन है? देखो, तुमसे लड़ने वाले यह सब मैं ही हूँ। अब मुझे देखो।" जैसे ही देवी ने इन शब्दों का

उच्चारण किया, विभिन्न सभी रूप दुर्गा के शरीर में प्रवेश कर गए, और वह एकमात्र देवी रहीं।[१८]

कामाख्या में, उन्हें रूप और गुणों वाली देवी के रूप में नहीं, बल्कि देवी के सभी रूपों के स्रोत के रूप में दर्शाया गया है। कितना तर्कसंगत है, उसे योनि के रूप में दर्शाना, जो कि संपूर्ण ब्रह्मांड के अस्तित्व में आने का जन्मस्थान है। गर्भगृह में जाने और योनि के पानी के संपर्क में आने (छूने) से हमें ऐसा लगेगा कि हम आखिरकार चिरविश्राम की जगह पर पहुँच गए, क्योंकि घर वहीं है, जिस कोख से हम जन्मे है।

उनके सभी प्रकट रूपों में देवी ललिता त्रिपुरसुंदरी (जिसे षोडशी भी कहा जाता है), जो पवित्र श्रीचक्र की पीठासीन देवी है, उनको माँ कामाख्या की पूर्ण अभिव्यक्ति के रूप में माना जाता है, और इसलिए वे अक्सर माँ कामाख्या के साथ होती हैं। देवी कमला (जिन्हें लक्ष्मी भी कहा जाता है) ऐश्वर्य या विपुलता को देने वाली हैं, जो माँ कामाख्या के इच्छा पूर्ण करने वाले पहलू की ओर इशारा करती हैं। देवी मातंगी (जिन्हें सरस्वती भी कहा जाता है) वे हैं, जो भक्तों को ललिता के पास ले जाती हैं; वे वह हैं, जो सभी रचनात्मक अभिव्यक्तियों को संभव बनाती हैं और ज्ञान तथा बुद्धिमत्ता के पहलुओं का प्रतिनिधित्व करती हैं। गर्भगृह के बाहर रखी गई मूर्ति के ये तीन प्रकार हैं।

## भुक्ति प्राप्ति के लिए कामाख्या

कामेश्वरी के रूप में वे सभी भक्तों की इच्छाओं को पूर्ण करती हैं, क्योंकि वे निर्मात्री हैं। बच्चों की (भक्तों) मनोकामना पूरी करने वाली माँ हैं। बच्चे (भक्त) क्या चाहते हैं, वह उसे बताने की ज़रूरत नहीं है। सभी माताओं को सहज रूप से जैसे मालूम होता है कि अपने बच्चों को क्या चाहिए, वैसे ही वे सब जानती हैं। ऐसा बताया जाता है कि

सभी भक्त माँ कामाख्या के दर्शन करने के बाद अपनी इच्छाओं की पूर्ति का अनुभव करते हैं।

यह सिर्फ़ श्रद्धा नहीं है। अक्सर जिन चीज़ों की पूर्ति के लिए हम प्रार्थना करते हैं, वे हमारे जीवन के ऐसे पहलू हैं, जिन्हे पाने के लिए हम जूझ रहे होते हैं। जब हम चक्रों को समझते हैं, तो हम जानते हैं कि हमारी इच्छाएँ भावनाएँ और उत्तम स्वास्थ्य विशिष्ट चक्रों से जुड़े हैं। अक्सर हम जिन चीज़ों की इच्छा और प्रार्थना करते हैं, उनका संबंध एक चक्र से होता है, जो पर्याप्त रूप से सक्रिय न होने के कारण हमारे लिए काम नहीं करता है। चूँकि कामाख्या मंदिर सभी चक्रों पर कार्य करने में सक्षम हैं, इसलिए यह मंदिर हमें भौतिक और/या आध्यात्मिक रूप से विकास के अगले स्तर तक ले जाने के लिए संभव बनाता है। यह ग़लत नहीं है, यदि प्रत्येक पुरुष/महिला भक्त कामाख्या के बारे में अपने अनुभव का अलग-अलग वर्णन करते हैं। और यही कारण है कि उनके इतने सारे नाम और रूप हैं। इस मंदिर का चैतन्य प्रत्येक भक्त को अलग तरह से प्रभावित करता है, जो उनकी कामनाओं के आधार पर होता है।

मेरे लिए देखा जाए तो विशुद्धि चक्र को सक्रिय बनाने के लिए यह स्थान वास्तव में शक्तिशाली था। मुझे जो चाहिए था, वह मिल गया था, क्योंकि रचनात्मक कार्य करने की प्रेरणा, विशुद्धि चक्र सक्रिय होने से मिलती है। जब वह चक्र पर्याप्त रूप से सक्रिय होता है, तब साहित्यिक और काव्यात्मक कार्य को करने की ऊर्जा और रचनात्मकता वहीं से उत्पन्न होती है। यह वह चक्र है, जो बिना किसी निर्देश के शास्त्रों की अंतर्दृष्टि तथा आत्मा (मोक्ष) का ज्ञान प्राप्त करने में सक्षम बनाता है। यदि कोई मुझसे पूछेगा कि इस पुस्तक में मैंने जो लिखा है, उस तक मैं कैसे पहुँची, तो वह माँ कामाख्या के कृपा कारण है, यही मैं बता सकती हूँ।

## मुक्ति के लिए कामाख्या

माँ कामाख्या के माहवारी का आध्यात्मिक महत्त्व क्या है?

सबरीमला जैसे मोक्षधाम आपको निवृत्ति के मार्ग पर चलने और इच्छाओं को त्यागने के लिए प्रेरित करते हैं, उसके ठीक विपरीत यहाँ कामाख्या में आपकी सारी इच्छाएँ पूर्ण की जाती हैं, अर्थात अंतिम उद्देश्य दोनों के समान हैं - मुक्ति दिलाना। मुक्ति प्राप्त करने के लिए सभी इच्छाओं को उससे जुड़े कर्मों के साथ पूर्ण करना चाहिए। यह या तो सबरीमला में देखे गए त्याग के मार्ग से प्राप्त किया जा सकता है या इच्छाओं की पूर्ति के द्वारा, जैसा कि हम कामाख्या के माध्यम से अनुभव करते हैं।

जो कोई भी माँ कामाख्या के संपर्क में आएगा, उसे मुक्ति प्राप्त होगी, चाहे वह इंसान हो या जानवर। मुक्ति प्राप्ति के लिए मानव जन्म आवश्यक माना जाता है। ऐसा कहा जाता है कि आवश्यक साधना करने और अंत में ब्रह्म के साथ विलय होने के लिए देवताओं को भी मनुष्य के रूप में जन्म लेना होगा। इसलिए जब हम उनकी वेदी पर जानवरों की बलि देते हुए देखते हैं, तो यह समझना चाहिए कि इन जानवरों को अगला जन्म उच्च योनि में प्राप्त होगा, जो उनका मुक्ति पाने का मार्ग और प्रशस्त करेगा। इसलिए पशु बलि से पहले मंत्रों का पाठ किया जाता है। ऐसा ही इंसानों के साथ होता है जो उसके योनि के पानी को ग्रहण करते हैं, लेकिन जानवरों के विपरीत हम इंसान कर्म जमा करते हैं। इससे पहले कि हम मुक्ति प्राप्ति के लिए उसकी वेदि पर अपनी बलि चढाएँ, वे यह सुनिश्चित करेंगी कि हमारे सभी प्रलंबित कर्म और हमारी इच्छाओं की पूर्ति हो जाए। उनकी परोपकारिता को, इस दृष्टिकोण से देखना ग़लती होगी कि वे हमें भौतिक उन्नयन में मदद करेंगी। हमारी माँ होने के कारण वे हमें, हमसे बेहतर जानती हैं। वे हमारा हाथ पकड़कर हमें आगे (मोक्ष की ओर) ले जाएँगी, चाहे हम इसके बारे में जानते हों या नहीं।

और यहीं से मासिक धर्म का आध्यात्मिक महत्त्व अस्तित्व में आता है। योनि जो जन्ममार्ग है, जिसके माध्यम से जीव का जन्म होता है, मासिक धर्म के समय वही योनि जीव विलयन का भी मार्ग बन जाता है। मासिक धर्म वह प्रक्रिया है, जिसके द्वारा हम जन्म और पुनर्जन्म चक्र को तोड़ते हैं, क्योंकि यह जीवन निर्माण की प्रक्रिया को खंडित करने के परिणामस्वरूप होता है। जब माँ कामाख्या को मासिक धर्म प्राप्त होता है, उनकी सृष्टि विलय करने की शक्ति अपने चरम पर होती है। इसी कारण यहाँ इस समय माँ कामाख्या के मासिक धर्म दौरान, तांत्रिक और साधुजनों का दर्शन के लिए भीड़ जमा होती है। यही वह समय है, जब माँ कामाख्या की उपस्थिति में कम से कम प्रयास से मुक्ति प्राप्त करना आसान हो जाता है।

ऐसा कहा जाता है कि मासिक धर्मवाली महिलाएँ मासिक धर्म के दौरान अपने आस-पास के लोगों के प्राण को अवशोषित कर लेती हैं। तो कल्पना कीजिए कि मासिक धर्म के दिनों में माँ कामाख्या की अवशोषण की शक्ति का क्या प्रभाव हो सकता है। यही कारण है कि उन चार दिनों के दौरान उनका मंदिर बंद रहता है, क्योंकि उनकी शक्ति को सहन करना, नश्वर मनुष्य के लिए बहुत कठिन होगा।

भारत में, मासिक धर्म की आध्यात्मिक समझ यह है - मासिक धर्म सबसे सरल आध्यात्मिक साधना है, जिसके द्वारा व्यक्ति, मुक्ति के अपने अंतिम लक्ष्य को प्राप्त कर सकता है। इसी कारण से मासिक धर्म वाली महिला से भय और उसके प्रति सम्मान दोनों प्रकट किए जाते हैं। मासिक धर्म के आध्यात्मिक उद्देश्य की इस गहरी समझ के कारण ही इस संभावना को मूर्त रूप देने वाली महिलाओं को सम्मानित किया जाता है और अंबुबाची के दौरान इसे मनाया जाता है।

# References for Chapter 11

1. *Māyā* is often defined as Illusion. However, a more apt definition would be 'Experience in Time and Space of Self and Not-Self' as written by Sir John Woodroffe in his book Shakti and Shakta.

2. In *Āyurved* classics, *yōni* refers to the complete female reproductive system and individual organs independently. However, it is usually used to describe the vulva/female external genitals.

3. Rites and Rituals of Kamakhya, *Kalika Purāṇa*

4. *Sati* is an incarnation of *Pārvathi*, the wife of *Śiva*

5. A *Tantrik* is one who practices *Tantra* as a spiritual path

6. Described in my book 'Women & Sabarimala:Science behind Restrictions'. Notion Press, 2019

7. *Dakṣiṇāyana* – six months from the summer solstice to winter solstice

8. *Trishul* – the Trident weapon carried by *Śiva*, and often used to represent him

9. Note that not all temples associated with maṇipūra cakra have the same effect. For those pursuing the path of worldly life, maṇipūra cakra will have the effect of triggering ambition and drive to do well in materialistic aspects.

10. *Makara* is a legendary sea-creature in Hindu mythology.

11. Avalon, Arthur (Sir John Woodroffe). The Serpent Power: The Secrets of Tantric and Shaktic Yoga, 1919

12. Kamarupa Kingdom, Wikimedia Commons

13. Varanasi, also known as Banaras, is a city in Uttar Pradesh, which is a well-known pilgrim site in India.

14. Shastri, Biswanarayan. The Yogini Tantra. 1982

15. Sir Edward Albert Gait. A History of Assam, 1906

16. *Śrī Kālika Purāṇa*

17. *Śrī Cakra* is a complex geometry found in the *Śrī Vidyā* school of Hinduism, which is considered as a means to experience the Divine Feminine. It is said to be the abode of cosmic awareness. The center of this geometry, the *bindu*, a red dot, is said to be the origin of creation, merging back into which is the purpose of the *upāsana*. For

more information, one can refer the book "Gifts from the Goddess" by Michael M. Bowden.

18. Swami Shivananada. The Devi Mahatamya. Chapter 10.
19. Bowden, Michael. M. Gifts from the Goddess: Dasa Mahavidyas, 45th Parallel Press, 2019.

# अध्याय - १२

# इंद्र के पाप के परिणामस्वरूप मासिक धर्म का मिथक

कुछ साल पहले मुझे भारत की एक प्रसिद्ध धार्मिक संस्था से जुड़ी एक संन्यासिनी का ई-मेल मिला। उन्होंने मेरे कुछ लेख पढ़े थे और मासिक धर्म से जुड़ी, एक प्रसिद्ध पौराणिक कहानी पर मेरे विचार पूछने के लिए मुझे लिखा था। उन्होंने पूछा था कि क्या भगवान इंद्र के पाप के अपराध बोध के कारण महिलाओं को मासिक धर्म होता है। उन्होंने मुझे बताया कि यह कहानी कुछ धार्मिक नेताओं और लेखकों ने यह समझाने के लिए बताई थी कि, मासिक धर्म महिलाओं को अपवित्र क्यों बनाता है। यह निश्चित रूप से ग़लत स्पष्टीकरण है।

## कहानी

श्रीमद् भागवत पुराण (स्कंद ६, अध्याय ९) में इंद्र द्वारा, विश्वरूप को मारने की कहानी का उल्लेख है, जो देवताओं के अधिकृत पंडित थे। और इस तरह इंद्र द्वारा ब्रह्महत्या का पाप हुआ, जो की एक ब्राह्मण विद्वान व्यक्ति की हत्या का पाप है। विश्वरूप अंशत: मानव और अंशत: असुर थे, चूंकि उनकी माँ एक असुर थी। इस कारण उन्होंने गुप्त रूप से अपने बलिदानों का एक हिस्सा असुरों की भलाई के लिए अर्पित कर दिया। जब देवों के शासक इंद्र ने इस बारे में सुना, तो उन्होंने अपनी तलवार उठाई और विश्वरूप के तीन सिर काट दिए। इस प्रकार, इंद्र ने ब्रह्म हत्या का पाप किया। यदि

इंद्र चाहते तो अपनी शक्तियों के कारण इस पाप से स्वयं को मुक्त कर सकते थे, लेकिन इसके बजाय, उन्होंने एक ब्राह्मण की हत्या के अपराध और पाप स्वीकार करने का फैसला किया। सालभर की तपस्या के अंत में, इस पाप से स्वयं को शुद्ध मुक्त करने के लिए, वे अपने अपराध का एक चौथाई हिस्सा साझा करने के लिए पृथ्वी, पेड़ों, महिलाओं और पानी के पास गए और इस तरह से उनकी मदद से वे मुक्त हुए।[२]

एक चौथाई पाप को स्वीकार करने के बदले में पृथ्वी ने वरदान माँगा कि जब भी इसे खोदा जाएगा, तो बनाए गए छेद, अपने अपन भर जाएँ। पृथ्वी द्वारा इंद्र के पाप को स्वीकार करने का कारण कहा जाता है कि पृथ्वी के कुछ हिस्से बंजर हैं (जैसे रेगिस्तानी क्षेत्र)। पेड़ों ने वरदान माँगा कि जब भी शाखाओं को काटा जाए, तो वे फिर से विकसित हो सकें। इस प्रकार पेड़ों से निकलने वाले रस को इंद्र के पाप को स्वीकार करने के परिणाम के रूप में देखा जाता है। पानी ने अन्य द्रव्यों के साथ मिलाने पर अपना (आयतन) मात्रा बढ़ाने का वरदान माँगा। इसलिए पानी की सतह पर झाग और बुलबुले की उपस्थिति को इंद्र के पाप के एक हिस्से को स्वीकार करने का परिणाम कहा जाता है। जब इंद्र ने महिलाओं से संपर्क किया, तो उन्होंने हर समय पुरुषों के सहवास का आनंद लेने में सक्षम होने का वरदान माँगा। वह वरदान प्रदान किया गया था। कहा जाता है की महिलाओं में इंद्र के एक चौथाई अपराध को स्वीकार करने के संकेत रूप से मासिक धर्म होता है।


## विवेचन

अब, आइए इंद्र के एक चौथाई अपराध को स्वीकार करने वाली महिलाओं के संबंध में श्रीमद् भागवत पुराण में वर्णित वाक्यांशों पर क़रीब से नज़र डालें। वही नीचे दिया गया है,

शश्वत्कांमवरेणामहस्तुरियं जगृहुः स्त्रियः।
रजोरूपेण तास्वमहो मासि मासि प्रदृश्यते॥९॥

उपरोक्त वाक्यांश का कई तरीके से विवेचन दिए गए हैं। एक संस्करण में[3] कहा गया है, "महिलाएँ बहुत ही कामुक होती हैं, और ज़ाहिर तौर पर उनकी निरंतर कामुक इच्छाएँ कभी संतुष्ट नहीं होती हैं। भगवान इंद्र के आशीर्वाद के बदले में कि उनकी कामुक इच्छाओं का कोई अंत नहीं होगा, महिलाओं ने ब्राह्मण हत्या के लिए, एक चौथाई पापी प्रतिक्रियाओं को स्वीकार किया। उन प्रतिक्रियाओं के परिणामस्वरूप, महिलाओं को हर महीने मासिक धर्म होता है।"

एक अन्य लेखक[4] उल्लेख करते हैं कि - "यदि कोई व्यक्ति जानबूझकर या अनजाने में, जीवात्मा के जन्म को रोकता है, तो वह अधर्म करता है। ऐसा इसलिए है, क्योंकि, कई मायनों में बच्चे को जन्म लेने से रोकना एक व्यक्ति की हत्या के समान है। ब्रह्म हत्या का एक तिहाई पाप, अंडाणु के फलित न हो पाने और भौतिक जगत में जीवात्मा का स्वीकार करने के योग्य बनने में विफल होने के कारण होता है।"

इस कहानी के एक अन्य विवेचन में मैंने एक पुरुष को यह कहते सुना है कि मासिक धर्म महिलाओं द्वारा एक महान बलिदान है क्योंकि उन्होंने इंद्र के पाप को स्वीकार कर लिया था। मासिक धर्म तब एक बलिदान हो सकता है, जब महिलाएँ इस प्रक्रिया में कुछ खो रही हैं। लेकिन यह ठीक विपरीत है। इसके अलावा इंद्र, महिलाओं को उन पर एहसान करने और उनका पाप लेने के लिए दंडित क्यों करेंगे?

मुझे इसमें कोई संदेह नहीं है कि इन लोगों के इरादे नेक हैं, और एक ऐसे विषय के बारे में जवाब देने की कोशिश कर रहे हैं, जिसके बारे में वे पर्याप्त जानकारी नहीं रखते। उनके ये प्रयास देखकर मुझे

स्वामी विवेकानंद के एक सुंदर उद्धरण की याद आती है, जब किसी ने उनसे महिलाओं के कल्याण के लिए कुछ करने का आग्रह किया। स्वामीजी ने कहा, "महिलाएँ स्वयं अपनी भाग्यविधाता बनेंगी, जो पुरुषों द्वारा महिलाओं के लिए किए गए प्रयास से कहीं बेहतर होगा। महिलाओं पर सारी बुराइयाँ इसलिए आई हैं, क्योंकि पुरुषों ने औरतों की क़िस्मत बनाने का बीड़ा उठाया है।"

## इंद्र की कथा का वास्तविक अर्थ

समय आ गया है कि हम आलेखों को समझें, और इस कहानी को उसी तरह से सुनाया जाए, जैसा इसे समझा जाना है। पुराणों की कहानियों को सरल कथाओं के माध्यम से गहरे दार्शनिक विचारों को व्यक्त करने के उद्देश्य से बड़ी ख़ूबसूरती से बताया गया है। जैसा कि अधिकांश प्राचीन हिंदू ग्रंथों के साथ होता है, सही अर्थ अक्सर बाहरी रूप से सरलीकृत कथन में कोडित और छिपा होता है। इसलिए, इन कहानियों को शाब्दिक अर्थ से नहीं लिया जाना चाहिए और शाब्दिक अनुवाद नहीं किया जाना चाहिए। ऐसी कहानियों में अंतर्निहित संदेश को समझना होगा।

पुराणों की सभी कहानियों का एक मूल उद्देश्य है - पुराण पढ़ने वालों को आध्यात्मिक दृष्टिकोण की ओर इस समझ के साथ मुक्ति तक स्थानांतरित करना कि वही मानव के रूप में जन्म का अंतिम कारण है। मुक्ति पाने के लिए मनुष्य को जन्म और पुनर्जन्म के कर्म चक्र को तोड़ना आवश्यक है। जब तक हम ऐसा करने में सक्षम नहीं हो जाते, यह माना जाता है कि हम बार-बार जन्म लेंगे। तो कैसे कोई आध्यात्मिक साधना करने वाला व्यक्ति/साधक, जन्म और पुनर्जन्म के चक्र को तोड़ सकता है?

आध्यात्मिक पथ पर मार्ग क्रमण करने के लिए आवश्यक पहलुओं में से एक है कि पुरुषों में वीर्य और महिलाओं में मासिक

धर्म के रक्त में निहित मानव बीज को रोकने में सक्षम होना। फिर गुरु के मार्गदर्शन में कुछ अभ्यासों के माध्यम से, बीज को चक्रों से ऊपर उठा कर सूक्ष्म रूपों में बदल दिया जाता है। यह प्रक्रिया तंत्र के अभ्यास कर्ताओं के साथ-साथ ताओ धर्म (Taoism) का पालन करने वालों को भी ज्ञात होती है।

मुक्ति की इस खोज में, यदि कोई यौन गतिविधियों में संलग्न है, जिसमें मानव बीज की रिहाई समाविष्ट है, तो संघर्ष होगा। यही कारण है कि उन्नत तांत्रिक तकनीक बीज/वीर्य की रिहाई के बिना यौन क्रिया में संलग्न होना सिखाती है। गहन आध्यात्मिक साधना करने वाले पुरुषों के लिए इस ज्ञान के अभाव में, ब्रह्मचर्य के अभ्यास के माध्यम से वीर्य को संरक्षित करना आवश्यक है। ब्रह्मचर्य का पालन करके, पुरुष सचेत रूप से जन्म और पुनर्जन्म के चक्र को तोड़ने का चयन करते हैं। लेकिन महिलाओं के लिए ब्रह्मचर्य का पालन आवश्यक नहीं है, क्योंकि मासिक धर्म वह प्रक्रिया है, जिसके द्वारा महिलाएँ जन्म और पुनर्जन्म के कर्म को तोड़ती हैं। यदि मासिक धर्म ब्रह्महत्या है, तो पुरुषों द्वारा किया जाने वाला ब्रह्मचर्य का अभ्यास भी तो ब्रह्महत्या है। वास्तव में देखा जाए तो, अनैच्छिक मासिक धर्म के विपरीत, ब्रह्मचर्य जीवन को आगे न ले जाने का स्वैच्छिक विकल्प है। लेकिन जबकि ब्रह्मचर्य को एक उच्च आध्यात्मिक मार्ग माना जाता है, मासिक धर्म को पाप माना जाता है। हम ऐसे परस्पर विरोधी विचार कैसे कर सकते हैं?

वशिष्ठ धर्मशास्त्र में एक पंक्ति है, जो कहती है कि, "महीने दर महीने महिलाओं में होने वाला मासिक स्राव उनके पापों को दूर करता है।" कई धर्मों में माने जाने वाले अच्छे और बुरे की विभिन्न धारणाओं के विपरीत, हिंदू धर्म में जो कुछ भी हमें मुक्ति के लक्ष्य प्राप्ति के मार्ग से दूर ले जाता है, उसे पाप माना जाता है। इंद्र की इस कहानी में पाप का अर्थ है - जीव को जन्म देने का कर्म और

उसके साथ जुड़े सभी लगाव जो मुक्ति की प्रक्रिया को और अधिक दुस्साध्य बनाते हैं। इसलिए महिलाओं को इंद्र का एक चौथाई पाप दूर करने के कारण प्राप्त वरदान, ब्रह्मचर्य का पालन किए बिना आध्यात्मिक मार्ग का अनुसरण करने की क्षमता देता है। मासिक धर्म वह प्रक्रिया है, जो इसे संभव बनाती है। वास्तव में इसका मतलब है कि महिलाएँ वैवाहिक/यौन जीवन का आनंद ले सकती हैं और साथ ही साथ आध्यात्मिक मार्ग का अनुसरण भी कर सकती हैं। दूसरे शब्दों में स्त्री शरीर के माध्यम से भुक्ति और मुक्ति दोनों प्राप्त की जा सकती है। यह मासिक धर्म और रजोनिवृत्ति के प्राकृतिक चरणों के माध्यम से संभव बनाया गया है।

## महिलाओं के लिए आध्यात्मिकता

पुरुषों में ब्रह्मचर्य के रूप में अविवाहित जीवन का अभ्यास किया जाता है, जिसमें यौन संयम के अलावा कई आध्यात्मिक अभ्यास समाविष्ट हैं। ऐसे पथ पर चलने वाले पुरुष, मानव बीज को सूक्ष्म रूपों में बदलने में सक्षम होंगे, जो उनके व्यक्तित्व और आध्यात्मिक क्षमता को शक्ति प्रदान करते हैं। आयुर्वेद में, ऊतक की सातवीं परत (स्तर) या धातु को शुक्र धातु कहा जाता है। यह अंतिम धातु है। जो भोजन हम ग्रहण करते हैं, वह सूक्ष्म हो जाएगा और इस परत के निर्माण में चला जाएगा, जो महिलाओं में डिंब और पुरुषों में वीर्य का प्रजनन है। आम लोगों में, यह परत (स्तर) यौन क्रिया के माध्यम से गल जाती है (समाप्त हो जाती है)। ब्रह्मचर्य का अभ्यास करने वालों में शुक्र, ओजस और तेजस में बदल जाता है। ओजस प्रतिरक्षा को बढ़ाता है और तेजस मनुष्य जो पाने की चाह अपने दिमाग़ से रखता है, उसे प्रज्ज्वलित करने में सहायक होता है।

महिलाओं को आध्यात्मिक पथ पर चलने की संभावना, रजोनिवृत्ति के दायरे में पहुँचने के बाद स्वाभाविक रूप से उपलब्ध

होती है। इसीलिए भारत में रजोनिवृत्ति आध्यात्मिकता के साथ निकटता से जुड़ी हुई है, क्योंकि रजोनिवृत्ति के बाद महिला का शरीर, मासिक धर्म और प्रजनन प्रक्रियाओं के हस्तक्षेप के बिना आध्यात्मिक ऊँचाइयों का अनुभव करने में सक्षम होगा। हमेशा हम सोचते हैं कि मासिक धर्म के कारण महिलाएँ पुरुषों की तरह अध्यात्मिक पथ पर चलने में सक्षम नहीं होती हैं। सच तो यह है कि रजस्वला होने तक महिलाओं को मुख्य रूप से की जाने वाली सभी साधनाएँ नहीं करनी पड़ती हैं। मीराबाई और अक्का महादेवी जैसी पौराणिक महिलाओं की कहानियाँ, मेरे अपने अनुभव और मेरे जैसी अन्य महिलाएँ जो न तो दीक्षित हैं और न ही योगी की तरह गहन साधना करती हैं, और फिर भी सूक्ष्म पहलुओं को आसानी से अनुभव करने में सक्षम हैं, जो कि इस बात का प्रमाण हैं कि मासिक धर्म महिलाओं के लिए क्या कुछ कर सकता है। मासिक धर्म महिलाओं को अपने शरीर के सूक्ष्मतर क्षेत्र का अधिक आसानी से अनुभव करने और जीवन का आनंद लेने का अवसर प्रदान करता है, तथा रजोनिवृत्ति आध्यात्मिक ज्ञान प्राप्ति के पथ की संभावना भी प्रदान करती है। इसलिए, प्रकृति ने स्त्री को इस तरह बनाया है कि उसका शरीर और उसका मन, स्वाभाविक रूप से उसे उसके कर्मों को पूरा करने के लिए आगे बढाएगा और उसे कम से कम प्रयास के साथ मुक्ति भी दिलाएगा। यह इंद्र द्वारा महिलाओं को उनके एक चौथाई पाप को स्वीकार करने के बदले में दिया गया वरदान है।

## रजस्वला का अर्थ

कुछ पुरुषों ने मासिक धर्म प्राप्त महिलाओं का उल्लेख करने के लिए उपयोग में लाए जाने वाले शब्द 'रजस्वला' का ग़लत स्पष्टीकरण किया है।[५] वे कहते हैं कि यह (मासिक धर्म का कालावधि) समय, महिलाएँ राजस[६] से पूर्ण होती हैं, यानी यह गतिविधी और क्रियाकलाप करने का समय होता है। लेकिन मासिक धर्मवाली महिलाएँ अनुभव

से जानती हैं कि वे जो अनुभव करती हैं, वे कोई भी क्रिया न करने की स्थिति में होती हैं। इसलिए इसका अधिक उपयुक्त स्पष्टीकरण यह होगा कि रजस्वला महिला वह है, जिसमें 'रजस' गुण प्रवाहित हो रहा है। जब रजस, जो क्रिया-कलापों की गुणवत्ता निर्धारित करता है, एक महिला के शरीर को छोड़ रहा होता है, तो वह या तो सत्व, सद्भाव और पवित्रता के गुणों से संपन्न हो जाती है, या तमस अर्थात जड़ता और आलस्य से भर जाती हैं - ये उसके मनोवृत्ति पर आधारित है। स्वभाव से अधिकांश महिलाएँ राजसिक होती हैं और एक क्रिया उन्मुख जीवनशैली की ओर उनका झुकाव रहता हैं, लेकिन महीने में एक बार, सभी महिलाओं को मासिक धर्म की कालावधि में स्थिर रहने की (रोजमर्रा के क्रिया-कलापों से दूर रहने की) स्वाभाविक इच्छा अनुभव होती है। यह रजस त्यागना अर्थात रजस्वला होता है।

योगसूत्र[6] इस बात की अंतर्दृष्टि प्रदान करते हैं कि सत्व, रज और तमस इन तीन गुणों से प्रभावित होने पर मन कैसे कार्य करता है। सत्व 'प्रकाश' का गुण है, रजस 'क्रिया' का गुण है, तमस 'जड़ता' का गुण है। जब सत्व के रूप में प्रकट होने वाला मानसिक तत्व, रज और तमस के साथ मिल जाता है, तब सत्ता/शक्ति और इंद्रिय विषयों के लिए प्रेम उत्पन्न होता है। वही तमस के प्रभाव में दोष, अज्ञान, इच्छा और आलस्य बन जाता है। जब वह माया के परदे को पार कर जाता है और रजस को स्पर्श कर लेता है, तब हमें पुण्य, ज्ञान, प्रभुत्व और इच्छाहीनता दिखाई देती है। जब रजस का स्पर्श भी दूर किया जाता है, तब यह प्रकृति (पदार्थ) और पुरुष (चेतना) के बीच अंतर को प्रकट करता है और एक समाधि की स्थिति में पहुँचता है जिसे धर्म मेघ (पुण्य का बादल) कहा जाता है, जिसे विचारक सर्वोच्च बुद्धिमत्ता कहते हैं अर्थात, परम प्रसंख्यानम। यह हर महिला की क्षमता के भीतर है कि वह उस अवसर को पहचान

सके, जो मासिक धर्म उसे प्रदान करता है और उच्च उद्देश्य (मुक्ति) के लिए उसको लाभान्वित करता है। यह वह समय है, जब महिलाएँ सहजता से भीतर की ओर मुड़ती हैं। मासिक धर्म अपने आप में एक साधना हो सकती है। जो इसे समझता है, उसके लिए मासिक धर्म कोई बाधा नहीं है, बल्कि एक मार्ग है।

# References for Chapter 12


1. A woman ascetic who has taken the path of renunciation
2. This story also features in other texts such as *Taittirīya Saṃhita, Vasiṣṭha Dharmasūtra* and *Garuḍa Purāṇa,* with some modifications
3. https://prabhupadabooks.com/sb/6/9/9
4. Sridhar, Nithin. The Sabarimala Confusion - Menstruation Across Cultures. 2019
5. This is a reference to the three gunas of Sattva, Rajas and Tamas
6. Prasada, Rama. The Sacred Book of the Hindus, The Yōga Sutras of Patanjali, Vol IV, 1924

# अध्याय - १३

# ईसाई धर्म और इस्लाम में मासिक धर्म प्रथाएँ

इस पुस्तक की शुरुआत में दुनियाभर में प्राचीन विज्ञान की समानता का एक सिंहावलोकन है। किसी क्षेत्र की सांस्कृतिक और धार्मिक प्रथाएँ अक्सर उनके मूल विज्ञान के ज्ञान से प्रभावित होती हैं। इसलिए स्वाभाविक रूप से अन्य धर्मों में मासिक धर्म के नियम क्या हैं, इसके बारे में सवाल उठते हैं। क्या ईसाई धर्मावलंबी महिलाएँ मासिक धर्म संबंधी प्रतिबंधों का पालन करती हैं? और क्या मुसलमान महिलाएँ भी करती है? और सिख महिलाओं के लिए कोई मासिक धर्म नियमन क्यों नहीं है? यह अध्याय इन सवालों के जवाब देने का प्रयास करेगा।

किसी एक धर्म की गहराई को समझने से हमें दूसरे धर्मों और उनकी प्रथाओं को कुछ हद तक समझना संभव हो जाता है। हम विभिन्न धर्मों के मूल में मौजूद समानताओं को देखकर आश्चर्यचकित भी हो सकते हैं। विभिन्न धार्मिक समूहों से जुड़ी मासिक धर्म प्रथाओं की कई सालों से खोज करते समय मैंने पाया कि मूल में ये प्रथाएँ सूक्ष्म विज्ञान की समझ में निहित थी। ऐसा लगता है, जैसे दुनिया भर में हमारे पूर्वज, मानव शरीर के काम करने के तरीके और उसकी समझ के आस-पास विकसित प्रथाओं की सूक्ष्मताओं से बहुत अच्छी तरीके से परिचित थे। उनका घनिष्ठ परिचय ऐसा था कि वे शायद सोचते थे कि इन प्रथाओं के पीछे, ऐसा क्यों, इसका स्पष्टीकरण

करना अनावष्यक है, विशेष रूप से मासिक धर्म प्रथाओं के बारे में, क्योंकि वह उन्हें स्पष्ट प्रतीत होता होगा।

प्राचीन धर्मों और उनके द्वारा विकसित प्रथाओं में समझ की अलग अलग परतें हैं (स्तर हैं) जैसे कि कर्मकांडीय परत, प्रतीकात्मक परत, विश्वास आधारित परत और इन सब के आधार के रूप में वैज्ञानिक परत हैं, जिससे बाकी की रचना की गई थी। जैसा कि हम विभिन्न धार्मिक समुदायों में विभिन्न प्राकृतिक प्रथाओं का पता लगाते हैं, प्राचीन धर्म के वैज्ञानिक ज्ञान में यह समानता अधिकाधिक स्पष्ट हो जाती है।

## ईसाई महिलाओं में मासिक धर्म नियम

"और यदि किसी स्त्री ने बच्चे को जन्म दिया हो, जो उसके लहू और मांस से बना है, वह सात दिन तक अलग रहे और जो कोई उसे छुएगा, वह साफ़ होने तक अशुद्ध रहेगा। और अलग रहने तक वह जहाँ कहीं भी लेटे, वह सब अशुद्ध ठहराया जाएगा और जिस वस्तु पर वह बैठी, वह सब अशुद्ध होगा। और जो कोई उसके बिछौने को स्पर्श करेगा, वह अपने वस्त्र धोए और जल से स्नान करे और साफ़ होने तक अशुद्ध रहेगा। और यदि वह बिछौने या किसी वस्तु पर बैठी हो, जब कोई उसे छुएगा, तो वह साफ़ होने तक अशुद्ध रहेगा। और यदि कोई उसके पास कभी सोए और उसके फूल उस पर हों, तो वह सात दिन तक अशुद्ध रहेगा, और वह बिछौना भी अशुद्ध ठहराया जाएगा।"

- Leviticus, Chapter 15 (19-24),

King James Bible

333

बाइबल के ओल्ड टेस्टामेंट के लेविटिक्स के किताब में, मासिक धर्म वाली महिलाएँ और महिलाएँ जिन्होंने अभी-अभी बच्चे को जन्म दिया है, उनके लिए नियमों का उल्लेख किया गया है। जबकि मासिक धर्मवाली महिलाओं को उनके मासिक धर्म प्रवाह की अवधि के लिए अशुद्ध माना जाता था, महिला जिसने अभी बच्चे को जन्म दिया हो, उसे भी अशुद्ध माना जाता था और ४० दिनों के लिए एकांत में रखा जाता था। ये प्रथाएँ आज भी हिंदू महिलाएँ जिन प्रथाओं का पालन करती हैं, उसके समान ही हैं, हालाँकि अधिकांश ईसाई महिलाएँ ओल्ड टेस्टामेंट में लिखे इन नियमों से अनजान हैं।

कर्नाटक के उत्तर कन्नड जिले के एक गाँव में हमारे एक क्षेत्र के दौरे के दौरान मुझे पहली बार ईसाई महिलाओं के बीच पालन की जाने वाली मासिक धर्म प्रथाओं की जानकारी मिली। जिस ईसाई महिला का हमने साक्षात्कार लिया था, उसने कहा कि जबकि उनके समुदाय में महिलाओं का मासिक धर्म दौरान चर्च जाना ठीक है, किंतु उस दौरान हौली कम्यूनियन (Holy Communion) प्राप्त करने से परहेज करने के लिए पादरी ने कहा था। मुझे बाद में पता चला कि रूढ़िवादी ईसाइयों (orthodox) के बीच यह प्रथा व्यापक रूप से प्रचलित है कि मासिक धर्मवाली महिलाएँ हौली कम्यूनियन (पवित्र रोटी और मदिरा, जिसे मसीह के शरीर और रक्त के रूप में माना जाता है) प्राप्त करने से परहेज़ करती हैं।

हिंदू मंदिरों को जिस तरह प्राण प्रतिष्ठा के द्वारा पवित्र स्थान किया जाता है, वैसा चर्च इमारत के साथ नहीं किया जाता। इसके बजाय, हौली कम्यूनियन के उत्सव के माध्यम से व्यक्तियों के लिए आध्यात्मिक संभावना सुलभ की जाती है। वास्तव में अनुष्ठानों के दौरान उपयोग में लाई जाने वाली भाषा भी सीरियाई (Syriac/ Syrian) है जिसे अरेमिक (Aramaic) से लिया गया है, ऐसा कहा

जाता है। अरेमिक वह भाषा है, जिसके बारे में माना जाता है कि यीशु ने उसे बोला था। प्राचीन भाषाओं की प्रारंभिक ध्वनि तरंगों को सूक्ष्म शक्तियों का आह्वान करने के लिए जाना जाता था, जो भौतिक शरीर को प्रभावित कर सकती थी। जिस तरह संस्कृत के छंद, ध्वनि कंपन उत्पन्न करते हैं, जो मानव शरीर में जैविक शक्तियों को बदल सकते है, सीरियाई भाषा का भी समान प्रभाव पड़ता होगा और इसलिए इसका उपयोग रोटी और मदिरा को पवित्र करते समय किया गया था। दक्षिण भारत के रूढ़िवादी चर्चों में हम पाते हैं कि प्राचीन सीरियाई भाषा जिसे केरल में सूर्यानी[*] कहा जाता है, अभी भी हौली कम्यूनियन के दौरान प्रयोग की जाती है, भले ही धर्मोपदेश भारतीय भाषा में हो। इसलिए ईसाई अनुष्ठान का वह हिस्सा, जो सूक्ष्म शारीरिक शक्तियों को प्रभावित कर सकता है, वह हौली कम्यूनियन है, न कि चर्च। इस प्रकाश में, मासिक धर्म वाली महिलाओं के हौली कम्यूनियन को स्वीकार न करने के नियम को समझा जा सकता है।

यह ध्यान दिया जाना चाहिए कि भारत में अधिकांश कैथोलिक और प्रोटेस्टेंट चर्चों ने पूरे धर्मोपदेश का अनुवाद भारतीय भाषाओं में किया है, जिसमें हौली कम्यूनियन के दौरान किए जाने वाले पाठ का भी समावेश है। ऐसा इस इरादे से किया गया कि विदेशी धर्म को एक नए क्षेत्र के मूल निवासियों के अनुकूल बनाया जा सके, हालाँकि चर्च के भारतीयकरण की प्रक्रिया में प्रतिष्ठा का पवित्र पहलू खो गया है, जबकि ओल्ड टेस्टामेंट का पालन करने वाले रूढ़िवादी चर्च और ईसाई धर्म के अन्य संप्रदायों ने काफ़ी हद तक प्राचीन भाषा और रीति-रिवाजों की रक्षा करना जारी रखा है, और इसलिए हम रूढ़िवादी

ईसाई धर्म का पालन करने वालों के मध्य मासिक धर्म नियमों का अनुसरण होते देखते हैं।

## मुस्लिम महिलाओं के बीच मासिक धर्म नियम

मुस्लिम महिलाओं के लिए धर्म आधारित मासिक धर्म के नियमों के अनुसार उन्हें उस दौरान नमाज़ न करने की या कुरान पढ़ने की आवश्यकता नहीं होती है। उन्हें मासिक धर्म के दौरान रमजान पर उपवास करने से भी प्रतिबंधित किया जाता है।

जो लोग योगासन से परिचित हैं, वे नमाज़ के दौरान अर्द्ध-पश्चिमोत्तासन (रुकु मुद्रा), शशांकासन (सुजाद मुद्रा) और वज्रासन (जुलुस मुद्रा) को शामिल करने के लिए किए गए आसनों को पहचानेंगे। पाँचों प्रार्थना स्थितियों में, प्रत्येक में एक समान योग स्थिति होती है।[२]

पश्चिमोत्तासन और शशांकासन, रक्त के प्रवाह को शरीर के ऊपरी हिस्सों और उच्चतम चक्रों की ओर निर्देशित करते हैं, जो मासिक धर्म के दौरान अपान की दिशा को पलट सकते हैं। वज्रासन, समान और अपान वायु को सक्रिय करता है, जिससे पाचन और शरीर से अपशिष्ट की आवाजाही को नियंत्रित किया जाता है, हालाँकि, मासिक धर्म वाली महिलाओं में अपान वायु पहले से ही सक्रिय होती है, और जब दूसरे अन्य कारणों से उसे उत्तेजित किया जाता है, विशेष रूप से रोज़ाना नमाज़ के दौरान, पाँच बार, तो वह मासिक धर्म के प्रवाह को बढ़ा सकता है। इसलिए यह आसन या नमाज़ पढ़ना मासिक धर्मवाली महिलाओं के लिए प्रतिबंधित है।

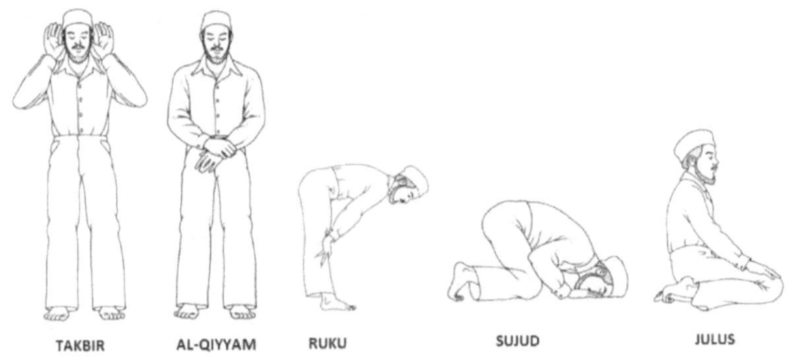



**चित्र २१:** नमाज के दौरान अलग अलग आसन
(चित्र स्रोत - http://www.islam.hinduism.com/hindu-yoga-and -the-fiveprayers-in-islam-23/)

संस्कृत और सीरियाई भाषा की तरह, कुरान की भाषा अरबी है। अरबी भी प्राचीन भाषा है, जो चक्रों को सक्रिय करके सूक्ष्म बलों को प्रभावित करने, सक्षम ध्वनि कंपन उत्पन्न करती है। अरबी भाषा की लगभग सभी ध्वनियाँ कुरान का पाठ करते समय बोली जाती हैं, जिससे शरीर के सभी प्रभावित क्षेत्रों में संतुलन बनता है। रमजान के दौरान मुसलमान लोग उपवास रखते हैं और कुरान पढ़ते है। चक्रों को सक्रिय करना सबसे अधिक प्रभावी तब होता है, जब वह खाली पेट किया जाता है। हिंदू धर्म में भी ऐसा ही करने बताया गया है (सिफ़ारिश की गई है) हालाँकि इसे मासिक धर्मवाली महिलाओं को न करने की सलाह दी जाती है क्योंकि इसका प्रभाव मासिक धर्म पर पड़ता है।

## गुरुद्वारे में मासिक धर्म प्रतिबंध नियम क्यों नहीं

जब हम विभिन्न धर्मों में मासिक धर्म की प्रथाओं को नजदीकी से देखते हैं, तो हम पाते हैं कि मासिक धर्म प्रतिबंध उन स्थानों में प्रवेश करने पर लगाए जाते हैं, जो धार्मिक रूप से पवित्र होते हैं, या ऐसे धार्मिक कार्यक्रमों में सहभागी होने के लिए प्रतिबंधित किया

जाता है, जो उच्च चक्रों को सक्रिय करके अपान वायु को अपनी दिशा बदलने का कारण बनते हैं। सिख धर्म जैसे धर्म में मासिक धर्म संबंधी प्रतिबंधों की अनुपस्थिति को समझने के लिए जिन प्रश्नों के उत्तर ढूँढने हैं, वे हैं -

- धार्मिक स्थान को धार्मिक अनुष्ठानों से प्रतिष्ठा किया गया है या नहीं (केवल प्रतीकात्मक रूप से नहीं)
- क्या वे प्राचीन भाषाओं से जुड़े धार्मिक संस्कारों का पालन करते हैं या उन संस्कार क्रियाओं में योगासन जैसी कुछ मुद्राओं का समावेश है?

एक गुरुद्वारे के संबंध में इन प्रश्नों की खोज हमें उन उत्तरों की ओर ले जानी चाहिए, जिनकी हम तलाश कर रहे हैं। सिख धर्म एक सुधारवादी आंदोलन के रूप में विकसित हुआ और सबसे अलग धर्मों में से एक है। इसके मूल में, इसने कर्मकांड प्रथाओं से दूर जाने और धर्म के सार को जनता की आम भाषा में व्यक्त करने का प्रयास किया। यहाँ स्थानों या ध्वनियों पर ध्यान केंद्रित नहीं किया गया है, और इसलिए गुरुद्वारे में मासिक धर्म के नियमों की कमी स्पष्ट रूप से दिखाई देती है।

अंत में, जब हम धर्म और विज्ञान को निष्पक्ष रूप में खोजते हैं, तो हम अनुभव करेंगे कि प्राचीन धर्म में हम जो स्वीकार करना चाहते हैं, उसमें कहीं अधिक समानता है। मासिक धर्म वाली महिला के हिंदू मंदिरों में प्रवेश पर प्रतिबंध का नियम रूढ़िवादी ईसाई महिलाओं के लिए पवित्र भोज न प्राप्त करने या मुस्लिम महिला के लिए नमाज़ न अदा करने के नियमों के समान है। धर्म को जनता के बीच वैज्ञानिक समझ को आत्मसात करने का प्रभावी उपकरण के रूप में माना जाता था, और इस पृष्ठभूमि के आधार पर कर्मकांडो/ धार्मिक प्रथाओं को विकसित किया गया। क्या इनका दुरुपयोग किया

गया है? शायद हाँ, लेकिन इन सभी प्रथाओं को अंधविश्वास कहना वास्तव में अंधविश्वास का एक नया स्तर होगा, क्योंकि वह उस जिज्ञासा और खोज के बिना आता है, जिसे धर्म शायद चाहता था की हम विकसित करें।

# References for Chapter 13

1. Basheer, K.P.M. Suriyani: A sacred language is vanishing from the State. The Hindu. 11-Aug-2008
2. https://archive.islamonline.net/79

www.ingramcontent.com/pod-product-compliance
Lightning Source LLC
Chambersburg PA
CBHW021336150726
47989CB00005B/2013